The Great Power-Line Cover-up

How the Utilities and the Government Are Trying to Hide the Cancer Hazard Posed by Electromagnetic Fields.

Paul Brodeur

ポール・ブローダー◆著
荻野晃也◆監訳 ガウスネット◆訳

電力線電磁場被曝

隠蔽する電力会社と政府

緑風出版

The Great Power-Line Cover-Up

How the Utilities and the Government

Are Trying to Hide the Cancer Hazard

Posed by Electoromagnetic Fields

by Paul Brodeur

謝辞

『ニューヨーカー』誌に本書の一部を掲載するにあたって最善のご配慮をいただいた、同誌のチャールス・パトリック・クロウ氏、ジョスリン・シンプソン氏ならびにエリザベス・ピアソン・グリフィス氏に著者より心からの感謝をささげます。

用語の手引き

電磁波（場）、電場、磁場

電場（電界）と磁場（磁界）とが同時に存在し一定の関係を保ちつつ振幅を繰り返しながら進む波動のこと。すなわち電磁波とは電場と磁場の波である。電場とは電気力をもつ空間のことをいい、磁界とは磁気（磁力）のおよぶ空間のことをいう。電流が流れればそこに磁場ができ、磁場が動けば、電流が発生する。電流が多く流れれば、磁場も強くなり、磁場の変化が大きければ流れる電流も多くなる（これを電磁誘導という）。このように電場と磁場とは密接にかかわっている。電場の強度は単位距離あたりの電位差（V／m）で表わし、磁場の強度は磁束密度の単位であるテスラ（T）またはガウス（G）で表わす。一テスラ（T）＝一万ガウス（G）、一ガウス（G）＝一〇〇〇ミリガウス（mG）。

電力線、送電線、配電線、電灯線

送電線（transmission line）とは発電所相互間または変電所相互間、あるいは発電所と変電所との間を連絡する電線路のことで、配電線（distribution line）とは発電所または変電所から他の発電所、変電所を経由しないで需要場所にいたる電線路のことである。電灯線とは電柱から各家庭に配電する線のことをいう。電力線（power line）とは送電線、配電線、電灯線を含む電力を送る電線の総称。原著ではこれらは厳密に使い分けられているが、power lineと表記されているもののなかで、明らかに送電線を指しているものについては適宜「送電線」と訳出してある。

日米の送電システム、電磁波スペクトルとその用途は以下の図を参照されたい。

図1　日米の送電システム

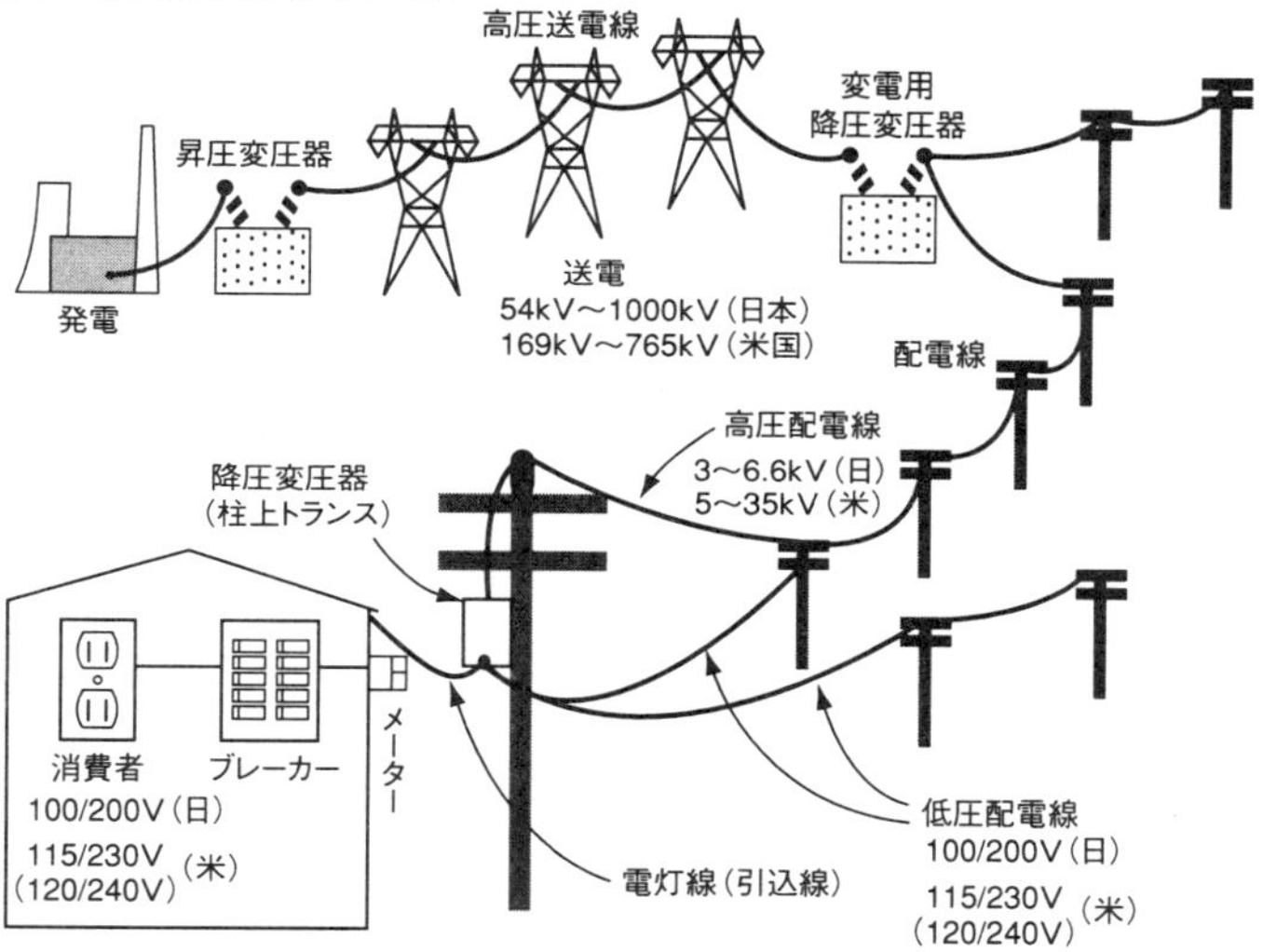

(出典：U. S. Office of Technology Assessmentをもとに作成)
注) 荻野晃也氏が改訂した『死の電流』(ポール・ブローダー著) の図より重引。

図2　電磁スペクトル

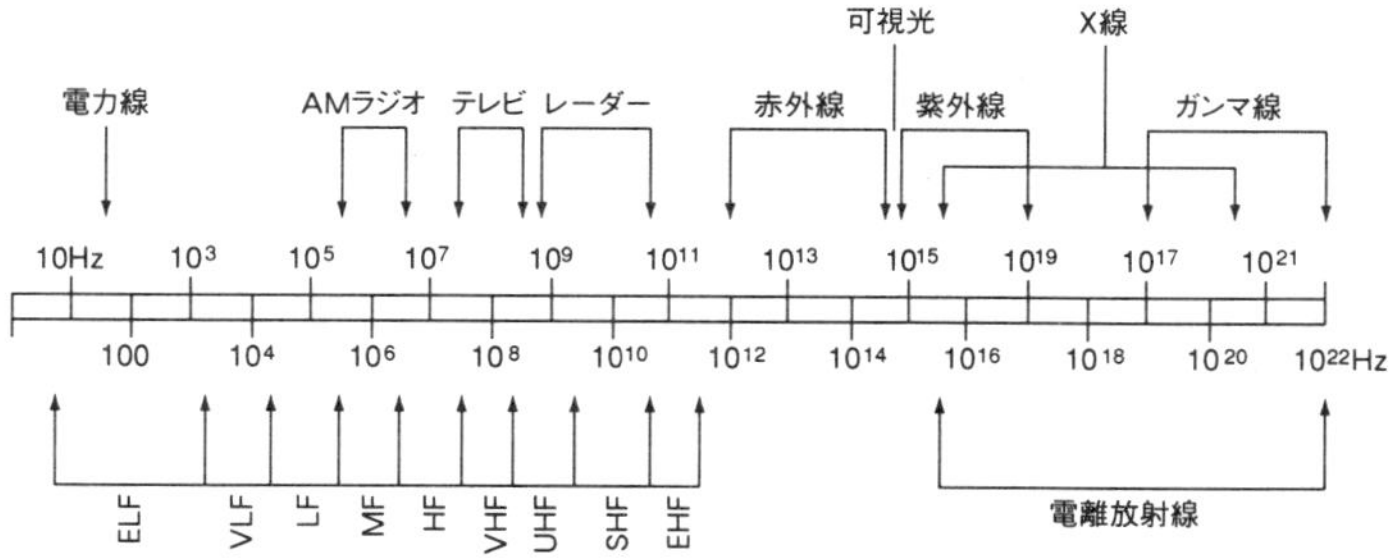

(出典：U. S. Enviromental Protection Agency)

図3　電磁スペクトル，周波数と波長

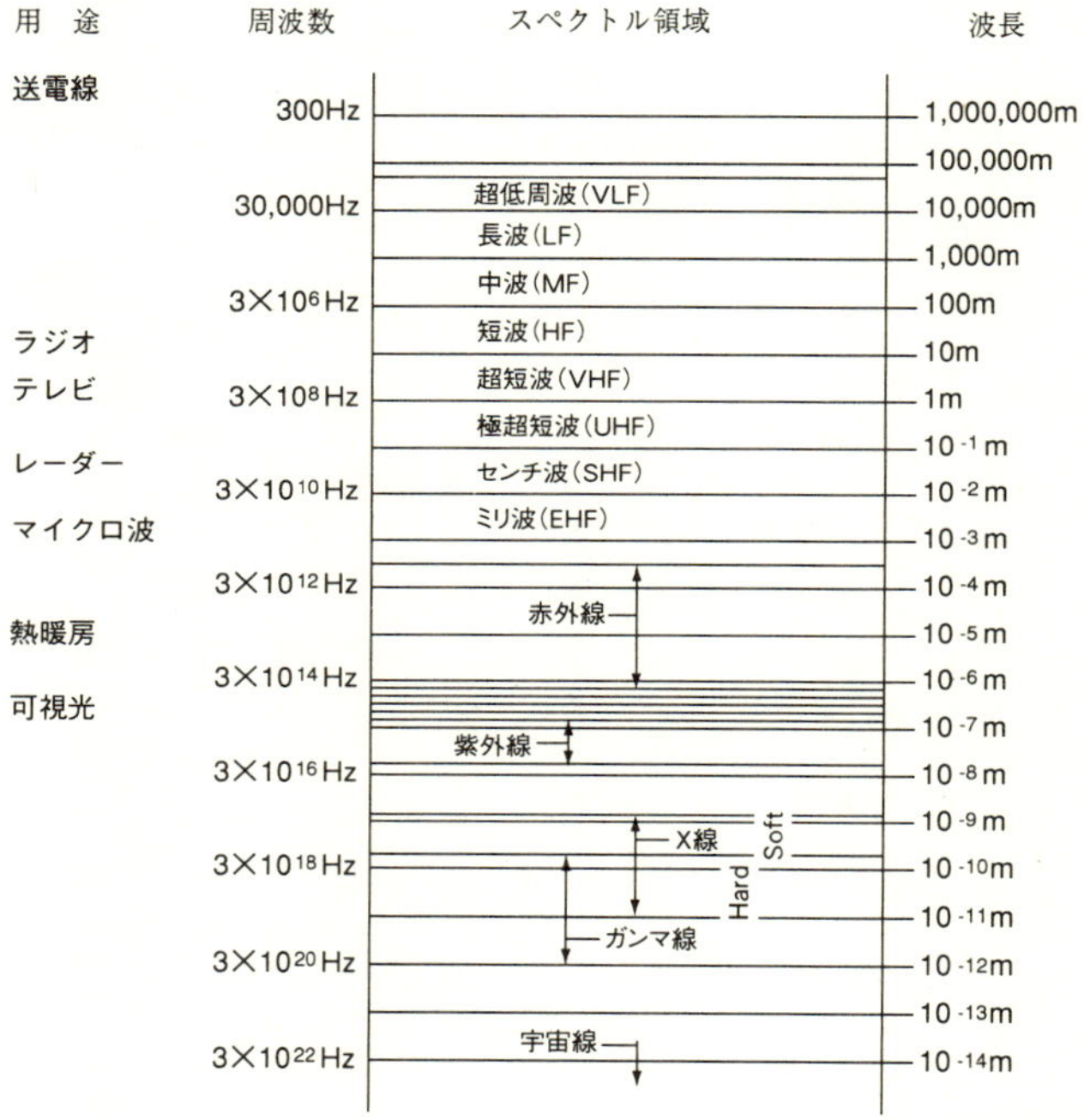

（出典：Bonneville Power Administration）

図4　様々な電磁波源の波長と周波数

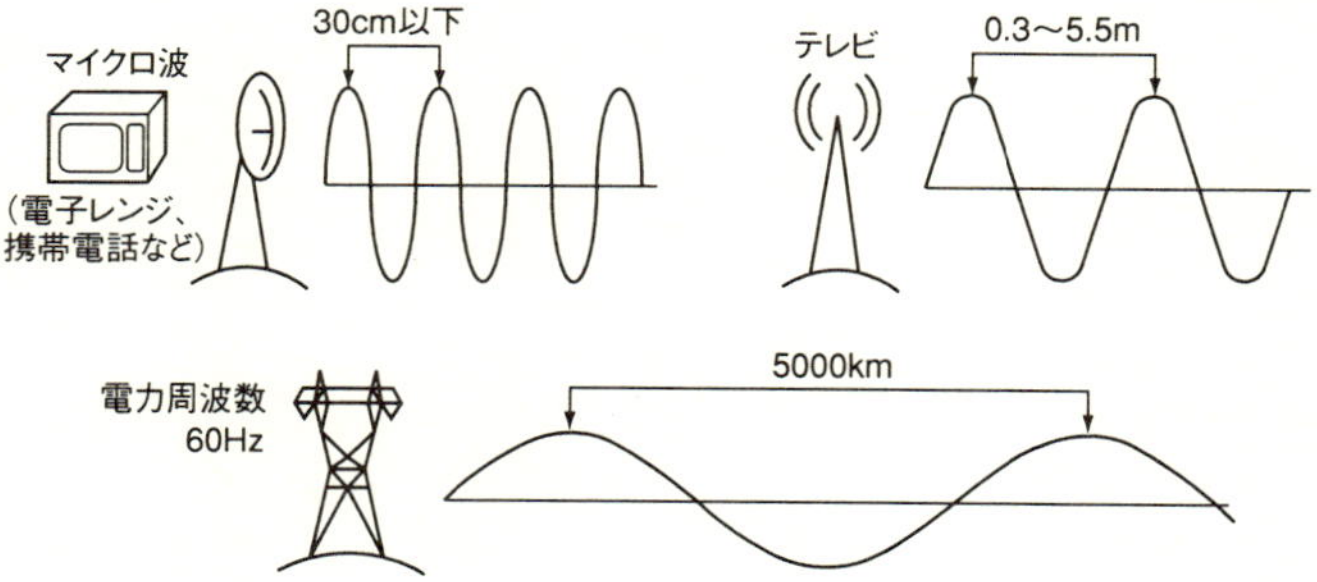

（出典：Bonnevill Power Administration）

電力線電磁場被曝●目次

電力線電磁場被曝●目次

第三部　隠蔽と対決 ——・195

第一部　メドー通りの悲劇

第1章　ここでは何かがおかしい

一九九〇年一月中旬の金曜日、ロングアイランド湾沿いの町ニューヘブンから東へ二二キロほどにある、コネティカット州ギルフォードに住むヘムストック夫妻は、同じ町に住む友人のネルソン夫妻の訪問を受けた。エドナ・ヘムストックは四十代半ばの陽気な婦人だ。夫ロバートの二度目の妻で、製造業の事務所長として働いていた。ロバート・ヘムストックは、赤毛のアイルランド系の男で、当時四十九歳。機械デザインと商品開発のフリーコンサルタントだった。一方、ロレッタ・ネルソンは、細身で地味な四十代前半の婦人で、近くの電気工場で働いていた。白髪まじりの夫のフレッド・ネルソンは、愛想がよく屈強な男で、当時五十四歳。石油バーナーの修理工をしていた。二組の夫婦が知り合ったのは一年ほど前だった。ネルソン家の十七歳の娘ジョイス（愛称ミッシー）とヘムストック家の二十歳の息子チャールズ（先妻の息子）が、メドー通りのネルソン家で一緒に暮らしていたが、ちょうどそのころミッシーの妊娠がわかった。このことは未来の祖父母になる両夫婦にちょっとした心配の種となった。というのも一九八二年に、ジョイスは糸球体腎炎（腎臓の毛細管の病気で、ジョイスはこのために両方の腎臓の機能の三五パーセントを失った）と脂肪異栄養症（顔、首、肩、胸の皮下脂肪を激減させる病気）を併発したためである。この二つの病気を併発するのはたいへん稀なことだった。腎臓がこのような状態だったため、ジョイスは妊娠期間中ずっと、エール大学医学部の医者から入念なチェックを受けた。医者たちは当初彼女が妊娠を六カ月以上持ちこたえられるとは思わなかった。しかし幸運にもジョイスは臨月まで妊娠を継続し、一九八九年十月二十三日に三・三キロの女児を出産した。それから約三カ月後、ヘムストック家のキッチンテーブルで会していたロレッタ・ネルソンは、感慨深げに言うのだった。腎臓の病気が妊娠に及ぼした影響を考えると、祖父母になれたのは実に幸運だった……。「メドー通りの人々の病気を考えるとなおさらね」と言った。この言葉がロバートの注意を引いた。

「メドー通りにそんなに病人がでてるなんて聞いたのはそのときが初めてでした」と最近になってロバートは言う。「エドナと私はミッシーが妊娠中に何度かネルソン家を訪ねていましたが、そのとき近所に住んでいるスザンヌ・ブロックに会いました。彼女の十七歳になる娘のメリッサが、その年の初めに脳腫瘍の手術を受けたということでした。けれどその話の他には、そこで起こっている尋常ではない病気のことについて私たちのどちらもまったく知りませんでしたから、メドー通りの人々の病気とはどういうことかと尋ねました。彼女の答を聞いて私たち夫婦は驚き、考え込んでしまったのです」

一九七九年に一家が近郊のブランフォードからメドー通り三六番地に越してきたときには、ジョイスは八歳で、とても健康な子どもだったが、一年もしないうちに病気がちになり、体重も減りだしたとロレッタは話し始めた。エール大学付属病院の医者たちはジョイスの糸球体腎炎と脂肪異栄養症の原因はわからないが、脂肪異栄養症の方は遺伝的欠陥と環境要因が原因かもしれないと言った。しかし、ロレッタの家族にもフレッドの家族にもそんな疾患のある者は一人もいなかった。隣家のメドー通り二八番地に住んでいたメリッサ・ブロックが脳腫瘍に罹ったとヘムストック夫妻に告げたロレッタの話はなお続いた。子どものときから青年期までメドー通り三六番地で過ごしたジョナサン・ウォルストン三世もメドー通り四八番地(ロレッタの家の反対側の隣家)に住んでいた一九七〇年代の後半に脳腫瘍に罹り、さらにメドー通り三六番地で生まれそこで人生のほとんどを過ごしたジョナサンの父親のジョナサン・ウォルストン・ジュニアも一九七五年に脳腫瘍で死亡しているという。また、一九八九年に喘息で死ぬまで三軒先のメドー通り二四番地に住んでいた女の人も一九七〇年代の初めに脳腫瘍に罹っていたことも話した。

ヘムストックは一連の話にびっくり仰天した。というのもメドー通りは、ギルフォードとロングアイランド湾の間にある沼地まで南北に走るたった二二八メートルの通りで、そこには九軒の家しかなかったからだ。「なんてこった、ロレッタ。こんなに短い通りでそんなにたくさんの脳腫瘍なんて、これはとんでもないことだよ」

近所ではこのことに気を揉んでいる人もいるが、どうしたらいいのかわからないとロレッタは言った。彼女はまた家から通りを隔ててななめ向かい側に立っている変電所がメドー通りの一連の病気の原因なのではないかとフレッドも自分も疑い始めているとも話した。

週末の一月十三日と十四日、ヘムストックはロレッタに聞いたことを再考していた。メドー通りの状況について考えれば考えるほど、ますます疑問が深まり、裏に何があるのかを確かめなければという思いが強まるのだった。彼は『診断と治療の手引き』で「腎炎」を調べ、これがさまざまな原因で罹る腎臓の病気で、水銀塩に被曝するのも原因の一つであることを知って、はたと思い当たるふしがあった。トランスがしばしば水銀でコートされているとどこかで読んだことを思い出したのだ。彼はさらに電気工学の教科書から「トランス」が電圧を上げ下げするために使われることを知った。

「月曜日の朝まず第一に、私はニューヘブンにあるコネティカット電力に電話をしました。顧客係りを頼むと、四、五人に回された後で苦情受付係の責任者らしい女の人とようやく繋がりました。私はギルフォードのメドー通りの健康障害のこと、つまりそこで脳腫瘍の患者がたくさん出ていることを告げ、彼女がそれについて何か知っているか、それが電力会社の変電所と何か関係があるのではないかと聞きました。『まったくありません』ときっぱりと即答が返ってきました。『馬鹿げた研究がたくさんありますけれど、どれも病気と電磁場との関係を証明するものではありません』。彼女は続けてトースターやコーヒーメーカーからのほうが、変電所や電力線からより、もっと強い電磁場が出ていると言いました。しかし私は、電磁場の問題をただ危険性を否定するだけのために、こんなにも唐突に持ち出すのは奇妙だと思いました。その時点では電磁場についてほとんど何も知らなかったし、電磁場が病気と関係があるなんて聞いたこともありませんでしたから、苦情受付係がそんな関係などないと即断したことで、逆にその可能性を考え始めました。こんなに早く答えが聞けるなんて思ってもみなかった、重大な問題について真の答えを求めているのだから決まり文句はいらないと苦情受付係に言いました。すると彼女はいささか不機嫌そうに、『そのように思われたのでしたら申し訳ありません。私はただ、わたしどもの研究の結果をお知らせしただけです』と言うものだから、私のアイルランド人の血が燃え上がってしまい、この件について自分で調査をして、自分で答えを見つけ出してやると言い捨て、『私の名前はボブ・ヘムストックだ。覚えておくがいい』と言ってやりました」

その日の午後ヘムストックはギルフォードにある図書館へ行き、コンピュータのインデックスを頼りに電磁場についての参考文献を一時間ほど調べた。彼はさらにギルフォードの西にあるブランフォードとノースブランフォードの図書館でも同様に調べた。その日の夕方までに、国内の雑誌、医学専門誌、新聞にこれまで発表された、電力線などから生じる電磁場とがんおよびその他の病気との関係を取り上げた記事を一〇件以上リストアップした。同時に彼はその他にもメドー通りの病気の原因になりそうなもの、たとえばメドー通りの東約四〇〇メートルのハイストリートにある、殺菌医療用パッドを製造しているクリニパッドコーポレーションの工場で使われている化学薬品の調査なども行なうことにした。五時半に、彼はロレッタ・ネルソンに電話をした。彼女はちょうど仕事から帰ったところだった。そこで彼はコネティカット電力の苦情受付係の責任者の電話、三つの図書館での調査、そしてクリニパッドコーポレーションの工場で使われている薬品の調査のことなどを話し、メドー通りの住人と連絡を取り合って、週末を目処に、彼が自分の調査結果を話し、これから先どのように対処したらよいかを話し合えるような集会を開いてほしい旨を告げた。

翌朝、ヘムストックはニューヘブンのABCテレビ局WTNH8チャンネルに電話し、メドー通りの健康障害について取材してほしいと言った。そして名前と電話番号を残すと一時間ほど後で局の編成部長、ベッキー・モリスから電話があった。彼女がロレッタ・ネルソンから聞いた話の大筋を伝えるとモリスはこの話に興味を持った。これは8チャンネルが前年十二月にメリッサ・ブロックが脳腫瘍手術から回復し、ギルフォード高校女子バスケット部の花形プレーヤーとして見事に復帰したヒューマン・ドキュメントを放送していたからだけではなかった。それでも彼女は患者たちの医療記録を見て、担当した医師たちの話を聞いてからでなければ、メドー通りの話を取り上げる気にはなれないようだった。そこでヘムストックは、電磁場被曝とがんその他の病気との因果関係を取り上げた記事を探し当てたこと、およびメドー通りの変電所と電力線がメドー通りの異常に高い発病率とは関連性があるのではないかという疑惑を彼女に話した。モリスはこの話を短い番組に仕上げようと考え、後日電話すると言った。

続いて、ヘムストックはクリニパッド・コーポレーションの工場の採用事務所へ足を運んだ。そして仕事の話を聞きながら、それとなく同社製品のパンフレットが欲しいと言った。係の女性は工場の応募用紙は渡してくれたがパンフレットは断った。そこでヘムストックは家へ戻ると、工場に電話をして販売責任者に、業務用の救急セットを注文しようと思っているがと話した。販売責任者は会社の製品と使われている化学薬品についてのリストを作成する約束した。その日の午後のうちにアセトン、アルコール、ヨウ素その他一〇種類以上の薬品が載っているリストをヘムストックは受け取った。すぐさま『診断と治療の手引き』でそれらの薬品を調べてみると、アセトンは有害だと書いてあったが、リストの中に発がん物質や、発がん性が疑われているものはなに一つなかった。彼はそれから三日かけて、ギルフォードの図書館で薬品の有毒性を調べる一方、送電線から放射される六〇ヘルツの交流電磁場がもたらす生物学的影響や病気を誘発する可能性などについて、様々な出版物に掲載された記事を調べた（工業用および家庭用の電流は六〇ヘルツの交流電流として知られている。交流というのは、電流が初めにある方向に流れ、次に逆の方向に流れることで、六〇ヘルツはそれを一秒間に六〇回行なう）。

金曜日の夕方、フレッド・ネルソン夫妻の家に人々が集まった。ジョナサン・ウォルストン三世（通称ジャック）、その妻のリー、スザンヌ・ブロック、ボブ・ヘムストックなどの顔ぶれだった。ジャック・ウォルストン夫妻は一九八三年にメドー通りから東へ約一・六キロほどのところに引っ越していたが、ヘムストックは自己紹介に続いて、自分の調べあげたことを出席者に向かって話し出した。

「私はまず、メドー通りにはあまりにも病気が多すぎる、私たちがまだ気付かないでいる重大な健康障害があるのではないか。息子や孫娘や住人すべての健康が心配だというところから始めました」とヘムストックは当時を振り返って言った。「私はみんなにクリニパッド・コーポレーションの工場で使われている薬品のリストを見せ、この工場を病源とする疑惑から外す気はないが、いままでの私の調査では薬品のどれにも発がん性があるとは言えず、またメドー通りの住人のなかでこれらの薬品を過度に取り込んだ者もないと言いました。これに関連して町の飲料水についても、深い掘抜き井戸からくみ上げられて数キロ先のタンクに貯められているが、九月に検査され、安全であることが分かっていると言いました。私はまたかつてトランスに幅広く使われ、有害性が判明しているポリ塩化ビフェニール、つまりPCBがメドー通りの変電所から漏れ出していたり、不法投棄されて住人に被害を与えている可能性について若干触れたあと、電力線からの電磁場ががんを引き起こす可能性に関して得た知識を話し、この件について私が読んだいくつかの記事のコピーを配りました」

その日のヘムストックの話は、比較的強い磁場を放出する高電流・配電線の近くに住んでいる子どもたちはそうでない子どもに比べてがんを発病したり、がんによる死亡率が約二倍であるという複数の疫学的研究の結果も含まれていた。こういった研究の筆頭に来るのは、先駆的疫学者ナンシー・ワルトハイマーと同僚で物理学者エド・リーパーによる、コロラド州デンバーにおける研究であった。その研究結果は一九七九年三月に、ボルチモアのジョンズ・ホプキンス大学公衆衛生学部が発行している、世界最高水準の疫学専門誌のひとつ『アメリカ疫学ジャーナル』に発表された。一九八〇年代になってカリフォルニア州パロ・アルトにある、全米の主要電力会社がスポンサーになっている電力研究所（ＥＰＲＩ）に雇われたコンサルタントが、ワルトハイマーとリーパーの調査結果の信憑性を傷つけようと行き過ぎた行為をした。しかし、一九八六年に彼等の調査結果は、当時ノース・カロライナ大学公衆衛生学部の疫学者だったデビッド・サビッツと、ニューヨーク州送電線研究プロジェクトの援助を受けて徹底的な調査を行なったコロラド大学の研究者たちによって追認された。それ以来、送電線の磁場による被曝と子どもたちの発がんとの関係が何度も繰り返し検証されている。

同様にヘムストックの問題提起には、電磁場に長時間曝されている電気工、電気技師、電気施設の作業員、発電所技師、電話や電力線の架線工夫などはがん、とくに脳腫瘍と白血病の発病率が他の仕事に比べきわめて高いという多くの疫学的研究や調査の結果も紹介されていた。彼はとくに、イーストテキサスの電気施設で働いている人が脳腫瘍に罹る割合は通常の一三倍であるという調査を紹介した。ヘムストックは聴衆に送電線が放出するような低レベルの電磁場は免疫組織を抑制するという実験研究を紹介し、このような電磁場ががんを誘発する可能性を指摘した。また電磁場が中枢神経組織に悪影響を及ぼし、実験動物の脳に化学変化を促し、異常出産や流産を引き起こすことを示した研究を紹介した。

「電磁場の悪影響について知り得たことを話し終え、化学物質による汚染の可能性もまだ捨てきれないが、自分としてはメドー通りの病気の原因は変電所にあるのではないかという疑いがとても強くなっていると言い、もしそうだと証明されたら、我々はコネティカット電力という巨大組織を相手どり長く厳しい戦いをすることになるだろうと言いました。そのためには、それぞれに関係のある医療記録を持ち寄ろうと提案し、また我々の代理をする弁護士を雇うことも考えようと提案しました」

ヘムストックの話の最中も終わってからも、聴衆の間で活発な意見交換が行なわれた。ジャック・ウォルストン夫妻は、ジャックの脳腫瘍もジャックの父の脳腫瘍も、当時十三歳だった彼らの娘のアンの左足にできた腫瘍も変電所のせいだと確信していると言った。そして彼らの旧住所はメドー通り四八番地で、変電所とは通りを挟んで真向かいだった。いくつもの話やエピソードが紹介された。ジャック・ウォルストンはアンが三歳の夏、メドー通り四八番地の家の前で遊んでいたときに変電所が爆発し、トランスの一つで仕事をしていたコネティカット電力の技師が強いショックで空中に投げ出されたのを思い出した。アンがこの男を救ったということになった、というのもアンはすぐさま家に飛び込んで、目撃したことを母親のリーに話し、リーが警察と救急車を呼んだからだ。またフレッド・ネルソンは、あるとき自宅のキッチンでコーヒーカップを持って立っていたとき、リスがトランスの一つをショートさせたのが原因で変電所が爆発してキッチンが鮮やかな赤い閃光で染められたことや、メドー通りに住んでいた人は時計を一週間に三、四度もあわせなければならなかったことを思い出した。変電所の継電器がいつも誤作動して、そのたびに電力の供給が止まってしまうからだった。それを聞いてジャック・ウォルストンはメドー通り四八番地に住んでいたころ、電球がよく切れて、時には一週間に半ダースも取り替えなければならなかったことを思い出した。ロレッタ・ネルソンは通り沿いの住人はほぼ全員ひどい頭痛に悩まされていたこと、とくに当時メドー通り四八番地に住んでいたバーネル一家ではそれがひどく、ケビンとメルセデス・バーネル夫妻は最近九歳の息子のケビン・ジュニアをエール大学付属ニューヘブン病院に精密検査と脳のスキャンを撮りに連れて行ったことを指摘した。

一月二十二日以降も、ヘムストックはギルフォードの図書館に通って、低レベルの電磁場の生物学的影響について調べた。彼はまたチャンネル8のベッキー・モリスから何度も電話を受けた。ベッキーはメドー通りの出来事について短い番組を作りたい気持ちに変わりのないことを伝えた。一月二十五日木曜日の午前九時、ヘムストックは外科医でギルフォード保健局員のジョン・ブログダン博士に電話をかけた。「彼がメドー通りの状況に気が付いていて、なにかアドバイスをくれるのではないかと思って博士に電話をしました」と当時を振り返って言った。

「私が初めて電話をしたとき彼はまだ出勤してなかったのですが、十時過ぎにもう一度かけたときに秘書が電話を取り次いでくれました。

『ブログダン先生、私はボブ・ヘムストックと言います。メドー通りで起きている健康問題についてお電話を差し上げたのですが』

『あなたはメドー通りに住んでいらっしゃるのですか?』

『いいえ』と私は答えました。

『いったいあなたはどういう方ですか?』。私はその言葉にひどく面喰らい、一瞬なんと返事してよいのかわかりませんでした。ようやくでてきた言葉は『わたしはひとりの人間です、ブログダン先生。私は人間の事に興味があります。医者という方々も人間に興味があると思っていましたが』

『あなたは医者ですか？』

『いいえ、ちがいます』。これを聞いて彼はメドー通りに住んでいる人の医療記録を集めて自分の研究室に持って来たら、なにか問題があるかどうか見てあげましょうと言うではありませんか。そんなのは馬鹿げた話だ。

『それは私の仕事ではない。あなたの仕事だ。あなたが状況を調べたらいいでしょう』

『いいですか、私はあそこに住んでいる人から苦情電話を受けたことがあるんですよ。あなたはそこに住んでもいないのに町内のトラブルメーカーだってね』とブログダン博士は切り返してきました。

これを聞いて自分の中のアイルランド人の血が沸き返ったね。私は言ってやりました。『私の名前はボブ・ヘムストック。以後覚えておくがいい』。そう言って電話を切りました」

翌日ベッキー・モリスがヘムストックに電話をかけてきて、8チャンネルはその晩十一時のニュースで、メドー通りでがんが多発している話を放送することに決めたと伝え、彼女は四時十五分にメドー通りの変電所に行くこと、そしてレポーターのケビン・ホーガンがヘムストックはじめ何人かの住人をインタビューすると言った。

「ホーガンは山ほど質問をし、カメラクルーは山ほどビデオを撮ったよ。ビデオテープのほとんどはフィルム編集室の床に捨てられてしまったようだけどね。金曜日の夜十一時のニュースでそのうちのいくらかが放送されたのを除いて」

そのニュースは、ロレッタ・ネルソンが自宅の庭に立って近所一帯で起こっている健康障害についての不可解な話をしているところから始まった。次にニュースはフレッド・ネルソンがやはり心配事を話している場面になり、ついでヘムストックが変電所の前に立ってこれには変電所が関係しているらしいという場面を映した。次にカメラは変電所の通りを隔てて向かい側に住んでいる九歳のケビン・バーネル・ジュニアを映した。ケビンは自分の病気のことを話し、エール大学付属ニューヘブン病院でCATスキャンを撮ったが、今のところは異常は見つかっていないと言った。続いてはジャック・ウォルストンが自分の脳腫瘍について話した。最後にコネティカット電力の親会社、ノース・イースト電力の広報担当のジョン・グスタフソンが状況をどのように判断しているか会社側の見解を話した。「これはまったく持って不幸な偶然です。私の知る限り、弊社に二回以上問い合わせてきた人は誰もいません」とグスタフソンは言った。「電磁場が関連していると取りざたされているようなので統計的に相関関係を示した研究だけには留意していますが、今のところ因果関係は証明されていません」。

一月二十九日の朝、「ノース・イースト電力」とロゴの入った黄色のトラックがギルフォードのあちこちに現われた。続いて三台のトラックと役員の乗用車がメドー通りの変電所の前に駐車した。中では六人ほどの人が働いていた。別の三人の職員が乗った黄色いトラックがメドー通りの角を曲がってすぐのウォーター通り一四〇番地の家の前の電柱の横に駐車した。二人の職員が電柱の脇の歩道の上に立ち、三人目は電柱を登って横木に張られている電線を調べていた。ノース・イースト電力の乗用車はそこから東、町の中心よりのウォーター通りに駐車していた。中から降りてきた若い男女が歩道をゆっくり歩いていた。男のほうが電柱に取り付けてある配電用のトランスの通し番号を読み上げ、バインダーを持った女のほうがそれを書き留めていた。通りのさらに先には「赤外線調査」と表示の付いたノース・イースト電力の黄色いバンが電線の下に駐車してあり、オーバーオールを着て手に何かの道具を持った男がその横に立っていた。そのときウォーター通りを車で通りかかったヘムストックはメドー通りに車を止め、車を降りて男のほうに歩いていった。

「私が近づいていくと男は計量器やその他の器具でいっぱいになったバンの後部に器具をしまってドアを閉めたのです」とヘムストックはそのときの事を思い出して言った。「『ここで何をしているんですか』と私は聞いた。『ああ、漏電や熱のロスがないかどうか調べているんです。サービス向上のためにね』」

二月一日木曜日の『ニューヘブンレジスター』紙にメドー通りの状況を伝える記事が『変電所が健康の不安を呼ぶ』という見出しとともに載った。この記事はスタッフ・ライターのジュディス・ライオンズが住人のインタビューをもとに書いたものだった。「ここでは何かがとてもおかしいんです」とケビン・バーネルは彼女に話している。「息子も私もひどい頭痛に悩まされています。この通りに住んでいた人が四人も脳腫瘍に罹りました」。

バーネルの妻のメルセデスはライオンズに脳のスキャンでもその他の検査でも息子の頭痛の原因は特定できなかったと話し、「こわいんです。私たちには他にも心配してやらなきゃならない小さな子が二人いるんです」。

スザンヌ・ブロックは娘のメリッサの脳腫瘍について話し、変電所はまだ脳腫瘍の原因から除外されたわけではないと言った。彼女はまたインタビューの前の週に電力会社の夥しい数のトラックが変電所の周辺に来ていたとも言った。「あれを見たとき嬉しかったわ。とにかく何かしてもらいたいから」。

電力会社の広報担当、ヘンリー・プレスコットは住民の苦情に応えて特別の測量を行なっているわけではないと否定し、メドー通りの変電所に大勢の作業員を送ったのは、ショートを最小限にする機械を設置するためだと言った。

二人の住人が病気の原因は変電所ではないのかという疑いを投げかけたのに呼応してエール大学の物理学者ロバート・アデア博士も自説を発表した。彼は電磁波エネルギーのエキスパートと言われている人である。一九八九年十一月十五日付の『国立癌センタージャーナル』に電磁場ががんを誘発すると信じる人は「永久運動や常温核融合を信じるような人だろう」というアデアの言葉が引用されている。だから彼が、変電所がいかなる病気も誘発したという証拠はないというコネティカット電力の立場を支持したのも驚くべきことではない。彼はジョンズ・ホプキンス大学公衆保健学部の疫学者、ジュヌビエーブ・マタノスキーらによる最近広く知れ渡っている研究を無視した。マタノスキーらは電力線からの電磁場の影響を受けるニューヨーク電話局の電線技師を調べたところ、がんの発症率がきわめて高く、同社の事務系職員に比べ白血病は七倍、悪性脳腫瘍はほぼ二倍だったことがわかった。

これに対してアデアはライオンズに変電所から出る電磁場は〝きわめて弱いもの〟で、変電所に入ってくる電流と出ていく電流は相殺されると見解を述べた。

実際は、変電所は大変強い電磁場と一時的な高い周波数の電磁パルスを作る。さらに、変電所に高圧送電線で流入する電流と低電圧の配電線で流出する電流は滅多にバランスがとれていないので、放出される電磁場（目に見えない力の線で、通り道にあるものは人体も含めなんでも実質的に貫通してしまう）はまず絶対に相殺しあうことはない。メドー通りの変電所で相殺されなかったことは確かである。アデアが自説を発表した直後に変電所を取り囲むフェンス周辺のあちこちで行なわれた測定の結果、あたりの電磁場の強さは二〇ミリガウスから数百ミリガウスまでの幅があった（ガウスというのは磁場の強さを示す単位の一つ。一ミリガウスは一〇〇〇分の一ガウスにあたる。二・五ミリガウスから四・五ミリガウスまでのレベルがマタノスキーのものを含むいくつかの疫学的研究で、人体のがんの発生と関連付けられている)。ところがアデアは、メドー通りの住人にとってはテレビのほうが変電所よりも強い影響を与えるだろうと言った。しかし一般的なテレビからの磁場のレベルは一メートルほどの距離で生物学的に無視できる強さになるのに対し、メドー通りにあるような変電所や、そこから延びる高圧送電線から三〇メートル以上離れても強い磁場が測定できる。結局アデアはライオンズに変電所が付近の住人の病気と〝なんらかの関連がある〟などとは「信じられない」と言って結んでいる。

『レジスター』紙がメドー通りの記事を載せた同じ日、複数の住人がブログダン博士の秘書から電話を受けた。秘書は二月五日に町の担当官がコネティカット電力の担当者と会い、報道されている健康被害について話し合う予定だと言った。しかしこのギルフォードの役人とコネティカット電力との話し合いはじきにキャンセルされ、再び計画されることはなかった。テレビ等の報道があってから六週間ほど、電力会社の黄色いトラックやバンがメドー通りの変電所にきわめて頻繁に来たので車のナンバーを書き留める住人も現われた。住人たちは電力会社の職員が変電所の中の機器をいじっている様子を見たばかりでなく、ガウスメーター(磁場の強度を測る機器)のようなものを持っている人が大勢いるのにも気がついた。彼らはコネティカット電力が変電所で扱われる電力量を減らそうとしているのだという結論に達した。この結論は正しかったようで、三月になってニューブリテンにあるコネティカット州の公益事業管理局の役人がヘムストックに言うには、コネティカット電力はメドー通りの変電所が二万二六〇〇ボルトの電力しか流していないと話したそうだ。以前は何本かの一一万五〇〇〇ボルトの電線から電力を引いていたことを考えるとこれは変電所の縮小であることに間違いない。この他にも変電所のトランスのラミネート加工された鉄製シートの振動音が――常時聞こえるこの大きな雑音にメドー通りの住人たちは慣れすぎてしまってほとんど気に留めなくなっていたが――突然小さくなるという現象があった。

第2章　いったい誰が知り得ただろうか？

変電所には電力回路遮断器、電力回路切断スイッチ、トランス等の様々な機械がある。これらは電圧を変えたり調整したりするものだ。発電所では、通常、発電機が二万ボルト（二〇キロボルト）の電圧で発電している。発電所のトランスはこの電圧を上げる働きをしている。一般的には一一万五〇〇〇ボルト（一一五キロボルト）か二三万ボルト（二三〇キロボルト）である。電気を遠く離れた都市や町、その他の配電用変電所に効率良く運ぶためのものだ。そして配電用変電所で、電圧を下げる。このときの電圧はたいてい一三・八キロボルトか二七キロボルトで、電圧を下げた電気はさらに近隣へと運ばれる。電柱上のトランスが家庭内で使われる二四〇ボルトあるいは一二〇ボルトへと、さらに電圧を下げる。ちなみに、電流——それは荷電粒子の流れであり、常に電磁場を形成する——とはパイプの中の水の流れにたとえられ、電圧とは、電力回路を通して電流を押し出す圧力と考えられる。

工業用及び家庭用電流は交流である。この電流は、六〇ヘルツ（以前はサイクル／秒と表わされた）で作られ、供給される。六〇ヘルツというのは一秒間に六〇回流れが行ったり来たりする、つまり初めある方向へ行くと次にそれとは逆の方向に行くことを意味する。人間が作りだしたこの六〇ヘルツという周波数は極低周波（ＶＬＦ）よりも低い超低周波（ＥＬＦ）に属し、人間がその進化の過程でずっと受けてきた地球の静磁場とはまったく違うものである。実際、高圧で高電流の電力線から発せられる強い交流磁場に立っている人間の体や脳のすべての分子は一秒間に六〇回振動する。この現象は同調効果と呼ばれるもので、酵素や細胞性免疫反応の正常な働きをがんの発生及び促進へと変化させることが知られている。

他の変電所と同じように、メドー通りにある一九三二年に建設された変電所も、ブランフォードから送電線で送られてきた高圧電流の電圧を落とし電流を強くして、一次電線でギルフォード地区の様々な配電所へと送り出している（電圧を下げると必然的に電流が高くなる。そして電流が強ければ強いほど、磁場も強くなる）。地域の電力需要が高まるにつれ、変電所が送り出す電力量も大きくなる。一九五〇年代の後半から六〇年代にかけてブランフォードからの高圧送電線に対応できるように変電所も拡張され、ついには建設当初の二倍以上の規模になった。コネティカットの沿岸地域の電力需要が急速に高まったため、一九七二年の春にはコネティカット電力は地域の配電用変電所に電力を供給するために一一万五〇〇〇ボルトの送電線をブランフォードから北部地域の北ブランフォード、ギルフォード、マディソン、クリントン、ウエストブルックを通って約二四キロ東のオールドセイブルックまで通し、マディソンに巨大な変電所を建設するという計画案を立てた。当時、電力会社側は一九七八年までにギルフォードに二番目の変電所の建設をもくろんでいた。そして町の電力需要に応えるため、一九八五年までに変電所にもう一本の一一万五〇〇〇ボルトの送電線を引く必要があるだろうと予測していた。電力会社は関係地域の行政官や住人に対し、この送電線の地下化には少なくとも地上を通す場合の六倍の費用がかかると説明した。

市民グループと都市計画委員会が共同して、電力会社の計画案に強く反対したため、通常の調整手続きは数年間停滞した。そして一九七九年までコネティカット州電力施設評価委員会による最終承認を得ることができなかった。メドー通りの変電所は、初めは比較的小規模な配電施設だったが、時代とともにギルフォードのほぼ全地域とその東側の海沿いの町に電力を供給する巨大な変電所に変身していた。メドー通りの四八番地と五六番地の家の間を一組の高電流の配電線が横切り、近くの塩性湿地を越えて東の方向へ抜け、マディソンへと続いている。もう一組の配電線は変電所から北へ向け、メドー通りの電柱沿いを走り、ウォーター通りを横切ってさらにリバー通りを北上し、一・六キロほど先のボストンポスト通りに至っている。三組目の配電線は塩性湿地を北西方向に横切って、ウエストリバー近くのウォーター通りへ向かい、そこから東へウォーター通りに沿ってギルフォードの中心部へ延び、ウォーター通りとメドー通りの交差点で二組目の送電線の下を通って交差している（高電流の配電線は太く容量の大きい電線なので、大きなガラス製か陶器の絶縁体で電柱に取り付けられている）。この三組の配電線はたいへん大きい電力（広大な地域の電力需要を十分に満たすに充分な）を運んでいて、一九七四年ころには地域一帯のテレビの受信障害を起こすほどの磁場が発生していた。

一九七五年に、ウォーター通り一四〇番地に住んでいたロバート・ブライデンはテレビの画面がひどく歪んだりぼけたりするようになったのに気がついた。それと同時に目が痛み、腫れるように感じ始めた。彼の妻も顔の腫れと片腕のしびれと神経のうずきに悩んでいた。ブライデンは当時一二通以上の苦情の手紙をギルフォード市およびコネティカット州の役人、ワシントンの連邦通信委員会（ＦＣＣ）、地域選出の下院議員、それにアブラハム・リビコフ上院議員などに送った。送電線を種々の障害の原因とする連邦通信委員会の要請に基づいて、コネティカット電力はブライデンの居住地域に代理人を派遣し、問題の調査にあたらせた。しかし、送電線を修理して障害をなくそうとしただけで、電力会社は施設に問題はなく、この問題はＦＣＣにその解決を委ねるべきだとした。それを受けてＦＣＣは、ブライデンにこの問題以外にも解決しなくてはならないもっと重要な問題があるのだと伝えただけだった。一九七六年初頭、ブライデンはケーブルテレビを入れることにした。近所の家々もケーブルテレビを入れていた。たとえば絵を描いている画家の肘を動かすと絵の線を駄目にしてしまうように、電力線による強力な磁場が、テレビ画面に映像を写し出している電子光線を遮って画面を歪めてしまうなどとは、ブライデンも近所の人もまったく考えてもみないことだった。まして一九七三年に合衆国海軍に召喚された科学者七名委員会の委員たちが、「海軍が資金提供した複数の研究結果を受けて、極低周波の電磁場が人間や動物に与える生物学的影響は甚大である」という結論に達したことや、海軍は大統領の危機管理諮問委員会に「送電線その他の原因による六〇ヘルツの電磁場に被曝する危険のある大多数のアメリカ国民に向けて」警告すべきだということなどの全員一致で決めた事項を（海軍はこの忠告を黙殺している）、ブライデンも近所の人々ももとより知るところではなかった。

一九七五年九月、ジョナサン・ウォルストン・ジュニア（主治医はブログダン博士だった）が脳腫瘍のためメドー通りの自宅で死亡した。五十四歳だった。彼は一九二〇年に生まれてから一九三九年にマリアン・ペックと結婚して一・六キロほど先のノース通りに引っ越すまで、メドー通りに住んでいた。その後彼の父のジョナサン・シニアがメドー通り三六番地で出血性潰瘍で一九四七年に死亡したので、ジョナサン・ジュニアとマリアン夫婦は残された母親と同居するために三人の子どもたち（ジョナサンⅢ世〔ジャック〕、エミリー、ワンダ）とともに三六番地の家に戻ってきた。その後数十年間ジョナサン・ジュニアは氷屋、荷馬車屋、工事現場の作業員などをして暮らした。一九六〇年、彼が四十歳になってロブスター漁を始めた。数年後、彼は隣の四八番地の家を一万二〇〇〇ドルで買った。この家は一九五〇年代の後半に一階と二階のそれぞれ独立したアパートに改築されていて、ジョナサン・ジュニアは一、二階とも人に貸し、自分は三六番地に住み続けた。一九七一年五月に彼は四八番地の家の一階を息子のジャックに貸し、ジャックは自分の家族と一緒にそこに移り住んだ。

ジャックは一九四二年、両親がノース通りに住んでいる頃に生まれ、祖父の死後の一九四七年にメドー通り三六番地に引っ越した。彼は十六歳で高校を中退し、ギルフォードで水道管を敷設する労働者として働き始めた。後に父親とともにロブスター漁を始めた。一九六八年にギルフォードの小児科医院で秘書兼受け付けとして働いていたリー・クラベンと結婚するまでジャックはメドー通り三六番地に住んでいた。結婚直後の三年間、彼女とジャックは町の中心近くのチャーチ通りに住んだ。娘のアンは一九六九年にそこで生まれた。彼らがメドー通り四八番地に引っ越して数週間後、リーは息子のジョナサン四世を出産した。

アンが生まれた年、ジャックの二十五歳になる妹で、その当時ブランフォードに住んでいた新婚のワンダが、良性の卵巣腫瘍に罹り摘出手術を受けた。彼女は一九四四年に北通りで生まれ、メドー通り三六番地にほぼ二三年間住んでいた。そしてメドー通り三六番地あるいは四八番地に住んでいる間、もしくはそこから引っ越した後で、良性、悪性にかかわらず腫瘍に罹ったウォルストン家の四人のうちワンダは最初の患者だった。二人目は父のジョナサン・ジュニア、三人目は兄のジャック、四人目はジャックの娘のアンだった。

ジャック・ウォルストンはがっしりした体格で目は黒く、黒い髪が額にかかり、長く黒いもみ上げも粋な、茶目っ気たっぷりのユーモアに溢れた男だ。額の中ほどから生え際にかけてテーブルスプーンほどの大きさのへこみがある。それはエール大学付属ニューヘブン病院で脳の前部の臭覚神経にできた腫瘍の摘出手術を受けた跡だ。一九七二年、メドー通りに戻ってからほぼ一年後(彼は当時ギルフォード浄化槽会社で技師兼溶接工として働いていた)、彼は州兵の兵役を勤めるためにブランフォードに向けて車を走らせているときに気を失った。約一年ほど後に、彼は州兵の兵器庫のトイレで再び気を失った。一九七九年の初頭になると、彼は怒りっぽくなり、激しい頭痛や目のかすみを覚えるようになった。「それがあんまりひどくなって、溶接点が見えないほどだった」と彼は言っている。そこで彼は近所の眼科医に行き、そこでは新しい眼鏡を処方されたが、眼鏡を変えてもいっこうによくならなかった。そこで彼はギルフォードの別の眼科医のところへ行った。この眼科医は視神経に何かできていると診断し、近くのミドルタウンという町の眼科を紹介してくれた。ミドルタウンの眼科医は視神経炎だとして、エール大学付属ニューヘブン病院の神経科医で眼科医のトーマス・ワルシュ博士を紹介してくれた。

「その時、つまり九月までには症状がとても悪くなっていて、テレビを見ようと横になると、右目でも左目でも下になったほうの目が見えなくなっていました」。ウォルストンは当時を振り返ってそう言っている。「それに嗅覚や味覚もほとんどなくなっていました。ワルシュ博士が見せてくれた断層撮影の写真では嗅覚神経に大きな塊が写っていました。先生はエール大学付属ニューヘブン病院の神経外科医長で神経外科医のデニス・スペンサー博士の診察を受けるように私に勧めながら、脳の前部に大きな腫瘍があるので、できるだけ早く手術しなければならない旨を話してくれました。それで私は翌週入院し、九月二十八日に七時間にわたる手術を受けました。私の額の骨は二つに切断されて、髄膜腫（通常良性だが致命的な場合もある）を切除しました。それは小ぶりのグレープフルーツほどの大きさで、私の視神経に絡み付き、神経をリボンのように伸ばしていました。腫瘍を取り除くために、脳の一部（左前頭部を五センチくらい）も切り取らねばなりませんでした。腫瘍が圧迫していた部分です。それから先生は、私の上部静脈洞を頭蓋の筋肉から取った細胞に縫い合わせ、二つにした額の骨を元に戻し、縫合しました。肺機能の低下を防ぐために身体を動かすようにといわれたので、翌日にはベッドから起き上がりましたが、得体の知れない液体が鼻から流れてきました。細胞組織の縫い目が緩んで、脳髄液が流れてきたのです。このため、再び断層撮影写真を撮りました。息を吸うたびに頭に空気が入っていることがわかりました。そこで鼻の下からガーゼをいれ、脳が治るまで安静にしているように言われましたが、肺がうまく機能せず肺炎となり、人工呼吸装置をつけられたまま十日間ほど半昏睡状態でした。十月初旬にこの昏睡状態を脱したとき再手術が行なわれ、額にドリルで穴をあけ、中の空気を抜きました。しかしそれでもなお細胞組織を取り替えなければならず、さらに七時間にわたる手術を余儀なくされました。この手術でスペンサー博士は額の骨を再びすべて取りだし、太腿から取った組織で静脈洞を縫いつけました。

リー・ウォルストンはもの静かで率直な婦人だ。彼女の話では手術以来、ジャックは脳卒中の予防のためにジランチン（てんかん用の薬）を服用しており、このため彼の短期間の記憶が損なわれたそうだ。「もし電話番号を聞かれたら、ジャックは子どもの頃に住んでいたメドー通り三六番地の家の電話番号を答えるかもしれません」とごく最近、彼女は言った。「最近の日付や出来事を思い出せない時があって、ジャックはとてもいらいらします」

振り返って見て、一九七〇年代にメドー通りでは様々な健康障害が不自然なほど続いたことにリーは気づいた。「そのうちのどれだけが、あのころよく爆発していた変電所に関係あるのかはわかりません。でも、色々なことを考えあわせると疑わしいのです」と、彼女は言っている。「一九七二年に私は三人目の子どもを流産で亡くしました。ちょうど同じころ、家から四件先の二四番地に住んでいた女の人が、ジャックが罹ったのと同じような髄膜腫になりました。彼女のは頭蓋骨にくっついてできたので、その部分の骨を取って替わりに鋼のプレートを入れなければなりませんでした。その年の夏、変電所が爆発するという事故がありました。私の姉のブルックが遊びに来ていて、皆で隣に住んでいたジャックの両親のところに集まっていた時でした。夕方雷の音が聞こえたときに、私はアンを連れて家に戻り、その後からブルックとジャックが幼いジョナサンを連れて帰る途中、三人が道を歩いていると、雷の稲妻が変電所に落ちました。ブルックはまだ小さかったジョナサンを抱えて、ジャックと家に向かって走り出しました。追いかけるように変電所から大きな唸るような音が聞こえ、それがどんどん大きくなって、しまいに爆発が起こりました。まるで爆弾が落ちたようでした。色も鮮やかな青、黄、緑といった鋭い光線が虹のようにあたりを照らし、光は私たちの頭上で一、二秒ほど続きました。稲妻のせいで変電所はマヒ状態となり、町中が停電しました。

一カ月ほど後、コッド岬で休暇を取っている時、滞在先の台所でブルックはてんかんの大きな発作を起こしました。彼女は倒れて頭を切りましたが、医者にも見せずにまっすぐコネティカットに帰ってきました。その後一九七三年に彼女は二回発作を起こしたので、今度は病院に行きました。彼女はてんかん（脳の電気的障害）と診断され、ジランチンを処方されました。彼女は二年ほどジランチンを飲み続けました。薬を止めてからも発作は起きていません。

その間にジャックの父が悪性脳腫瘍で亡くなりました。そして一九七九年にジャックが髄膜腫に罹ったとき、ブルックはメドー通りの空気に何かがあって人々ががんに罹るのではないかと言いました。初めがジャックの妹のワンダで、次に二四番地の女の人、そしてジャックの父、それに今度はジャック本人。ブルックは変電所を調べてみたほうがいいと言いました。絶対に何か関係があるからと。でも私たちはその意見に反対しました。そのころ私たちはジョナサンがオズグッド・シュラッテル病（膝の腱が正常に発育せず、膝頭と腱がうまく接合しない病気）に罹っていることを知りました。続けて一九八二年に当時一三歳だったアンが左膝のすぐ下の脛骨の腫瘍に罹りました。始まりは冬で、膝と脚が痛みだしました。けれど近所の医者はそれを成長期の女子にはよく見られることだと言ったので私たちはあまり気にしませんでした。ところが八月末に膝の下におはじきほどの大きさの腫物ができました。そして周りの皮膚が茶色くなりました。私たちはアンをエール大学医学部整形外科医のジョン・オグデン博士のところに連れていき、X線で検査をしたのち診断が下されました。オグデン博士が九月に手術をしたとき、腫瘍はスネ骨に大変深く埋っていたので先生はとても深いところまでメスを入れなければなりませんでした。アンは一カ月間お尻からくるぶしまでを覆うギプスをつけ、さらに一カ月間松葉杖をついていました。ブルックはこの話を聞いてとても腹をたて、変電所をなんとかしなければと言いました。私とブルックはこの問題で言い争いを続けましたが、そのうちブルックもあきらめてしまいました。

リーはさらに続けた。「一九八三年に私たちはメドー通りからギルフォード湖近くの北マディソン通りに引っ越しました。その頃アンの脊柱側湾、つまり、脊柱が異常に湾曲していることに気づきました、それから一年くらいすると今度は目が霞むようになりました。兄のジョナサンのようにアンもメドー通り四八番地に住んでいた時は、絶えずひどい頭痛に悩まされていました。私たちはエール大学付属ニューヘブン病院の小児科と神経科の医者のローラ・メント博士のところへアンを連れていきました。博士はアンの脳波を調べ、アンが側頭葉のてんかんに罹っていると告げ、アンにジランチンを処方しました。アンは一九八四年の十月に一度てんかんの発作を起こしましたが、一九八七年に高校を卒業し、その後ブランフォードの美容学校も卒業しました。一九八五年にアンは左手首に結節腫ののう胞ができたので、エール大学医学部の整形外科医のケンドリック・E・リー博士の診断を受け、手術でこの節腫を取ってもらいました。結節腫はその後三回できました。手の神経をひどく痛めてしまったので、今ではアンは美容師の仕事ができなくなりました。それ以前、一九八〇年のことですが、私はとても大きく痛みのひどいケラチン性のう腫が脇の下と鼠けい部にできました。エール大学付属ニューヘブン病院の医師たちは汗腺が詰まっているからだと言いましたが、手術をして私の両脇の下の膿腫を取り除いてもらいました。その後アンが結節腫に罹ったのとちょうど同じころ、私は顔がひどく腫れてきて、エール大学付属ニューヘブン病院の耳鼻咽喉外科医のJ・キャメロン・カーチナー博士の元で、左頬から耳下腺を切除しなければなりませんでした。私の耳下腺はひどい炎症を起こしていて正常に機能していなかったのです。私たちに起こった度重なる不幸（たった一家族にこんなに）を考えると不思議に思わずにはいられません」。

ジャック・ウォルストンは言った。「メドー通り四八番地の家を私の父に売った建築業者は、生まれつき脚が悪くて歩けない子どもを持つ夫婦からあの家を買いました。この夫婦には他に娘と息子がいましたがこの二人は正常でした。この建築業者にも子どもが三人ありましたが、問題の家にはほんの短期間しか住まずに、家の一階と二階を別々の賃貸アパートに改造した直後に引っ越しました。アパートの寝室はどれも通りの向こう側の変電所に面していました。アパートの二階は夫婦ものが借り受け、この二人は何年かここに住み、子どもが三人生まれたのですが、一人は生まれつき脊椎が変形していました。エール大学付属ニューヘブン病院で手術を受けて矯正しました。父はこの家を買った後、二階を息子が一人いる夫婦に貸しました。その主人は船舶の電機備品を製造する地元の会社に勤めていました。この人は第二次世界大戦で受けた傷のために頭に金属プレートを入れていました。後に銃で自殺しています。この一家が引っ越した後で、父は別の夫婦にこのアパートを貸しました。この夫婦には一九六七年生まれの知恵遅れの息子がいて、この子は成長するにつれててんかん性の痙攣《けいれん》を起こすようになり、エール大学付属ニューヘブン病院で治療を受けていました。父はアパートの一階を別の夫婦にしばらく貸していました。この二人はここに住んでいる間に二人の息子に恵まれました。一方は生まれつき低形成（ペニスの異常）で、もう一方は心臓に穴があいていましたが、二人ともエール大付属学ニューヘブン病院で手術を受けて治りました。この一家が引っ越した後、一九七一年にリーと私が引っ越すまでは、また別の夫婦がこのアパートに住んでいました」。

リーは語る。「いったい私たちの誰が、変電所がこれらの問題の原因かもしれないなんてこと考えついたでしょう。ジャックの手術を担当した先生のうちの一人が、一九八〇年にわが家に夕食にみえた時も、先生は変電所が通りの向こうにあることについてはなにもおっしゃいませんでした。後にアンの治療をした先生たちは皆、ジャックの脳腫瘍のこともジャックの父が脳のがんで死んだことも知っていました。誰もそれが普通じゃないとは思わなかったようです。ただ私の姉のブルックだけが、わが家の病気と変電所に相関関係があると言っていたのですが、だれもそれを信じようとはしませんでした」。

ジャック・ウォルストンの母マリアンは、一九五四年に胎盤の早期剥離のために六番目の子どもを死産で亡くした。彼女は一九七六年、ジャックの父が亡くなった直後にメドー通り三六番地の家を建築業者に売った。新しい家主である建築業者はこの家を改築して、ある一家に貸した。その一家は一九七七年から一九七九年までそこに住んでいたが、その後建築業者はフレッド・ネルソン夫妻にこの家を売った。フレッドとその妻のロレッタには二人の子どもがいた。フレッド・ジュニアは一九六八年生まれ、ジョイス（ミッシー）は一九七二年生まれだ。夫妻はメドー通り三六番地の家を一九七九年の九月、ジャック・ウォルストンの脳腫瘍の診断が下されたちょうどそのころ、三万七〇〇〇ドルで買っていたのだ。

「私たちがここに引っ越して約一年後、ジョイスの顔がおかしな具合になり始めました」。ロレッタは思い出すように話した。「ジョイスの顔は縮み、へこんでいきました。一九八一年の春、ジョイスは敗血性の咽頭炎にかかり、高熱を出しました。尿は焦げ茶色になりました。私は電子工場で働いていたので、フレッドがジョイスをかかりつけの小児科の先生のところに連れていきました。先生はジョイスの腎臓に障害があるといってエール大学付属ニューヘブン病院の神経科の先生のノーマン・シーゲル先生に紹介してくれました。五月に生検をして、ジョイスが糸球体腎炎に罹っているのが分かりました。腎機能の三五パーセントが失われているとシーゲル先生に診断されたのはこの時です。さらに病院の他の外科医の先生がジョイスは脂肪異栄養症だと診断しました。この病気のために脂肪組織が崩壊し、ジョイスの顔が変形していったのでした。この二つの病気が併発するのは大変稀なことでした。実際ジョイスはエール大学付属ニューヘブン病院で併発二例目の患者でした。医者たちはなぜ起きたのかはわからないと言い、私たちもまたその時はこの病気をメドー通りの変電所と関連づけようなどとは思いもしませんでした。けれど今になってこの辺一帯のがんや頭痛のことを考えると、そうかもしれないと疑わざるを得ません。私たち（フレッド、フレッド・ジュニア、ジョイスに私）がここに住むようになって以来、皆、ひどい頭痛に悩まされてきました。通りの他の人々も多くがやはり頭痛に悩まされていました。たとえば隣のバーネル家やメドー通りとウォーター通りの角に住んでいる一家などがそうです。それだけではありません。六カ月前にフレッドの左手の甲に二五セント硬貨ほどの大きさの瘤《こぶ》ができました。この瘤はひどく痛み、フレッドは手を握ることができなくなりました。瘤は角化棘《きょく》細胞腫であることがわかりました。これは良性の腫瘍で整形外科手術で切除されなければなりませんでした。今では変電所が恐ろしくなっています。私はブランフォードで大きな変電所の隣の家に住んでいた夫婦のことをいつも思い出します。二人はミルプレイン通りの木造家屋に住んでいました。その家は今は煉瓦造りのアパートになっています。ご主人はその家に一九六〇年代の半ばに住んでいましたが、二十代の後半にがんで亡くなりました。がんは全身に拡がっていました。やがて奥さんの方もがんに罹りました。私は一九七〇年代の始めに美容院で髪をカットしてもらっているときに、奥さんに出会いそれを知りました。彼女は化学療法を受けていると言っていました。今一番私が心配しているのは息子のフレッド・ジュニアのことです。彼は二年前に十九歳で軍の空輸部隊に入り、ノースカロライナ州のフォート・ブラッグに駐屯しました。去年彼がカリフォルニアのエドワード空軍基地に就いたとき、彼はX線の検査を受け、脇腹つまり肋骨外に腫瘍があると言われました。ミッシーの子どものアンバーも気がかりです。私の友だちで一緒に電子工場で働いているジェーン・ハリソンは、隣に住んでいるメリッサ・ブロックが脳腫瘍と聞いて、アンバーをすぐこの通りから引っ越させなくちゃだめと言いました。」

ロレッタはブランフォードに住んでいた一九七〇年代に、メリッサの母のスザンヌと友だちになった。スザンヌと夫のマーシャルそれに二人の子どものメリッサとコレーが一九七九年の冬にメドー通りに引っ越してからも、ロレッタは彼等の家を何度か訪れるたびに「私も自分の家が欲しいわ」と繰り返した。そこでスザンヌとマーシャルはロレッタとフレッドに自分たちの家の隣を買うよう強く勧めたのだった。

メリッサもコレーもメドー通りで成長していく過程で、とくに健康上の問題はなかった。メリッサが十六歳でギルフォード高校の二年生になるころには、彼女は大変美しい娘になっていた。身長は一八〇センチ近くあり、女子バスケットチームの花形プレーヤーだった。彼女はオールAの成績で、フルートとピアノをたしなみ、大学卒業後はモデルになるのが夢だった。しかし一九八八年十二月二十九日の夜(十七歳の誕生日の前日)プレインビルのバスケットの試合中にコート上でてんかんの大きな発作を起こした。彼女は救急車でエール大学付属ニューヘブン病院の救急病棟に運ばれ断層撮影写真を受け、当直の神経科医の診断を受けた。診察した神経科医は、どうも「古傷」があるようだと言って、さらなる発作の予防にテグレトールを処方した。彼女は夜中の一時にはギルフォードの自宅の自分のベッドに戻っていた。翌日スザンヌはメリッサかかりつけのブランフォードの小児科医に電話をした。小児科医はニューヘブンの神経科医で、外科医でもあるアイザック・グッドリッチ博士を紹介してくれた。一九八九年一月五日、グッドリッチ博士はメリッサに外来の放射線科の診療所でMRI検査を受けさせた。検査の結果、メリッサの左耳の脇あたり、脳の後部側頭部に軽度の腫瘍である塊があることがわかった。グッドリッチ博士は、比較的よくある腫瘍でまだ小さい第一段階のもので、悪性のものではないだろうが、なるべく早く切除したほうがよいとスザンヌに忠告した。

一月十九日、グッドリッチ博士はニューヘブンにある聖ラファエル病院でメリッサの手術を行ない、腫瘍を切除した。腫瘍は右側の視覚視神経にきわめて近いところにあったため、博士はスザンヌにメリッサの右側の視覚に障害が出るかもしれないことを伝えた。博士は腫瘍の細胞のサンプルを検査のために病理学研究所に送り、翌日には検査結果が送られてきた。博士はその結果が信じられなかったのでエール大学付属ニューヘブン病院に再検査を依頼した。ニューヘブン病院の検査結果も最初の検査結果と同じだった。メリッサの腫瘍の診断はかなり悪性度の高い神経星状細胞腫――進行した脳腫瘍だった。

「私たちに結果を知らせてくれたときのグッドリッチ博士はかなり動揺していました」とスザンヌは当時を思い出して言った。「博士はこれをとても悪く取っていました。腫瘍はカプセルに包んだようになっていて、このために初めの断層撮影写真とそれに続くMRIによる診断が困難だったのでしょう。

いずれにしろがんは脳に深く入り込んでいたのでメリッサの予後は楽観できませんでした。一月の末にグッドリッチ博士はメリッサに放射線療法を始めるように勧め、彼女はエール大学付属ニューヘブン病院の放射線治療室で二月から週五回、四週間に渡り毎回二〇〇ラドの放射線を合計二〇回受けました。放射線治療を受けてもメリッサは具合が悪くなることはありませんでしたが、彼女の美しいブロンドの髪はすべて抜け落ちてしまいました。さらに三月二十七日にメリッサはエール大学付属ニューヘブン病院に戻り、神経外科医のジョセフ・パイプマイアー博士がメリッサの腫瘍のあるあたりの頭蓋骨に二つの穴を開け、それぞれにプラスチックの管を挿入し、それぞれの管に三つのシールド（放射性ヨウ素を含んだ小さな金属球）を埋め込みました。球の中のヨウ素が放射能を出し、脳の中に残っているがん細胞を破壊させる目的でした。術後の回復のために入院している間に、メリッサは激しい発作に襲われ、この発作を抑えるために、大量のフェノバルビタール剤を投与しなければなりませんでした。メリッサはまた呼吸困難に陥り、人工呼吸器をつけるほどでした。けれど運動選手だったメリッサの身体は丈夫で彼女はぐんぐん回復し、二日後には退院しました。

「グッドリッチ先生はメリッサに化学療法も受けるように勧めていたので、六月に私たちはニューヘブンの腫瘍学者のレナード・ファーバー博士のところに行きました。先生はメリッサにCeeNVという抗がん剤の二回分のうち最初の一回分をくれました。メリッサは半年間も学校を休んでしまいましたが、在宅学習プログラムのおかげで、去年高校三年生に進級できました。けれど手術以来メリッサは読むことがあまりできなくなりました。そしてレベル1の学生、つまりオールAの学生だったのにレベル2に落ちてしまいました。というのもメリッサは単語に引っかかってしまって文脈が読み取れなくなってしまったのです。メリッサはまた『皮肉』のような抽象的概念の理解が困難になりました。またポールとプールのように同じような発音の言葉を間違えるようになりました。また視野が狭くなりました。両目とも視界の右側が時計の一時から四時半の角度までまったく見えないのです。けれどメリッサはバスケットのチームに戻りレギュラーでプレーしています。彼女のハンディキャップを考え合わせるとこれは大変な活躍ぶりです」

「思い返してみると、奇妙なことに、今は退職していますが正看護婦だった私の母が、メドー通りへの引っ越しを決して勧めなかったことがあります。母は変電所の間近に住むのは感心しないと言っていました。メリッサの腫瘍の診断が出たころ、ロレッタと私はメドー通りで発生していた不自然に多いがんのことを話題にし、グッドリッチ博士にも変電所がこれと関係している可能性はあるのか、これと同じことがコレーにも起こりうるのかと尋ねました。実際私はコレーにも断層撮影写真を受けさせたいと思いました。けれどグッドリッチ博士はコレーに同様のことが起きる可能性は一〇万分の一しかないと言いました。後に私は高電流の電力線の近くに住んでいる子どもたちのがんに関する記事を婦人雑誌で読みました。また最近私はウォーター通りの反対側のリバー通りで、メドー通りの私たちの家の上を通っている高電流・配電線と同じ電線が通っているところに住んでいる間に白血病に罹ったヴェトナム人の男の子の話を聞きました。数カ月前、私の胸に膿腫ができました。医者はこれから三カ月に一度乳房X線撮影法でこれを観察する必要があると言いました。このあたりの病気には止まることがありません。もしこれが変電所や高電流・配電線のせいではないとしたら、いったい何が原因なのでしょうか」

第3章　すぐに切れてしまう電球

脳腫瘍は一年間に二万人に一人の割合でしか罹らない、アメリカでは稀な病気だ。髄膜腫となるとさらに稀で一年間で一〇万人に一人の割合の発病率になる。コネティカット州の脳腫瘍の発病率はアメリカの他の地域とほぼ同じと考えられる。一方、髄膜腫はコネティカットの住民の一〇万人に二〜三人の割合で毎年患者が出ている。だから一本の通りに面した九軒の家に住む一握りの住人から二十年間に脳腫瘍患者が二人と髄膜腫が二人出たというのはコネティカットで、いやアメリカの他のどの地域で起こったとしても大変不自然なことだ。実際これはそもそも異常なことなのだ。恐らくメドー通りの状況は多分見かけよりももっと深刻だろう。というのも過去三十〜四十年間に通りに住んだ人々全員の徹底的な健康診断が行なわれれば、がんの発症率はさらに増加すると思われるからだ。この考えを裏づけるように一九九〇年の春、同じくメドー通りに住むジュディス・リーマン・ボーベイ夫人ががんに罹っていることがわかったからだ。彼女は一九四一年生まれで七歳から二十一歳まで、変電所から延びている高電流・配電線から一、二メートルのメドー通り五六番地に住んでいた。その後結婚してギルフォードのマルベリーポイント通りに引っ越したが、一九八五年、四十四歳のとき、彼女は左目の奥にある脳の延長である視神経の悪性メラノーマに罹った。エール大学付属ニューヘブン病院で放射線治療が行なわれたが、左眼は部分的に見えなくなり、右眼も視界が狭まった。やがてがんは身体の他の部分に転移し、彼女は一九九〇年六月に亡くなっている。

メドー通りの変電所に近く、高電流・配電線の間近にある隣り合った四軒の家から二人の悪性脳腫瘍、一人の悪性眼腫瘍、それに一人の良性脳腫瘍の患者が出ていて、さらに数軒離れた家に住んでいた婦人が良性の脳腫瘍にかかったという事実は大きい。脳腫瘍の一つが神経星状細胞腫で十七歳の少女に起こったということで、変電所と高電流・配電線がさらに疑われることになった。というのも神経星状細胞腫がその年齢の少女に発生する率は五万人に一人ほどだったからだ。また、生まれてからほとんどメドー通り三六番地に住んでいた二十五歳の女性が卵巣腫瘍にかかり、彼女の姪で十一年間メドー通り四八番地に住んだ十三歳の少女が脛骨の腫瘍に罹ったこともこの疑問を深めることになった。

さらに言えることは、これらの腫瘍はここ数年にメドー通り二八、三六、四八それに五六番地の住民を襲った不幸の一部にすぎなかった。アン・ウォルストンは十三歳のときに脛骨腫瘍に罹っただけでなく、十五歳のときにてんかんの発作を起こし、それ以来痛みと機能障害もともなう手首の結節腫になり、手術も受けた。アンの母のリーは一九七〇年代の前半、メドー通り四八番地に住んでいたころ流産を経験していたが、一九八〇年代の前半になってひどい痛みとともに身体を衰弱させる膿腫の手術を受け、さらに最近、炎症を起こした耳下腺を切除する手術を頻に受けなければならなかった。リーの姉のブルックは一九七〇年代の前半、彼女が二十代後半に卒中の発作を起こした。彼女は変電所が落雷のために爆発し、瞬間的にあたり一帯に強い電磁場を捲き散らしたときリーの家を訪れていた。発作はその直後のことだった。

フレッド・ネルソンはメドー通り三六番地に十年間住んだが、片方の手にできた腫瘍が大きくなって手が不自由になり、手術で切除しなければならなかった。彼の娘のジョイスは十六歳のとき糸球体腎炎と部分的な脂肪異栄養症（腎臓の病気と脂肪組織の異常）になった。この併発はきわめて異常で多分に環境的な原因があると思われる。さらにメリッサの母のスザンナ・ブロックは片方の胸に膿腫の疑いのある潰瘍が見つかった。

さらにメドー通り四八番地で妊娠・出産された子どもに出生障害が異常に高いことも心痛むことだ。アメリカ合衆国で生まれる子どものおよそ二〇人に一人が出生時にはっきりわかる異常がある。これに対し、一九五〇年代半ばから一九六〇年代の半ばまでの十年間（これは通りの向こう側にある変電所がより高電圧の電力を供給するように拡張されていった時期に当たる）にメドー通り四八番地に住んでいた人のもとに生まれた九人の子どもたちの少なくとも五人が先天性の異常を持っていた。さらに二人の子どもたち（アン・ウォルストンと兄のジョナサン・ウォルストン四世）は成長する過程で一人は脊椎、もう一人はじん帯の病気になった。さらに未だに未解決となっている問題は過去二十年間にメドー通り三六番地あるいは四八番地の住人だった人たちの大多数が、大人子どもを問わず、繰り返し襲ってくる耐え難い頭痛に悩まされていることだ。

過去三十五年間にメドー通りの変電所と通りを挟んで反対側にあった、隣り合う四軒の家に住んでいた大人・子どもを合わせて五〇人は、地元ギルフォードやブランフォードの内科医や小児科医に様々な病気で数え切れないくらいにかかっている。地元の医者たちは自分たちの手におえない病状や診断のつかない時は、患者の多くをエール大学付属ニューヘブン病院に送って脳腫瘍学者、神経学者、遺伝学者、麻酔専門医、神経外科医、化学療法医等の一連の専門家たちに検査・診断・治療を委ねた。専門家たちは個々の患者に病気の兆候や家族の病歴を尋ね、断層撮影やX線写真、脳波検査等を行なって彼等の脳や内臓を徹底的に調べ、悪性腫瘍、腫瘍、その他の病的な腫物を切除し、傷を縫合し、術後の放射線治療、化学療法を施し、あらゆる種類の薬を処方し、フォローアップの検査をしたが、患者の居住地について尋ねた医者は一人もいなかった。しかしメドー通りの住人に起こった良性、悪性の腫瘍患者群がエール大学医学部の医者たちの注意をひいたとしても、あるいは地域の保健所が悪性新生腫瘍、良性腫瘍、出生時の異常などに興味を持ってギルフォードの詳しい道路地図を使って地図おとし調査をして、メドー通りの変電所付近に点が密集する結果に直面したとしても、医者たちはこれを統計上の変動範囲内に収まる偶然の結果としたであろうことは疑いない。国の医療及び科学機関にかかわる人たちががんを群発として捉えないのは長年の慣例だからだ。送電線や変電所からの電磁場の放射による特定のがんの被害についていうと、医者たちは多くの場合差し障りないと思える段階まで発生について口を閉ざしている。ちょうど何十万人もの造船所や建設現場の労働者がアスベストによるがんで死んでいったときのように。あるいはクロロフルオロカーボンが今現在もオゾン層を破壊し、地上に達する有害な紫外線量を深刻なまでに高め、悪性黒色腫の発生が増大するのは避けられないという、現在進行中の事態でもそうであるように。一言でいうなら、医者や保健所などが、変電所や高圧線が住民の重大な健康危機を招くと自由に発言してもいいと思うようになるには、間違いなく第二、第三のメドー通りの悲劇が起こるのを待たなければならないのだ。

不幸なことに、これは本当のことになった。たとえば一九八九年五月に六十三歳の医者でノースカロライナ州ソールズベリー（ノースカロライナ州ローワン郡のシャーロットタウンから北へ四〇マイルほど離れた人口約二万五〇〇〇人の町）のソールズベリー放射線・腫瘍学センターの所長、ソレル・ウォルフソン博士は自分のところに治療に回されてきた脳腫瘍の患者を一週間に四人診た。フロリダ州タンパ出身のウォルフソンはナッシュビルのバンダービルト大学医学部を卒業し、サンフランシスコにあるカリフォルニア大学医学部の小児科で二年間研修医を勤めた。その後ニューヨークのスローン・ケタリング記念がんセンターで一年間、小児科の腫瘍学と血液学の特別研修員となった。研修後彼はタンパに戻り、二十二年間がんや様々な血液疾患にかかった子どもたちの治療にあたってきた。彼はゲインズビルにあるフロリダ大学とタンパの南フロリダ大学の小児科教授で、南フロリダ大学では小児科部長だった。

多くの若年患者の死を目にして落胆したウォルフソンは、一九八〇年に放射線腫瘍学の研究を志し、小児科医としての診断をやめた。彼は一九八三年から放射線によるがんの治療を専門にした。初めはタンパでそして一九八八年十月からはソールズベリーで。タンパで放射線腫瘍学を研究していた五年間に彼は脳腫瘍の患者はほんの数例しか診なかった。またソールズベリーでの七カ月間ではたった一人しか診なかった。だから一週間で四人もの患者を診て彼が驚いたのも当然だった。この四人の患者が皆ソールズベリーから一六キロほどのローワン郡南西部のチャイナ・グローブという小さな町の近くに住んでいるということが彼の注意をひいた。四人の患者に聞いた話から、近年その付近で他にも六人の脳腫瘍の患者が出たとわかったとき、彼の関心はさらに強くなった。その時点で、ウォルフソンはローワン郡の保健局に電話をかけ、ロレイにあるノースカロライナ州人材開発部の環境疫学部門の疫学者C・グレゴリー・スミス博士を紹介してもらったところ、スミス博士はウォルフソンに群発がんの集団調査票ひと揃いを送ってきた。

患者たちが治療を受けた病院の記録から、ローワン郡南西部の脳腫瘍患者一〇例を確かめた後で、ウォルフソンは六月二十一日にがん集団調査票を返送した。これら一〇例の脳腫瘍は一九七八年に遡り、すべて原発性の脳腫瘍だった。つまり、脳で発生したがんで、体の他の部分から脳に転移したものではなかった。七月五日、スミス博士からアトランタにある疾病管理センター（CDC）の疫学情報官とこれらの病例について話し合うつもりであるとの手紙が送られてきた。このCDCの情報官は八月一日に州疫学部局に合流することになっていた。ウォルフソンはこの手紙に元気づけられて二日後『ソールズベリー・ポスト』紙のリポーターでコラムニストでもあるローズ・ポストの長いインタビューに応じた。ポストはがん群発について二部構成の記事に仕立て、七月九日と十日の新聞に掲載した。

最初の記事でポスト記者はウォルフソンの、脳腫瘍の発生率は毎年二万五〇〇〇人に一人の割合であるから四人の脳腫瘍患者を「一週間に診るというのはどんな医者にとっても大変大きな数字である」という話を引用した。一方スミス博士はポスト記者にこの群発は「偶然の出来事ともとれる」と語ったうえで、これが統計の通常範囲に収まるものなのか、あるいはなにか特別の危険要因によるものなのかの答を引き出すことが肝心であるとした。

二つめの記事では、スミス博士はポスト記者により慎重な意見を述べている。博士はポスト記者に彼の研究所は毎週「群発と思われるもの」の報告を受けるが、それらすべてを調査したわけではないと語った。四人に一人が一生の間になんらかのがんにかかるということを指摘した後で、スミス博士はノースカロライナには老後を送る人々のコミュニティがたくさんあるので「一軒一軒歩いて回れば、山ほどのがん患者に会いますよ」と言った。さらに続けて彼の研究所がウォルフソンの報告したがんの群発に関心を持ったのは「比較的短期間に比較的稀な悪性のがんが含まれていたからだ」とポストに語った。彼は州としての研究すなわちローワン郡とその周辺地域の脳腫瘍の統計が必須だが、しかしノースカロライナのがん群発率の記録は二年前に始まったばかりなので、「残念ながら現在のところ手元にあるがんの統計資料といえば唯一、死亡診断書だけなのだ」と言った。彼はポスト記者に州から調査員を派遣し脳腫瘍の犠牲者のライフスタイルと職業及び家族のがん歴についても調べることを約束した。

七月十二日にポスト記者の三番目の記事が出た。ウォルフソン博士がこの一週間にローワン郡で新たに二四人の脳腫瘍患者の発生を確認し、その中には新たに群発かもしれないものも含むというものだった。それはソールズベリーの北東約八キロのヤドキン川沿いのデューク電力バック火力発電所近くの二つの小さな町、トレーディングフォードとデュークビル地域のことである。その翌日、さらに四人のがん患者（この四人は前述の二四人同様、未確認）が報告され、これで合計二八人になった、というポストの記事が掲載された。スミス博士はこれはさほど驚くにあたらず「稀なことではありません」と語っている。「報道機関に群発がんが報告されたとき、このようなことが多々起こるのです」。スミス博士はさらに続けて、州は新たに報告されたすべての患者を調査して確認し、それらが原発性の脳腫瘍かどうかを、とくに注目すべきだろう、と述べた。「体の他の部位のがんが脳に転移するというのはよくあることなのですよ。ただ一般の人はたいていそれに気づかないのです」と言って、記者が自分でがんの犠牲者の聞き取りなどはしないほうがいいだろうと助言した。訓練を受けていない素人が質問すると「患者の知識をもとにした話と患者の出した答とでできあがったような」情報を提供しかねず、あるいはまた「患者自身の人生体験の思い出の中に織り込まれているような」情報になりかねないからと述べた。博士はまた群発がんのレポートは「たちまちパニックを起こしかねない」とも指摘した。というのもレポートを聞いて「皆が動転してしまって、すぐになにかをしなければ、という要求、時に理不尽な要求をする」結果になりうるからだということだった。

四番目の記事が発表された後、ポスト記者はスミス博士と連絡が取れなくなった。疫学科にテレビのレポーター、ラジオ局、その他のニュースメディアからのインタビューの申し込みが殺到したので、ポスト記者もこれからは人材開発部の広報を通して取材して欲しいと伝えられたのだ。間もなく他の研究者たちも調査を宙ぶらりんにしては取り返しのつかないことが起こるかもしれないとの懸念を表明したスミス博士に賛同し始めた。「群発のように見えるものでも、それらしい原因が見つかることはきわめて稀なことです」と疾病管理センター（CDC）の疫学者のレスリー・ボスは同じ『ソールズベリー・ポスト』記者のパム・ムーアに語った。ボスによると、このような研究は「とてつもない時間とお金がかかります」。しかし「政治的な立場からすれば」これは行なわれなければならないのだという。ローワン郡では毎年脳腫瘍で死ぬ人は三、四人だが、肺がんでは三〇～三五人、乳がんは約一三人死亡者がでるという事実の前では、この数値は「驚くほどの事ではなくなってしまうのです」とボスは言った。グリン・コールドウェル博士はCDCでの十八年間に一〇〇例以上の群発がんの研究に参加しているが、ボスの見解に同調した。つまり今まで脳腫瘍の群発を研究したことはないが、これまでアメリカ合衆国で研究者たちが群発がんだと立証できたものは一つもないと思うと言った。彼は続けて町の新顔の医者(ウォルフソン)自身が「群発がんの原因かもしれない」とほのめかした。つまり、個々の発病はかなり以前からのものかもしれず、一大事でありそうなことはウォルフソン自身が最近気づいたにすぎないのかもしれないというのだ。

七月十八日、『ポスト』紙は電力施設で働く労働者の電磁場被曝と、脳腫瘍及び白血病の発生との因果関係が取り沙汰されているというローズ・ポスト記者の記事を載せた。この問題でポスト記者はチャペルヒルにあるノースカロライナ大学のデビッド・サビッツ博士にインタビューしている。博士は電線工事夫や変電所の作業員が、事務職員やトラックの運転手のような電磁場に被曝することのない労働者に比べて脳腫瘍や白血病にかかる率が高いかどうかの研究を行なっていると言った(この研究は電力研究所の助成を得て行なわれた)。サビッツ博士はほんの数週間前に疫学研究学会の年次総会で、サビッツ博士のチームが電力関連労働者に脳腫瘍による死者が多いという気になる研究結果を発表したことを、ポスト記者には伏せていた。博士と研究員たちは国立健康統計センターの「産業と職業のコード番号化計画」に参加している一六州の四一万〇六五一人の死を分析して(そのうち一〇九五例は悪性脳腫瘍であった)、電力関連労働者は他の労働者に比べ、脳腫瘍による死亡率が五〇パーセントも高くなっていることを発見したのである。彼らはこの研究結果を『アメリカ疫学ジャーナル』にも発表した。

七月十八日の記事のための資料を集めているとき、ポスト記者は近くのシャーロットにあるデューク電力会社の広報担当者マイケル・マリンにもインタビューした。マリンはデューク電力は電力研究所（ＥＰＲＩ）と連携して過去数十年間に行なわれた研究成果の重みというのは「我々は顧客に安全な状態で電力を供給しているという自信を与えてくれているものだ」と語った。

ポスト記者はこの記事の大半をウォルフソン博士が報告したデューク電力バック火力発電所近郊のトレーディングフォードーデュークビル地域の脳腫瘍の群発について書いた。それに該当する記事は以下の通りである。

バック火力発電所に隣接するデュークビルで育った近所同士の二人は、それぞれ家族を脳腫瘍で亡くしたころから疑問を持つようになった。ビル・ギランドの母のエドナ・ギランドは一九八八年一月に原発性の脳腫瘍で亡くなった。「母が死んだとき、私たちはこのあたりで同じ病気で死んだ人のことを考えるようになった」とビルは言った。ビルは七人を数え上げた。二人は十年以上も前に死んだ人だったが、他の五人は皆三年以内に死んでいた。この人たちの名はソールズベリー放射線腫瘍センターの所長のソレル・ウォルフソン博士に送られた。ウォルフソン博士はローワン南西部の現存する四つの脳腫瘍の例に関心を持ち、州保健局の環境疫学支部に連絡を取って研究を進めた。この四つの症例は同じ地域のさらに六つの脳腫瘍の情報に結び付いた。これら一〇の症例はすべて照合されている。

この他の症例

チャイナ・グローブとトレーディング・フォードの脳腫瘍の患者の親族から疑問が持ち上がったの

を受けて『ポスト』紙はデューク電力に上記の研究について尋ねた。一方、『ニューヨーク・タイムズ』は科学的証拠が積み上げられていくなかで、多くの人々が不安を抱くだけの理由があることが確信された、と報じたばかりだった。

その「デュークビル」のリストには一九八六年三月、五十歳の誕生日のすぐ後に脳腫瘍で死んだウォルター・クーンの名前もあった。

クーンの姉のマーガレット・クーン・マーフィーは現在ネバダ州ラス・ベガスに住んでいるが、研究を進めるのを正当化する十分な証拠があると信じている。住人がせいぜい三〇〇人しかいないような地域の発電所で働いている人の中にそれほど多くの脳腫瘍患者が出ることは「本当にびっくりします」と彼女は言った。

「なにが原因かはわかりませんが、食物か水かあるいは電磁場か、なにかが関わっているはずです。とにかく患者の数が多すぎると思うんです」。もし脳腫瘍の通常の発生率が二万五〇〇〇人に一人だとしたら、「そしてこれだけ多くの脳腫瘍の患者が出ているのなら、この地域に住む人々が罹っている他の種類のがんのことは考えに入れないとしても、あまりにも大きな数字ですから」。

マーフィー夫人と二人の兄弟は共にデュークビルで育った。彼らの父は八月二十三日に肺がんで亡くなるまでバック火力発電所で働いていた。「私は今実家で、乳がんを患っている母の世話をしています」

彼女の兄のウォルターは高校卒業までデュークビルにいた。陸軍に四年間在籍した後ベルモンドに引っ越し、死ぬまでアレン火力発電所で働いていた。もう一人の兄はマウント・ホーリに住んでいて、デューク電力で働いている。
「私の母は今でもデュークビル通りに住んでいます。変電所から一・六キロほどの所です。ギランド夫人は母の親しい友人でした」とマーフィ夫人は言った。

ウォルフソン博士が報告した原発性脳腫瘍の多発を、ノースカロライナの保健局員が軽視したために、スミス博士も州の疫学研究所の誰もローズ・ポストがソールズベリーの新聞に発表したトレーディングフォードーデュークビル地域の脳腫瘍に関する情報の追跡調査をしようとしなかったのは無理からぬ話だった。それよりも奇妙なのはノースカロライナの他のどの新聞も、テレビやラジオ局もいっさいポスト記者の記事を取り上げなかったことだ。ようやく一九九〇年一月六日、『シャーロットオブザーバー』紙が電磁場がガンや他の疾病の原因となりうるかもしれないという論争についての長い記事を載せた。この記事には一九八九年に国会の技術アセスメントのために整えられた概要から以下のような引用がある。電磁場被曝は「危険ではないと断言することは様々な証拠からもはやできない」「電磁場被曝ががんを誘発する可能性があるとする証拠」もある。『オブザーバー』紙の記事は、ジョンズ・ホプキンズ大学の疫学者、ジュヌビエーブ・マタノスキー博士の最新研究から、ニューヨークの電話会社で働く四五〇〇人の電線接合工（電力線や変電所の近くで働く人々で、電場および磁場に長時間被曝する）は、事務職員に比べ脳腫瘍の発病率が二倍近く、白血病の発病率は七倍に上った、と引用している。ナンシー・ワルトハイマーは一九七九年以降に行なわれた科学的研究の大部分が電磁場被曝と発がんを関連づけていると『オブザーバー』紙に語っている。一方、アラバマ大学の疫学部長で一九八七年の国会の公聴会で電力線は健康障害を起こしてはいないという電力研究所（ＥＰＲＩ）の立場を支持したフィリップ・コール博士は、これらの研究結果には矛盾が多いとし、「私自身の結論を言うなら、ここでは何も変わったことは起こっていない」と付け加えた。またデビッド・サビッツは、電磁場に被曝する時間を減らすように人々に忠告してはどうかという『オブザーバー』紙の提案を断わった。なにもしないでいることが「不合理ではないかもしれない」と博士は『オブザーバー』紙の記者に語った。これは高電流・配電線の近くに住んでいる子どもたちの発がんが通常の二倍近いという調査結果を発表した本人にしては異常なほど楽観的に思える。しかも折しもサビッツ博士は前記と同じ調査から妊娠初期に電気毛布を使った母親から生まれた子どもたちの脳腫瘍発症率は通常の四倍で、しかも白血病になる割合も高いという新たな分析結果を出版するところだったのだが。

いずれにせよノースカロライナ州の環境疫学局自体は半年以上前に報告されたローワン郡の脳腫瘍の群発に関して基本的にはなにもしていなかった。一九八九年八月にＣＤＣの疫学情報官とこの件を相談しようとしたスミス博士の計画は未だ行なわれていなかったのは明らかである。というのも、一九九〇年三月（ウォルフソン博士がローワン郡の南西で原発性の一〇の脳腫瘍を報告した十カ月後、またローズ・ポスト記者がトレーディング・フォードーデュークビル地域の第二の脳腫瘍の群発について記事を書いた八カ月後）、州政府の疫学者のピーター・モリス博士がソールズベリーに行き、二日間かけて初めの一〇例のうち生存している九人の患者や家族に聞き取り調査したからだ。

モリス博士がこの聞き取り調査を行なう十日ほど前、博士はポスト記者に州がすでにローワン郡とその周辺地域の死亡率について調査しており、「この地域全体としては、少なくとも脳腫瘍に関する限りなにも異常なことは起こっていない」と語った。彼は九つの事例について、「これらの人々の間に共通点があるかどうか、あるいは共通する部分があるかどうかを確かめるために」、どのような職業でどこに住んできたかを詳しく調べるつもりであり、たとえば脳腫瘍の犠牲者の多くが、または全員が二十年前に同じ変電所で働いていたとしたら、それは重大なことだと言った。しかし、博士はまた聞き取り調査をしてもなにか決定的なことがわかるとは思わない、というのも群発の研究は一般に思わせぶりな情報を引き出すものだからと述べた。モリス博士はソールズベリー滞在中にトレーディング・フォードやデュークビルには行かなかった。そしてウォルフソン博士が疫学局に送っていた同地域の脳腫瘍のレポートを読み直したかと尋ねられ、それを否定した。

もしモリス博士を初めとする疫学局の医者たちが、トレーディング・フォードやデュークビル地域の住人の間に報告されている脳腫瘍の群発について調べていたら、病気の犠牲者七人の間にまさしく共通点があったことに気づいただろう。つまり、犠牲者は七人ともバック火力発電所で働くか、あるいは従業員が徒歩で職場に行けるようにと会社が発電所の近くに建てた八六軒の家族向け住宅や独身寮からなるデュークビルビレッジに住んでいたからだ。実際デュークビルビレッジは発電所に近いだけでなく、大きな変電所にも隣接していた。この変電所では発電所の発電機で作られた中程度の電圧が二三万ボルトに上げられ、発電所から出ている六つ以上のトランスを通してヒードモントの中心部全域へ電力を供給していた。

バック火力発電所は、一九二五年に死んだジェームズ・ブキャナン（バック）・デュークに因んで名付けられたもので、一九二六年に建設された。当時会社は寝室が四、五あるいは六つある従業員用の家屋を四二軒建てた。この家に住んだ人たちの家賃は無料で、しかも暖房用の石炭も無料で支給された。一九四二年にさらに二二軒が建てられた。当時は戦時の折からデューク電力にかつてないほどの電力需要があり、戦争直後の一九四五年にもさらに二二軒が建てられた。一九五五年になると同社は社員が一部屋当たり一〇〇～一五〇ドルで自分の家がもてるようにとデュークビルの不動産を売却し、四〇〇メートルほど離れた丘の上のデュークビル通りをはさんだ両側の土地を一区画当たり三〇〇ドルで売り出した。そして三〇軒ほどが発電所とトレーディング・フォードのほぼ中間に位置する、川辺の給電所跡の丘の上に移転した。他の家も近隣の他の場所へと移転した。

現在では、かつてデュークビルビレッジのあった場所にはバック火力発電所を除いてはほとんどなにも残っていない。この発電所は一九五〇年代と六〇年代に一部が閉鎖されたが、現在、再開に向け修復が進められている。ビレッジに住んでいたり発電所で働いていた（あるいは、住んで働いていた）三〇〇人ほどの人の健康状態についていえば、控えめに言っても不運だったとしか言えないだろう。脳腫瘍で死んだ七人に加え、発電所あるいは発電所から延びる高圧送電線の近くにたまたま住んでいたにすぎない四人が、やはり同じ病気で死んだ。さらに、デュークビル通りに住んでいる人々の予備調査によると、デュークビルビレッジに住んだことがあるか、バック火力発電所で働いたことがある人のうち少なくとも八人が白血病、リンパ腫その他のがんで亡くなっている（この中にはまったく煙草を吸わないのに肺がんで死んだ人も含まれる）。このがんの群発を統計的な変動による偶然事象とすることで、ノースカロライナ州当局は（エール大学付属ニューヘブン病院の医者たちの前に何年間も立ち塞がったあのメドー通りの危機のような）、稀に見る危機が目前に迫っていることを見逃してしまった。デュークビルとメドー通りの住人が同じように住宅付近の変電所から強力な電磁波被曝を受けていたという共通点を考えると、ジャック・ウォルストンがメドー通り四八番地に住んでいたころ、一週間に一ダースもの電球を取り替えなければならなかったと言っていたように、デュークビルの旧住人の一人が最近になって「あそこにいたころは年がら年中電球を取り替えなければならなかった」と当時を思い起こして語ってくれたのは、注目に値する。

環境疫学局の役人は、その後七例の脳腫瘍を「我々が行なった一九八〇年から一九八九年までのローワン郡における脳腫瘍の研究の症例に含めるかどうかを決めるために」検討した結果、「七例のうちの二例は転移した脳腫瘍、すなわち初めは体の他の部位に発生しその後脳に広がったものである」ことを明らかにした。残りのうちの四例について、二例は一九七九年以前に診断が下され、一例は未確定のままの診断が一九七九年以前になされている。また犠牲者の一人は診断が下りた時点でローワン郡に住んでいなかったという理由で調査対象からはずしたことを明らかにした。

「ローワン郡の脳腫瘍調査」と題された調査の最終報告書でノースカロライナ保健局は、ローワン郡には一九八〇年から一九八九年の間に周囲の五つの郡と比較してとくに目立って多くの悪性腫瘍が発生したことは認められないと結論づけた。一九九〇年十月二十五日のローワン郡保健局での記者会見で、モリス博士は『ソールズベリーポスト』紙に、トレーディング・フォードーデュークビル地域の十年間の脳腫瘍は「別個の脳腫瘍の群発とみなされて研究されなかった」と語った。

ノースカロライナ州保健局の根本的な考え方は誤っていた。保健局はトレーディング・フォードとデュークビルにおける脳腫瘍の状況の全容を捕えそこなかったばかりか、より大がかりなローワン郡の調査の中で実際に取り組んだ部分さえも隠してしまったのだった。保健局の調査がいかに不備なものであるかを理解するために、一九二六年に建設された発電所が一九五〇年代と六〇年代に部分的に閉鎖され、一九二六年から四五年の間に建設されたデュークビルの八六戸の家が一九五五年によそに移転されたことを覚えておかなければならない。このように、ノースカロライナ保健局が調査対象に加えたトレーディング・フォードとデュークビルの住人間の原発性脳腫瘍の中の一例と、対象外にしてしまった四例の脳腫瘍に加え、そのほかにも一九三〇、四〇および五〇年代に発電所で働いていたり、当該地域に住んでいたために、発電所、変電所、高圧送電線からの電場および磁場被曝を受けた人々が一九七九年以前にがんに罹り亡くなっていたということも大いにありうる。一九七九年以前に診断されたトレーディング・フォードとデュークビルの住人の脳腫瘍を調査対象外にするという決定を下したノースカロライナ保健局は、デューク電力の発電所で働いたりその近くに住んでいたことのある人たちの健康調査を行なわないことにした。この決定は一定の人口の中の白髪の人を調査するときに、十年以上前から白髪だった人を調査対象から除外するようなもので疫学的な意味をなさないものだった。

第4章　控えめな演奏

一九八九年四月、ウォルフソン博士の元に脳腫瘍の患者が最初に照会された数週間前のことだった。カリフォルニア州サンタ・バーバラに近い、人口九〇〇〇人ほどの高級住宅地域であるモンテシトのサンタ・ローザ通り近くの住人が、サンタ・バーバラ郡保健福祉局に同地区の子どもと若者に白血病とリンパ腫瘍が多発していると通報してきた。郡の予防医療サービス責任者のアラン・ショービル博士がサクラメントにあるカリフォルニア州保健省サービスにこの照合を求めたところ、これは確実なものとなった。一九八一年から一九八八年の間にモンテシトの十八歳以下の子どもの六人が白血病あるいはリンパ腫と診断されていた。この中にはその年の初めに白血病で亡くなった三歳の子も含まれている。州の保健省サービスによるとこの数字はモンテシト程度の人口の町で通常八年間に発症する白血病とリンパ腫の約五倍になるという。またこのようなことが同程度の規模のコミュニティで偶然に起こる確率は一〇〇〇分の二だそうである。この照合を受けてショービル博士は保健局環境疫学・毒物学課にこの多発の調査協力を求めた。そして発病した子どもたちの両親へのインタビュー、土壌サンプルの採取、飲料水のテストなどから農薬やその他の化学薬品による地域の汚染状況を見て、過去の記録を検証したり、地域の小学校の電磁場測定などを含む環境調査が計画された。小学校の電磁場測定はサン・イシドロ通りとサンタ・ローザ通りの交差点近くにあるモンテシト・ユニオンスクールの校長ブロンテ・レイノルズが州の調査官に、保護者から電磁場に対する不安が上がっていると訴えて実現した。というのも南カリフォルニア・エディソン電力の変電所が学校の附属幼稚園運動場のすぐ隣に位置し、送電線が学校の敷地を横切っていたのだ。

州の調査官が白血病とリンパ腫に罹った子どもたちの親のインタビューを予定していた直前の八月第一週、『サンタ・バーバラ・ニュースプレス』は病気の多発を伝える専属記者メリンダ・バーンズの記事を載せた。バーンズは罹患者のうちの三人はサンタ・ローザ通り沿いかその近くで「お互いの家が見えるほど近くに住んでいる」。また子どもたちの四人は児童数四〇〇人ほどの地域の小学校モンテシト・ユニオンスクールに通っていたと報じた。その後モンテシト・ユニオンスクールに通っていた子どもは五人いたことが間もなく分かった。そのうちの二人は白血病に罹り、三人がリンパ腫に罹っていた。バーンズは進行中の調査について何人もの人に取材している。その中にはショービル博士も含まれているが、曖昧な態度を示したことが次の言葉からも伺える。「我々はこの調査をできるだけ目立たないように実施しています」と博士は語っている。「ここは狭く小さなコミュニティなので、地域住民と密接な関係を保っています」。博士はこうも言った。「思ったより多くの偶然の一致ってあるものですよ」。

そして「住民が不安に思ってもちっとも不思議ではありませんがね」とも付け加えている。

全米がん協会のローレンス・ガーファンクル博士が状況評価を行なったが、疾病管理センター（CDC）の調査員がローズ・ポスト記者に報告したのとまったく代り映えしない内容だった。「この地域にがんが多発している原因を突き止めるのは大変難しいことです。これが偶然の産物だというのが、疫学者たちがたどり着いた結論です」と博士は言った。カリフォルニア州保健福祉局の毒物学者、ロバート・シュラグ氏はもっと悲観的だった。「がんが多発している原因をはっきりつきとめたくても無理な話でしょう」と氏は語っている。シュラグ氏はバーンズ記者にしかるべき環境要因を排除すれば、調査員はモンテシト住人に「ここには環境上の問題のある場所はないので、住人が町から出て行く必要はありません」と言って安心させることぐらいはできると語った。彼は続けて、しかし彼らの子どもたちの間でがんが多発しているのは、「現世の悲しい事実の一つ」であり、このようながんの発生は「今後も続くでしょう」と言った。変電所と電力線から放射される電磁場に関して、シュラグ氏は電磁場のような種類の放射線についてはほとんど何も解明されていないので、州は現在もなおこれを測定する適切な機器を模索している段階だと言った。

九月二十四日、日曜日（週末は平日に比べて電力消費量が常に少なく、高電流・配電線から放射される磁場も結果的に減少する）環境疫学および毒物学課で、電磁場の測定経験のない係員がモンテシト・ユニオンスクールに隣接する変電所及び高架の六万六〇〇〇ボルトの高電流・配電線、それに変電所から出て学校の一五から一八メートル前方を通る地中に埋められた三本の高電流・配電線付近の数多くの地点で、借り物の器材で磁場測定を行なった（おかしなことに学校の中での測定は行なわれなかった）。しかし、日曜日でも変電所の向かい側の電力線の下では一二ミリガウスが記録され、幼稚園の中庭で行なわれた四カ所の測定場所の一つでは二ミリガウス近くのレベルが記録された。これは三件の個別の疫学研究の中で、子どもの発がん率が二倍になるとされたレベルに近いレベルだった。

州の調査員のレポートは、十二月に草案として発行された。「モンテシトの白血病およびリンパ腫瘍多発に関する調査」というタイトルで、これらの測定を努めて平静に解釈した。「電場および磁場を浴びるのは電力消費社会に生きる必然的な結果である」とこの報告書は述べている。「地球にはおよそ五〇〇ミリガウスの直流（DC）磁場がある。そして電力線や電気機器は、発生源から遠ざかるにつれて弱まる、さまざまな強さの交流電磁場（ACEMF）を発している」。このような言い方で報告書論者は人間の進化が地球の安定した直流磁場の上で起こってきたと言い繕っただけで、人間の作り出した六〇ヘルツの交流磁場が、その通り道にある磁気を帯びたものを、すべて人間の脳や身体の細胞を含め一秒間に六〇回前後に振動させるという事実は無視した。報告書はさらに続けて「我々は、周囲のあらゆるものから家庭電化製品や職業上の必然で程度の様々な電磁場に晒されている」として電力研究所（EPRI）が作成した多様な被曝源の一覧図表を掲載した。

EPRIの図表では家電製品の回りの磁場は電力線用地の端部よりもはるかに強いことを示していた。しかしこの報告書が見逃しているのはこのような家電製品の磁場はほとんどすべて製品から一〇センチも離れるだけで急激に弱くなり、人はヘアードライアーやトースター、掃除機などのそれほど近くで一日八時間も過ごすことはないので、高電流の配電線から一メートル内外の距離にある幼稚園に通っている子どもたちのような長時間の慢性的な被曝の影響を受けることはないという点である（注目すべき例外は電気毛布と電気式加温のウォーターベッドである)。
以下のような記述のページもあった。

南カリフォルニア・エディソン変電所と学校の周りの電線は、モンテシト・ユニオンスクールの強いて言えば独特の特徴だ。電磁場が州内外の他所に比べて強いのは変電所に帰因するのか、この問題をとりあげるように校長と保健局に呼びかけた地域住民に配慮して学校のグランドで測定が行なわれた。測定の結果は他の研究で行なわれた測定と同じ様なレベルに終始した。このことは学校周囲の電磁場環境は近くに変電所があるにもかかわらず、国内の他の場所と変わらないことを示唆している。

変電所とそこから出ている高電流の配電線(電気関係のエンジニアには電線は目的地の配電場所までのすべての電流を運んでいるために強力な交流磁場の源であるとしてよく知られている)が電磁場環境に影響を与えないとする考えを発表した州の報告書の論者はさらに、調査によって「がんを誘発したかもしれない要因は何も発見されなかった」と断定した。そしてカリフォルニア腫瘍登録簿を活用して今後も「モンテシト地区のがん患者の調査を続け、この地区のがん発生の傾向について毎年報告することが望ましい」と結論づけた。

十二月十四日、学校の講堂で一〇〇人以上のモンテシト地区の住人に州の報告書の内容が紹介された日に、地域新聞の『週刊モンテシト・ライフ』紙が一面にローリー・コーチ・スローワー記者の「モンテシト地区のがん多発、調査団の解明ならず」という見出しではじまる記事だった。ショービル博士はスローワー記者にテストの結果モンテシトの水は「実にきれい」であり、学校のグランドにあるトランスの数字も過剰な放射線（電磁波）は放出されていないことを示していると語った。環境疫学・毒物学課の疫学者、リチャード・クルーツァーはスローワーに「調査からがん多発を説明できるものは何も出てこなかった。あらゆる原因が絡み合っていることもある」と語った。その可能性の中に、臨床研究ですでに解明されている事項だが、人間のTリンパ球ががん細胞の抵抗力を失う六〇ヘルツの磁場からの慢性的な被曝で免疫組織が抑制され、モンテシト・ユニオンスクールに通う子どもたちのがんを促進したという説もあった。

モンテシトの住人の多くは州の報告書に答えが載っていなかったことで当惑した。カリフォルニア州当局が行なった学校近くでの磁場の測定方法そのものに落胆する人もあった。というのも数人の親が自分たちでガウスメーターを購入し、平日、子どもたちが学校にいる時間帯に磁場の測定を行なったところ、案の定と言うべきか、そのときの数字が週末に調査員が測ったときのものよりもはるかに高かったのだ。この不一致を見て、学校長のブロンテ・レイノルズはもっと多くのことが判るまで自分は電力線を遮蔽するのに賛成するといった（残念だが、これは意味をなさないだろう。電力線からの磁場を遮蔽するのはほとんど不可能だから）。州の調査官は以後も住民の不安に耳を傾け、最終報告書には追記事項を載せると言う対応に留まった。

一九九〇年の一月から二月にかけてスローワー記者は『週刊モンテシト・ライフ』紙にこの件を細部に渡って掲載し続けた。一月十八日には、モンテシトの住人と学校の代表者が郡と州の保健局による調査に満足しておらず、学校近くの電力線からの磁場の再測定を当局および南カリフォルニア・エディソン電力との間で実施することに合意したと報じた。南カリフォルニア・エディソン電力の地区担当者のジョン・ブリトンは会社としてはこの再調査に全面的に協力すると語った。同時に、新設学校は一〇万ボルト以上の電力線から少なくとも六〇メートル以上離れて建設されなければならないと定めている州の法律は、一〇万ボルト以下の電力線には当てはまらないことも指摘した。しかしブリトンはモンテシト・ユニオンスクールから一二メートル以内を通っているような六万六〇〇〇ボルトの配電線が、その距離では七五メートル離れたところにある高圧送電線よりも強い磁場を放射している、ということには触れなかった。

二月八日（白血病で死んだ、モンテシト・ユニオンスクールに通っていた十八歳の子どもの葬儀が行なわれた日）『モンテシト・ライフ』紙は一面にスローワー記者の「モンテシトのがん、七人目の子どもを襲う」という見出しの記事を載せた。この新しい患者はそれより数週間前にモンテシト・ユニオンスクールから一ブロック半しか離れていないハワードスクールに通っていた十五歳の少女が診断されたのと同じ非ホジキンリンパ腫だった。ハワードスクールはモンテシト・ユニオンスクールの前を通っているのと同様の六万六〇〇〇ボルトの高電流の配電線から一メートルのところにある。にもかかわらず、郡の保健局はこの患者と最初の六人のがんの症例にはいかなる共通点も見い出せなかったので、現在行なっているがんの群発調査にこの患者の症例は含めないとスローワーに語った。ショービル博士は別の見解を示した。「症例が多すぎるのはわかっているんですがね。いまだに病気の原因が判っていないとすれば六人が七人になったところで事態に変わりはないのです」。博士は続けて、電磁・放射線の健康に与える影響に関してはほとんどなにも解明されていないので、モンテシト・ユニオンスクールの配電線磁場の再測定結果が出ても、博士もスタッフもそれをどう扱ったらいいのか分からないだろうと言った。「たとえ発がんした子どもたちが全員おなじレベルの電磁場の影響を受けていたことが分かっても、だからこれが原因だとは断定できないのです」。ショービル博士は続けて、この七番目の症例は、航空旅行者に照射されている宇宙線が原因となって「空路移動が要因になりうる」ということになるかもしれないとスローワー記者に語った。

三月一日、ショービル博士は『ニュースプレス』紙のメリンダ・バーンズ記者にモンテシト・ユニオンスクール近くの変電所は、現在進行中のがん多発の調査とは「まったく無関係だ」と言った（高電流の配電線から放射される磁場は変電所から至近距離にある電線のポイントでとくに強いということを博士が気が付かなかったのは明らかだ）。翌日、南カリフォルニア・エディソン電力の研究者で、学校での磁場の測定を監視していたジャック・サールはショービル博士の説を繰り返した。「モンテシト・ユニオンスクールは電磁場に関する限り普通の学校と何ら変わりません」と彼は言った。「この電磁場はモンテシト・ユニオンスクールが電気を使い出したときからずっと存在しているのです。電磁場はがんと関係ないと自信をもって言えます」。磁場にはまったく危険がないとは言えないと譲歩した上で、サールは今までに行なわれた研究の結果を確実なものとするためには、さらに多くの研究が必要だと言った。たぶん最も興味深い暴露話をしたのはショービルだろう。彼はモンテシト・ユニオンスクールの生徒の一人が（一年生だったということが後に判明）精巣がんにかかっていることが分かったが、調査対象には入れられなかったとバーンズに言った。それまでに確認されていたがんの症例には精巣がんが含まれていなかったからというのだ。この理屈は高電流・配電線のそばに住んでいる子どもたちの間で、身体のあらゆる部位のがんによる死亡率が非常に高くなるというワルトハイマーとサビッツ両博士の研究結果と照らし合わせて見るとき、まやかしに聞こえる。そして全米がん学会（SEER）の疫学調査と結果のデータに表われている七、八歳の子どもが精巣がんにかかる確率は一年間に一〇万人中でほとんどゼロだということを考えるといっそう恣意的だといえる。いずれにしろ、十五歳以下の子どもでは毎年一万人に一人ががんに罹っている実情では、どのようながんであれ、子どもががんにかかること自体が珍しいことなのに、児童数四〇〇人の学校で八年間に六人のがん患者が出るとは、控えめに言っても憂慮すべきことだ。危険に曝されている子どもの数を延べ換算すると四〇〇人掛ける八、つまり合計三二〇〇人ということになる。三二〇〇人の中から六人のがん患者が出るというのは、毎年一万人あたり一八・七五例という計算になる。全米がん学会（SEER）のデータによる五歳から九歳までの白人男子、女子が身体のどこに発生しようとがんにかかる確率は一年間に子ども一〇万人当たり一一・九人だったことが、一九八三年から一九八九年までサンフランシスコとオークランド地域（SEERのデータを採ったサンタバーバラ郡に最も近い大都市圏）の調査でわかった。これでわかるように、問題となっている八年間のモンテシト・ユニオンスクールのがん発生率——子ども一万人当たり一八・七五人——は予想される発生率の一五倍以上だった。

三月二日の『ニュースプレス』紙の記事でパメラ・ハーパー専属記者は、学校近くの変電所と高電流・配電線が危険な磁場を作っているかもしれないというニュースに多くの親が不安になり、生徒が大挙して私立学校へ転校してしまう事態も懸念されていると報じた。ハーパーは続けて、モンテシトはサンタ・バーバラ郡でも多くの最高級住宅を擁する土地であり、子どもの親たちや近隣の住人がひそかに心配するのは、『群発がん』が公表されることで土地の価格が大幅に下落するのではないかということもある」と報じた。バーバラ・クートニックという不動産業者で二人の子どもをモンテシト・ユニオンスクールに通わせている女性が、最近先見の明のある買い手は、条件付捺印証書（訳注・エスクロー＝第三者に預け、一定条件が成就した場合に証書としての効力を生じる証書のこと）から何軒かをはずしていること、その原因ががんの不安であった可能性があることをハーパーに話した。

今では、モンテシト教育委員会が表現したようにモンテシトのかなりの住人が「この件に蓋をしておきたい」と思っており、そういう人達はコミュニティに悪影響を与えるかもしれないがん多発の情報を公にしたメディアを非難した。三月八日『モンテシト・ライフ』紙はこの問題に真正面から取り組んだ社説を載せた。この社説は次のように始まっている。

「報道すべきか否か、それが問題だ。小さなコミュニティではありがちな事だが、編集者は公共の福祉に悪影響を与えると受け取られかねない問題を報道したことで非難される場合が往々にしてある。

先日行なわれたモンテシト・ユニオンスクールの保護者集会で、電力送電線から放出される電磁気放射線レベルとモンテシト・ユニオンスクールの学校区でがんが多発していることの因果関係を匂わす報道は無責任ではないかという声が、参加者から上がった。パニックを起こす可能性が理由の一つとして挙げられた。明言はされないものの、個人間では、この種のニュースが土地価格を下落させるという暗黙の了解があった。この考え方は集会に集まった大多数の意見を代弁しているものではない。しかしこういったことは極めてありがちなことだ。ジャーナリストたるものは、なぜ人の知る権利を執拗に追い求めるのかを今一度考えるべきである」

社説は「モンテシトの住人が電力線からの電磁場の影響に関するマイナスイメージの情報に対してどのような行動をとるか不明だし、今のところそのような事態は起こっていないが、たとえシェークスピアのヘンリー四世の中の『歓迎されない知らせを最初にもたらした者は、職を失うしかない』という台詞を忘れたいとしても、信頼できる情報源からの情報を伝えるための道筋を提供するのが我々の仕事である」と明言することで締めくくっていた。

それから間もなく、三月六日に学校の講堂に集まった一〇〇人の父母が磁場の最新の測定結果を見た後で、ブロンテ・レイノルズ校長は、父母による対策調査委員会とともに生徒たちの被曝を制限する「早急な暫定対策」を、学校委員会に要求すると言った。レイノルズは、具体策としては、学校の一部をロープで立入禁止にしたり、クラスの席順を変えたり、近くの電力線のルート変更を要求することも含めると言った。集会を呼びかけた臨時父母協議会の広報担当チャールズ・チャペルは南カリフォルニア・エディソン電力によると電線を埋設することで磁場を相殺させることも、問題解決の一つの手段になりうるとし、「自分たちの子どもが何かの実験のモルモットにされるのはごめんだ。今こそ必ず何かをやってもらいたい。何をしてほしいのか自分でもよくわからないが、何かしてほしい」とスローワーに言った。『ニュース・プレス』紙に載ったこの父母集会の記事によると、近くの通りの高電流・配電線下で磁場測定をする計画が当局にあるかどうかを尋ねたモンテシトの住人は、ショービル博士にそんな計画はないと、にべもなく言われたという。「現在のところ電磁場はがんの原因とは考えられていないからだ」。ショービル博士はこの点でモンテシトの物理学者、ジョージ・フィッシャー博士の支持を受けていた。フィッシャー博士は学校には心配する点はなにもない。どこの実験室でも磁場で被曝させた動物からがんが発生したという例はないと言うのだ。「まるでトースターや電気毛布、コンピュータやテレビをロープで規制しろというのと同じだ」とフィッシャー博士は言った。「少々ヒステリー現象が過ぎている」。博士はどうみてもサビッツの研究結果に疎く、小児がん研究やその他の研究が電気毛布の使用と流産の関係を示したことを受けて前年十一月に『消費者レポート』が子どもや妊婦は電気毛布を使わないようにと警告したことも知らないようだ。

三月十五日にモンテシト教育委員会との会議の席上で父母による対策調査委員会は、幼稚園の運動場の北側にある金属性のサイクロン防止フェンスが先の電磁場測定に影響したかどうか、そしてもしそうであれば、このフェンスを木製のものと交換することを議決するよう提案した。対策委員会はまた幼稚園の運動場で磁場が二ミリガウス以上だった所は封鎖すること、また六万六〇〇〇ボルトの配電線の下のテラスにあるベンチや遊具を離れた場所に移動すること、学校の駐車場内にある高圧のトランスに近い教室の南西の角から机を移動すること、校舎外の非常通路にある高圧のトランスと高圧回路遮断器パネルの周り三メートルの所に、「立ち入り禁止」ゾーンを表わすストライプをペンキで引くことを提案した。この会議の席上で、父母対策調査委員会はその月の初旬にエネルテックというベイエリアの電力コンサルティング会社が行なった電磁場の第一回測定結果を発表した。この測定は南カリフォルニア・エディソン電力が費用を支払った。測定の結果、幼稚園の中庭とフェンス沿いでは四ないし六ミリガウス、配電線の下のベンチではほぼ七ミリガウス、校舎の南西にある教室の隅ではほぼ一七ミリガウス、駐車場のトランスの横では六〇〇から一〇〇〇ミリガウスのレベルだった。これらの数字は言うまでもなく九月の日曜日にカリフォルニア州保健局疫学・毒物学課の係官が測定したときの数値よりもはるかに大きかった。

その晩学校で開かれた、五〇人ほどの父母が参加した会議で、学校委員会は満場一致で対策調査委員会の提案を受け入れる議決をした。「私にとっては、これらの対策は自動車のシートベルトを締めるようなものです」と委員の一人は言った。フィッシャー博士は「いったいなにが危険なんだ」と子どもたちを同校に通わせている一二人の医者を代表して質問した。メリンダ・バーンズが書いた記事によると会議中フィッシャーは学校委員会に対して、素人の意見を基にして決議する権利などないと文句を言い、電磁場被曝による健康被害に関する研究は矛盾が多く、危険の程度は大きくないのだから、学校側の対応はお門違いであると付け加えた。「潜在的ながん危険地帯として校庭の一部を隔離したりすれば、重大な心理的傷を子どもたちに負わせることになるでしょう」と博士は言った。サンタ・バーバラに住む血液学者のアブラハム・ポトルスキー博士は次のように反論した。「潜在的危機を回避するためにこれら最低の対策すら取らないのは馬鹿げたことだ」。

五月の最終週にカリフォルニア州保健局は二度目の報告書の草案を発表した。この中で当局は再度モンテシト・ユニオンスクールの状況をできる限り都合よく解釈しようとした。報告書の著者はモンテシト・ユニオンスクールの電磁場のレベルは「学校のほぼ全域で異常に高いわけではなく」このために健康被害が起こっている証拠もないと明言した。また学校の北側の電力線に沿った場所、そこは幼稚園の中庭に沿った小道に埋められている配電線からの磁場も含まれることがわかったところだったが、そこの電磁場のレベルは五から三〇ミリガウスでこれは「テレビやラジオのような一般的な家庭電化製品の近くでの被曝量と同じ程度だ」とした。しかしこのたとえはモンテシト・ユニオンスクールの状況とほとんど関連をなさない。というのも、テレビやラジオから五ミリガウスの電磁場を受けるのは一〇センチ以内の所に座っている時だけだし、三〇ミリガウスに至ってはテレビやラジオの特定位置に顔をべったりくっつけてでもいない限り受けることはないという簡単な理由からだ。

六月一日に、保健局の役人がモンテシト教育委員会と父母対策調査委員会のメンバーと州の報告書について議論するため会議を開いた。この会議の席上チャールズ・チャペルは家電製品からの距離は個人が決められるが、学校に通うことは不本意な長時間の被曝になってしまうことを指摘した。保健局特別疫学研究プログラムの責任者レイモンド・リチャード・ニュートラ博士は同校で測定されたレベルが健康に害を与えると断言できるほど、電磁場被曝の影響に関しては明らかにされていないと言った。ニュートラ博士によると、そのような判定を下すのに必要なデータを集めるにはさらに二年間かかるだろうということだった。南カリフォルニア・エディソン電力は、健康被害の決定的な証拠がない以上、幼稚園の中庭近くに埋められた電線を掘り出して、それを遠くに移設するのに必要な六万ドルの費用を負担することはできないと伝えてきた。六月二十日、モンテシト教育委員会のメンバーは同じ論法で電線の地下移設にも六万六〇〇〇ボルトの配電線の移設にも予算は出せないとした。教育委員会は電磁場被曝の生物学的影響については、恒久的な対策を施すだけの正当な理由は何も見つかっていないと断言した。その日から六日前の記事で、『ニュースプレス』は一九八九年七月以来ショービル博士が知っていて、十二月からは保健局の役人も知っていたこと、それは一九五〇年代の後半にモンテシト・ユニオンスクールに通っていた四人の生徒が白血病にかかったという事実を報じていたのだが。

一九九〇年十二月に発行されたモンテシト・ユニオンスクールのがん多発に関する最終報告でニュー

トラ博士と保健局スタッフは一九六〇年代と一九七〇年代に、同校でがんが異常に多発したことを示すものはなにもなく、電力線からの磁場の強さが急激に強くなって、一九八〇年代にがんを多発させたという明白な証拠もなかったとした。しかし彼等は一九六〇年代と一九七〇年代にモンテシト・ユニオンスクールに通っていた生徒たちの病歴を調べたこともなく、南カリフォルニア・エディソン電力に対して電力線からの磁場の強さが近年、急に強くなったかどうかを知ることのできる電流記録の提出を求めもしなかった。一九五〇年代の後半にモンテシト・ユニオンスクールに通っていた四人の生徒たちの白血病については、州当局は「信頼に足る評価」を下すだけの十分なデータを持っていないと言った。脳腫瘍と電力周波数による磁場の被曝との間に何らかの関係があることを突きとめた幾つかの疫学研究が知れ渡ると、当局はモンテシトの住人に脳腫瘍が過剰に発生していることはないとした。彼等は夏の間だけ幼稚園（学校の中で送電線に最も近い所）で数年過ごした経験を持つ教員助手が脳腫瘍にかかったことには一言も触れなかった。さらに、報告書にはがんにかかった子どもたちの内三人は近所同士でお互いの家が見えるほどだったとあるにもかかわらず、当局はその子たちが高電流または高電圧の電線の近くに住んでいなかったかどうかを調べようとはしなかった。報告書の結論部分でニュートラとスタッフは、電力線による磁場が健康に重大な危険をもたらすか否かが「不確か」であるため、どの程度の被曝なら安全かという基準は作らなかったと述べた。その代わりにモンテシト教育委員会とモンテシト・ユニオンスクールの保護者たちは、この報告書にある情報が「そのような特殊な状況下で適用されうる回避基準を作りたいかどうか決定する際に」参考になるだろうと述べた。

第5章　強まる証拠

そうこうしている間にも、カリフォルニア州のそして全米のいたるところで通学児童が、近くの電力線から潜在的な危険をはらむ磁場に被曝していた。不幸なことに、そのような学校は多数あった。その背景には、電力会社が所有地を学校その他の公共施設建設用地として市や町に安く売り、それと引き替えに新たな電力線や変電所のための地役権を獲得しやすくしてもらったことや、また美的観点でも、電力線近くの土地は人気がないことから、土地が安価に手に入れられることがある。二番目の理由のためにファウンテン・バレー（ロサンゼルスから約五〇キロ南にあるオレンジ郡の人口五万五〇〇〇人の町）とハンティントンビーチ（人口一七万人、ファウンテン・バレーのすぐ西）の一部分を含むファウンテン・バレー学校区の五つもの小学校が、二本の二二万ボルトの送電線と、高電流・配電線の地役権の付いた土地のすぐ隣に建てられていた。これらの電線はハンティントンビーチにある南カリフォルニア電力の発電所からオレンジ郡に電力を運んでいる。モンテシト・ユニオンスクールの場合のように高電流・配電線は学校脇の地中に埋められることが多く、またトランスは一目瞭然に教室の近くに設置されている。その結果、大人の発がんと関連づけられている磁場の強さよりもはるかに強い磁場がこれらの学校のすぐ近くで測定されている。その中にはサミュエル・E・タルバート中学校の男子教室の入り口で二五ミリガウス、ロックカレッジ小学校付属幼稚園の運動場で一五ミリガウス、ハリー・C・フルトン中学校の屋外にあるランチテーブル近くで約一〇ミリガウス、そしてタムラ小学校付属幼稚園の運動場で五ミリガウス等のレベルのものがあった。一九九〇年の春にこの状況が明るみに出るとファウンテン・バレー学校区長は、磁場が危険という証拠は不確かすぎて、すぐになんらかの対策をとることはできないと言った。面白いことに、一月に学校区の係官たちは開発業者とともにジェームズ・O・ハーパー小学校があった土地に、少なくとも六〇軒の家の建設を目指す何百万ドルもの共同事業に乗り出していたが、そこは問題の電力線用地がすぐ脇を通っている学校の一つだったことから五年前に廃校になったところだった。

当たり前のように、ファウンテンバレーには、きわめて深刻な磁場の危険がそこかしこにある。二〇ミリガウスという異常に高いレベルが、二二万ボルトの送電線の真下の送電線用地に作られた公共の遊園地で測定された。一五ミリガウスのレベルが、送電線の北側にある高電流・配電線に沿って建てられた家の近くで測定された。またこれと同レベルが別の高電流・配電線が横断している近隣のあちこちで測定された。電力線用地近くの学校に通学する児童、電力線用地の近くに住む子ども、あるいは高電圧または高電流電線のすぐ近くに住む子どもの健康調査に関する研究は一つも行なわれていないので、危険の程度を見積もることはできない。しかし、予備調査で心配点がいくつか浮かび上がってきた。フルトン校の生徒で以前は高圧線の近くに住んでカレージ校に通っていた十一歳の少女が卵巣がんにかかり、何度か手術を受けていた。子宮切除手術および化学療法も行なわれていた。カレージ校の真向かいで、高電流配電線用地のすぐ近くの家に住んでいた二歳の少女が白血病で死んでいた。マグノリア通り（町の目抜き通り）の高電流・配電線に近い家に住んでいた五歳の少年が目のがんに罹り、片目を失っていた。

さらに南で、サンディエゴから北に二四キロほどの太平洋岸にある人口三万人の富裕な町、ラ・ホヤの八歳になる少女は頭部に前がん性の病変があり、この少女の親が不安を訴えたことで、少女の通っていた生徒数四七〇人のバードロック小学校でサンディエゴ・ガス・電力会社による測定が行なわれた。この学校はラ・ホヤ・ヘルモサ通りに沿って通っている二本の高電流配電線から一メートルにも満たない所にあった。学校の講堂で五ミリガウス以上、幼稚園のジャングルジム付近でほぼ四ミリガウスのレベルが測定されたにもかかわらず（この両方が学校の中でも電力線に最も近い側にあった）、会社は父母に向かって、測定結果は「極めて低い」もので地域のどこででも見られる程度であり、まったく危険はないと自信たっぷりに述べた。一九九〇年の四月、物理学者でエンジニアのステラン・カニュースは、子どもも二人がバードロック小学校に通っている親だが、スウェーデン製の当時最高水準のガウスメーターを使って学校で測定を行なった。カニュースにはサンディエゴ統合学校区の安全対策責任者のダグラス・アダムスが同行した。カニュースはサンディエゴ・ガス・電力会社の測定を裏付けたばかりでなく、学校の狭いコンピュータ室のカラーモニターを使う子どもたちのちょうど眼の高さの磁場が八ミリガウスのレベルだということを発見した（カラーモニターの多くは画面から三〇センチの距離で四ミリガウス以上、側面からだと同じ距離で一五ミリガウス以上のレベルを周期的に放出しているという研究がある)。

五月初め、カニュースは再びアダムスと共にブルックリン小学校で磁場を測定し、教室によって、六から一八ミリガウスに達する測定結果を得た。ブルックリン小学校はサンディエゴのゴールデンヒル地区にあり、ファーン通りを通っている高電流・配電線から一メートルほどの所にある。カニュースは五月十七日に学校区にあてた手紙で、電磁場のレベルが二から四ミリガウスレベルの教室の使用制限、六ミリガウス以上のレベルの教室の早急な閉鎖、学校に通っている子どもたちの健康状態と病歴についての徹底的な分析を求めた。

サンディエゴ統合学校区は、ブルックリン小学校に通っている子どもたちが、小児がんの発生と関連づけられているレベルの九倍もの強さの電磁場を被曝しているのになんら手だてを講じないで、サンディエゴ・ガス・電力会社と共同戦線を張り、以後二年間対策の遅れと拒否と混乱の途についた。六月六日にサンディエゴ・ガス・電力会社環境健康管理担当のジョン・ドージーは、学校区に新設された電場および磁場対策委員会のメンバーに対して、電力線の健康被害に関する従来の研究は主として仮説に基づいていて、事実に基づくものではないと言った。同じ日に学校当局の間に回覧された文書を通じて、アダムスは磁場被曝の安全レベルは科学的に未確立で、カニュースが行なった二校の測定数値は「決定的なものではなく、単に情報を提供しているに過ぎない」とした。また学校区としては、「立証されていないあいまいな問題に対するヒステリーや過剰反応を防止する」責任があるとした。

一九九一年一月三十一日に開かれた会議で、アダムスは再び電力線による磁場被曝の安全基準を決定できるような科学的証拠は十分には検討されていないと述べた。基準が決まるまでは、ブルックリン小学校に通っている子どもたちがどんなレベルの磁場に晒されても無事でいられるとアダムスは信じて疑わなかったのだろう。ドージーは対策委員会の会合に定期的に出席していたが、フロリダ州では高圧電力線用地の端の磁場が二五〇ミリガウスまでは認めていると委員会で発言している。

一九九二年の一月十七日に開かれた対策委員会で、アダムスは科学的に安全な被曝レベルを決める試みは一年前からほとんど進んでいないと言った。彼は続けてファーン通りの高電流・配電線を地中に埋めることは、莫大な費用がかかるだけでなく、磁場の放出を減少させる効果もないと言った（実際は、一九八九年に発行されたニューヨークのエンパイアー・ステート・電気エネルギー研究所の報告で簡単に確かめられるように、またサンディエゴ・ガス・電力会社や全国の電力会社が一様に知っているように、高電圧、高電流の電力線から放出される磁場は、電力線を適切に地中に埋めることで劇的に減らすことができる）。この同じ会議の席で、ブルックリン小学校の校長、ジェーン・セノアは学校のファーン通り側の教室の生徒の中には幼稚園児もいて、その子どもたちを他の教室に移したいが、幼稚園児用の特別の設備が他教室にはないので移動できないと言った。一月十七日の会議に出席した、ゴールデン・ヒル地区に住んでいる弁護士のハロルド・F・タイボルによると、セノアは続けて次のような発言をした。幼稚園の担任の先生が電力線から離れた教室でも働けるように、一年交代で教室を替わるようにしてはどうかという意見である。セノアはなぜ幼稚園児が一八ミリガウスまでなら一年間通して恒常的に磁場被曝しても安全だと考えているかについては何も言わなかった。これに続けてセノアはサンディエゴ教育委員会委員のロン・オッティンガーに一八ミリガウスが測定された教室で働いている教員だけに教室の交替を許可したこと、及び身体をこわした教員が一人転勤を申し出たことを伝えた。

一九九二年五月六日、タイボルはサンディエゴ教育委員会の副委員長のスーザン・A・デービスに手紙を書いて、ブルックリン小学校の教室でカニュースが強度の磁場を測定してから二年たつのに、「生徒のために改善されたことはなにもなく、生徒たちは今も電力線に一番近い運動場で休み時間は遊んでいるし、磁場の測定値が一番高かった校舎の東側の教室を使っている」ことに注意を促した。タイボルは、サンディエゴ統合学校区はサンディエゴ・ガス・電力会社にファーン通りの電力線の移動を要請するのに「社会に認知された法的補償」を利用することができると指摘した。彼はまた電力会社の利益と学校区の利益は明らかに相反するのだから、学校区の電磁場対策委員会のアダムスや他のメンバーが、ドージーやサンディエゴ・ガス・電力会社などに電力線の健康障害についてのアドバイスを求めようとするのはどう考えても適切ではないと言った。

デービスは五月二十九日付でタイボルに返事を書いたが、その中には重要な一文があった。それは学校と電力会社の間に存在するようになった協調関係を明らかにしたことである。「サンディエゴ・ガス・電力会社の代表を電磁場対策委員会の会議に招くことに利害の抵触はない。調整機関が下す決定的な結論はなんであれ、電力会社が地域に還元するサービスに反映するのだから」とデービスは書いていた。

一方、対極の東部各州でも同じように深刻な事態に陥っていた。一九九〇年の春の終わりにニューヨーク市の西側のニュージャージー州エセックス郡にある、高圧送電線近くの数校で強い磁場が観測された。ノースコールドウェルのグールド小学校の西側で八から一八ミリガウスが記録された。この学校は二三万ボルトの送電線と一一万五〇〇〇ボルトの送電線が通っている用地からおよそ三〇メートルの所にあった。学校の運動場からは三ミリガウスから八ミリガウスのレベルが測定された。ウエストコールドウェルにあるエセックス郡職業技術高校の北側では三〇ミリガウス近いレベルが測定された。この学校は二三万ボルトの送電線から約二四メートルの所にあった。一〇ミリガウスのレベルがリビングストンにある情緒障害や自閉症の子どもたちのための施設の西側で測定され、この学校の東側では二〇ミリガウスというレベルが測定された。この学校は二つの二三万ボルトの送電線用地の間に挟まれていた。リビングストンの二三万ボルトの送電線が二本通っている送電線用地からおよそ九メートルほどのバーネットヒル小学校の北側では二五ミリガウスが測定され、一〇ミリガウスがこの学校の送電線用地側の玄関で測定された。

バーネットヒル小学校の校長は学校での測定結果を聞いて、彼の責任下にある子どもたちが送電線の隣にある運動場で遊ぶことを禁止する命令を出した。校長はまた、送電線の所有者であり管理者でもあるニューアーク電力・ガス・公共サービス会社に、学校の磁場の測定を求めた。電力会社の技師が九月十一日にこの測定を行ない、九月十七日付でニューアーク電力・ガス・公共サービス会社は学校長宛の報告書で、運動場のバスケットボールゴールの辺りで約三三ミリガウス、また生徒たちの使っている教室その他で二から八ミリガウスが測定されたことを知らせた。報告書の添え書きには「学校内で得られた測定値はすべて、個人宅の中でも見られるような通常の数値です」とあった。この直後に、ニュージャージー州の学校の磁場の危険性に関する記事が『ファミリーサークル』誌と『ニューアーク・スターレジャー』誌に載った。学校に子どもを通わせている親たちの心配をよそに、ニュージャージー州保健局は状況の調査に乗りだそうとはしなかった。

しかし、一九九〇年の春までには電力線からの磁場被曝が著しい健康被害をもたらすという医学的および科学的な証拠が相当数出された。変電所と近くにある高電流・配電線がもたらす危険がとくに大きいようだった。ナンシー・ワルトハイマーは、交流磁場と小児がん死の関係を調べた研究で、変電所から一五〇メートル以内あるいは変電所から出ている高電流・配電線から四〇メートル以内に住んでいる研究対象の六人のがんの子どもたちの全員ががんで死亡していたことをつきとめた。このうち四人が白血病、一人が神経組織の腫瘍そしてもう一人が肉種だった。彼女の研究対象はがんで死んだ子ども三四四人とこれと比較対照する同数の三四四人の生存している子どもだったので、ワルトハイマーはこれはきわめて特異な発見だと思った。「数は少ないが、衝撃的です」と、彼女は『アメリカ疫学ジャーナル』の一九七九年三月号に書いている。そして「がんに罹った子どもたちはそれぞれ、変電所のある場所に三年前から、あるいはそれより短い期間しか住まないうちに発病している」ことを指摘した。

ワルトハイマーの発見はメドー通りの住人、デュークビルロードの住人、そしてモンテシト・ユニオンスクールに通っている子どもたちのがんが驚異的に多いという観点から見るといっそう意味深い。メドー通りとモンテシト・ユニオンスクールに通っている子どもたちでがんに罹った者は変電所から三〇メートルほど、そして変電所から出ている高電流・配電線から一五メートルほどの場所で一日のかなりの時間を過ごしていたし、トレーディングフォードドー―デュークビル地域でがんに罹った人たちはバックの火力発電所で働いているかあるいは社宅に住んでいる人だった。発電所も社宅も大きな変電所や、きわめて強い電磁場を放出しているはずの六本以上の高圧送電線が近くにあった。以上のどの場合においても、通常予想されるよりも異常に高い割合で人々は脳がん、脳腫瘍、リンパ腫瘍、白血病などに罹っていた。

メドー通りとデュークビルに住む多くの、いや、ほとんどの住民が、電気技師や発電所の技師、発電所や電話局の架線工夫とほぼ同じレベルの磁場の被曝を日々間違いなく受けており、また一方モンテシト・ユニオンスクールに通っている子どもたちは、電話会社の電線接続工が受ける磁場（白血病の発病率が七倍になるといわれる）の約半分のレベルの磁場被曝を受けていることから、次のように指摘する声もあった。「過去十年間に国内外で行なわれ、科学専門誌で発表された、優に二〇を越える疫学上の研究で、電気技師、発電所の技師、電力線や電話線の架線工夫、その他電磁場の影響を受ける場所で仕事をしている人が、それに該当しない人に比べて白血病、リンパ腫瘍、脳がん、脳腫瘍などに罹ったり、そのために死亡する率が非常に高いことを示している事実をしっかり認識するべきである」。このような研究の第一号はオリンピアにあるワシントン州社会保健サービス局の医者で疫学者のサミュエル・ミルハム・ジュニア博士によって行なわれた。ミルハム博士は一九五〇年から一九七九年にわたる四三万八〇〇〇人の労働者の死亡データから、電磁場に被曝する環境下の仕事に従事していた人たちの白血病死亡率を調べたところ、彼が調査した一一の職業のうち一〇の職業において相対的な死亡率が高いことを発見した。ミルハムの調査結果は一九八二年七月の『ニューイングランド・メディカル・ジャーナル』誌に論文として発表された。以来、ロサンゼルス、ニュージーランド、カナダ、イギリス南東部等の電気関係の労働者たちの間で行なわれた調査でも同様なことがわかり、ミルハムの調査結果は実証されている。

このような調査結果よりもさらに衝撃的なのは、電磁場被曝と脳腫瘍の関係を示す証拠が増えてきていることだ。『マイクロウェーブ・ニュース』誌の編集者で発行者でもあるルイス・スレシンはかなり詳細に検証している。『マイクロウェーブ・ニュース』誌は非電離放射線（訳注・電波に分類される放射線のこと）に関する情報誌で、ニューヨークで年六回発行されている。一九九〇年の三・四月号でスレシンは医学雑誌『ランセット』からの情報を引き合いに出し、一九六八年から一九八三年までの脳腫瘍による死亡率は合衆国の高齢の白人男女の間でほぼ三倍になったと指摘した。彼は続けて、一九八五年から一九八九年にかけて行なわれたか、あるいは発表された、もしくは再検討された一〇以上もの研究が、家庭あるいは職場で電磁場の影響を受けている人の間で脳腫瘍の割合が著しく高くなっていることを示している事実に触れた。彼が列挙した研究には次のようなものがある。メリーランドで電気工夫、電気・電子技師、電気修理サービスマンなどとして働いている白人男性住人が一九六九年から一九八二年までに罹った脳腫瘍による死亡率が通常よりも高かったことを示す調査。ワシントン州の電気工夫は他の労働者に比べ脳腫瘍で死ぬ危険率が五五パーセントも高いことを示したミルハム博士の初期調査のデータ分析。一九六九年から一九七八年にかけてイーストテキサスで脳腫瘍で死亡した人のうち、電気施設の労働者は電磁場の影響を受けない労働者に比べ脳腫瘍にかかる危険が一三倍にもなることを示した一九八八年の研究。さらにジュヌビエーブ・マタノスキーとジョンズ・ホプキンス大学のスタッフによる、電話会社の電線接続工は他の労働者に比べ脳腫瘍に罹る割合がほぼ二倍だという研究。一九八九年に南カリフォルニア大学メディカルスクール・ロサンゼルス校のスーザン・プレストン・マーティンとそのスタッフが行なった、強度の電磁場被曝を受ける人はそれに該当しない労働者に比べ、神経膠腫や神経星状細胞腫といった脳腫瘍に罹る率が高いことを示す研究。デビッド・サビッツとチームの行なった幼少期のがんの研究データの分析（高電流電力線近くに住む子は低電流電力線近くに住む子の二倍近い割合で脳腫瘍に罹るという）。サビッツらの別件の研究で、電気・電子技師は電磁場の影響を受けない労働者に比べ脳腫瘍に罹る確率が三倍、電気修理工や電気取り付け工は二倍以上だという研究。中でもひときわ衝撃的なのは一九八九年に『国際疫学ジャーナル』誌に発表されたデトロイトのヘンリー・フォード病院生物統計リサーチ疫学部長のクリスティン・コール・ジョンソンと、ヒューストンのテキサス大学M・D・アンダーソンがんセンターがん予防部の疫学者、マーガレット・R・スピッツによる研究結果で、電気技師を父親に持つ子どもは他の子どもに比べ、中枢神経の腫瘍に罹る割合が三・五倍に上ることを発見した。実際、研究対象となった電気技師の子ども七人のうち四人までが脳組織の腫瘍と診断された。

電磁場被曝が中枢神経や脳にどのような悪影響を与え、がんの原因となったり病気を促進するかに関しては、ニューヨーク州シラキューズにある退役軍人記念病院の整形外科医ロバート・O・ベッカー博士と同病院の心理学者ホワード・フリードマン博士の一九六五年に行なったパルス化磁場に被曝すると人間の自発的行動の反応時間が相当に低下するという研究を初めとして多くの資料がある。一九六四年にユーリ・アレクサンドレー・コロドフというソビエトの研究者が、強い磁場被曝で兎の脳の細胞の一部が死ぬと報告した。この報告から間もなく、ソビエトの科学者たちは高圧配電盤で作業をしている人には倦怠感、眠気、頭痛、その他の中枢神経のストレスの兆候があると報告した。一九七〇年代に当時カリフォルニア大学ロサンゼルス校の脳研究所宇宙生物学研究室の室長だった神経学者W・ロス・エィディ博士が超低周波の弱い交流磁場で鶏の細胞組織や生きている猫の脳にかなりの化学変化が現われることを示す一連の実験を行なった。

一九八〇年代の初め、カリフォルニア州ロマ・リンダのジェリー・L・ペティス退役軍人記念病院の研究開発副主任だったエィディ博士とスタッフは、電気配電システムと同じ六〇ヘルツという振動数の電磁場をあてると、培養したマウス由来のTリンパ球細胞が培養したがん細胞を殺す作用を阻害することを示した。この結果はこのような磁場が免疫システムを抑制することでがんのプロモーターの役割を演じている可能性があることを示唆している。続いてエィディ博士のスタッフが六〇ヘルツの高圧電力線の場をシミュレーションしたところ、同じ結果が出た。エィディがスタッフと一緒に行なった一九八六年の実験も気になる一つだ。この実験では一センチ当たり〇・一ミリボルトから一〇ミリボルトで六〇ヘルツの電場に一時間いると、腫瘍の促進に関係があると知られている酵素の活性が五倍になることがわかった。

一九八七年十月にこれらの研究結果が『カルシノジェネシス』誌に発表されると、エィディ博士は「電力線から放射されるような低エネルギーの場が腫瘍を促進する刺激を与えるかもしれない」という仮説が立てられると語った。これは不吉な仮説だった。十分の一ミリボルトの交流電場は典型的な高架式高圧送電線の下に立っている人間の細胞組織に常に存在しているからだ。この仮説は一九八七年にニューヨークのコロンビア大学医療センターの遺伝学者で細胞生物学者のリーバ・グッドマンとハンター大学の分子生物学者のアン・S・ヘンダーソンによって行なわれた研究に照らし合わせて見るとさらに深刻さが増す。この研究で二人は、電力線から放出されるのと同じ周波数のパルス化磁場ががん細胞によく見られる「タンパク質を増やすようRNAへの転写を促す」ことによって、がん化を促進することを示した。

電力線からの電磁場ががんを誘発する可能性を秘めているという疫学的また実験によるこれらの証拠は、メドー通りのように変電所や高電流・配電線付近に住んでいて、自宅にいながら常に電気関係の仕事をしている人と同等の強さの電磁場に被曝している何千何万人もの苦境を恐ろしいほどに裏付けるものであった。これに加えて、スウェーデンやソビエト連邦からは、電磁場が高圧の変電所や操車場で働く男性の生殖機能に影響を与え、障害児の出生率が高くなっているという疫学的、実験的な証拠が寄せられた。この研究結果はメドー通り四八番地に過去三十五年間に住んだことのある人たちの多くが経験したこととときわめて関連性が高い。たとえば、一九八三年スウェーデンのウメア大学の公衆衛生および環境研究学部教授のノードストローム博士がスタッフと共同で『バイオエレクトロマグネティック』という医学雑誌に寄せた報告では、高電圧の配電操作盤で働き、常に「充電と放電」を繰り返され、その結果「染色体異常を含む細胞の異常」が起こる男性の子どもたちに先天性異常が著しく増えているという。またスウェーデンの研究では高圧変電所労働者のリンパ細胞のサンプルからは、電磁場の影響を受けない比較対照群の男性の細胞サンプルに比べて、破壊された細胞や異常な細胞が極めて多く見つかっている。さらに別の研究ではこのような影響は六〇ヘルツの電磁場に起因するよりもむしろ変電所内のトランスその他の機器が出す電気パルス（放電）に起因するのではないかと推察している。これと関連して、モントリオールのマッギール大学職業衛生学部の研究者たちによって、特定の電気施設で働く人（そして恐らくメドー通りの住人も）は通常の一〇倍の六〇ヘルツの電磁場に被曝している上に、配電作業が行なわれる変電所やその関連施設付近に共通している高周波電磁場に最高で通常の一七〇倍も被曝していることが示された。

電磁場をめぐるさまざまな事実が明るみにでたにもかかわらず、電力業界は電力線がもたらす障害を公にしようとはしなかった。ワシントンDCにある電力業界の関連組合、エディソン電力協会が一九八九年に発行したパンフレットの中で、電力線の電磁場の影響を受けた動物の行動や脳の機能は「体内リズムの変化がもたらしたかもしれない微妙な影響が見られる」が「これらの実験室での結果と人体への影響はわからない」と記した。まもなくこの説の信憑性は疑問視されるようになった。実験心理学のグループが強い電磁場の影響を受けた人は、それに該当しない人と比べて運動反応が一〇パーセント遅く、心拍も脳波の形もまた遅くなるという研究結果を得たからである。一方、バージニア電力とノースカロライナ電力は、広報誌で「だれの身体にも常に何らかの電流が流れていて、これは生きていくために必要なもの」であり「電磁場はこれに加えてごく少量を誘発するに過ぎない」と電力協会に同調した。一九八九年に消費者に配布されたパンフレットで、マサチューセッツのコモンウェルス電力会社は、小児がん患者は自宅のそばに高電流電力線がある場合の方が、そうでない子どもに比べて「比較的多い」(実際の研究では約二倍)とする疫学調査のあることを認めたが、しかし「この研究結果が意味するものはまったく明らかではない」と付け加えた。南カリフォルニア・エディソン電力の広報担当者は(モンテシト・ユニオンスクールのがん多発が注目を集める前に言われたことは確かである)、電力線からの電磁場が人体に悪影響を与えるか否かに疑問を呈し、この疑問に自ら答えているが、この答えの中にがんについて遠回しに発言した興味深い記述があった。「電力施設からの電磁場が人体に悪影響を与えるという明らかな証拠はなにもありません」と広報では断言しながら、「しかし、電場あるいは磁場とある種の健康リスクとの関係を示唆する研究もあります」。

電力線からの磁場が人体の健康障害をもたらしているという証拠が集まりつつある中、政府の反応はよく言って用心深いものであり、悪く言えば無責任なものだった。レーガン政権の予算削減のあおりを受けてノースカロライナのリサーチトライアングルパークにある環境保護局の健康影響調査研究所で十年間進行中だった極低周波電磁場の生物学的影響調査という注目の計画は、一九八六年に中止された。それ以来、環境保護局では、この分野に関する研究はほとんど予算を当てていない。また連邦政府の関わり方もエネルギー庁の予算で行なわれる差し障りのない研究に限られている。そしてエネルギー庁は、その管轄下にある原子力発電所の管理に失敗したことからもわかるように、国民の健康を守ることにはほとんど無関心だった。

州の公衆衛生機関の反応はというと、急速に現実味を帯びてきた電力線障害に対してノースカロライナ大学のモリス博士とスタッフが行なった、トレーディングフォードとデュークビルの脳腫瘍の件での気紛れな努力が象徴的である。カリフォルニアのニュートラ博士とスタッフがモンテシト・ユニオンスクールに通う子どもたちに起こった群発がんに関して見せた不十分な対応も同様である。またコネティカット州の公衆衛生担当者も同列に加えることができるだろう。

第6章　五万分の一の確率が二つも

一九九〇年八月二十日に、ギルフォード公立図書館で開かれた集会に、コネティカット州衛生局の環境疫学および職業衛生部門責任者のデビッド・R・ブラウンと疫学部門所属の疫学者サンデー・ガシャーウインドが、ハートフォードのコネティカット電力の親会社にあたるノース・イースト電力の社員やお抱えコンサルタントらと並んで出席した。そして一〇〇人ほどのギルフォードの住人を前にしてメドー通りにがんが集中的に発生しているようなことはないと言った。自分たちの主張を裏付けるために、彼等は「ギルフォードのがん発生に関する予備調査」と題された文書を配布し、「メドー通りで特定同種の腫瘍が多発している」ことはなく、一九六八年から一九八八年までに「ギルフォード全体でがんや髄膜腫が通常より多く発生していることもない」と断言した。この文書にはさらに、「これらの脳腫瘍や髄膜腫の患者の所在を地図上にマークすると、特定地域に集中しているのではなく、町中に広がっていることがわかる」と記載されている。

この集会で、ガシャーウインドは問題提起を行ない、その中でメドー通りの脳腫瘍患者の一人は原発性のがんではなく、食道がんが転移したものだったと述べた。また眼の黒色腫はこれまで電磁場との関連が一度も指摘されていないものだと言い、髄膜腫もまた電磁場などと関連づけられたことがないと聴衆に断言した。最後にガシャーウインドは一九六八年から一九八八年までにギルフォードで発生が認められてコネティカットがん登録簿にリストアップされている一〇人の髄膜腫患者と一九人の脳や中枢神経のがん患者宅の所在地をマークする地図を見せ、一〇人を越える新聞記者やテレビレポーターを含む一〇〇人ほどの聴衆に向かって、地図が証明するようにギルフォードには「絶対にがんの群発などなく」、州の調査の結果「メドー通りには群発がんはなかった」と締めくくった。

しかし、人口二万五〇〇〇人、戸数七三〇〇のギルフォード全体で髄膜腫や脳および中枢神経のがんの発生率がこの二十一年間、基準を越えていなかったからといって、メドー通りでも越えていなかったということにはならない。またメドー通りの住人で、脳腫瘍になった二人のうちの一人は、原発性のがんではないというガシャーウインドの主張を疑う理由はないが、眼のメラノーマ（問題になっているがんは脳の延長である視神経に及ぶ悪性の腫瘍）は強力な電磁場に被曝する「電気・電子を扱う労働者に多い」ことが一般に知られている。この発見は「イングランドおよびウェールズの成人の眼がんに関する疫学的考察、一九六二―一九七七」と題し大いに注目された研究論文として発表されている。この論文はスコットランドのグラスゴー大学地域医療学部の内科医のA・J・スワードロー博士のもので、彼は一九八三年に『アメリカ疫学ジャーナル』誌の第二巻一一八号でこの研究結果を発表している。さらに、皮膚のメラノーマは環境保護局の科学者たちが「電磁場の潜在的発がん作用の検証」という報告書の草稿の中で取り上げているものと電気・電子関係の労働者に患者が多く、結果として磁場との関連が考えられるという三つのタイプのがんの一つなのだ。

メドー通りに住んだことがある人々に、群発的ながんは発生していないとするブラウンとガシャーウインドの結論は大目に見ても不誠実なものだ。ガシャーウインドが指摘しているようにコネティカット州がん登録簿には一九六八年から一九八八年までの間にギルフォードの住民の中で一〇例の髄膜腫と一九例の原発性の脳及び中枢神経系のがんが記録されている。この間ギルフォードの住民は平均一万七五〇〇人だったことを考えると、ギルフォードの髄膜腫の発病率はコネティカット州全体で一年間に一〇万人当たり二・六人という数字にほぼ匹敵し、脳や中枢神経系の腫瘍も通常の発病率にかなり近い。しかしその二十一年間にギルフォードで発見された脳及び中枢神経系の第一期の腫瘍二九例中三例が、メドー通りの変電所付近であり二本の高電流・配電線の間近にある隣り合った五軒の家のうちの四軒に住んだことがある一握りの人たちの中から発生したことは、同じく六軒目の家に当たる家、そこは三本目の配電線と隣り合う家だが、そこに住んでいた婦人が脳細胞に関わる眼の悪性腫瘍に罹ったことと併せて考えると、かなり重大ながんの群発がメドー通りに発生していたことを示唆していると言える。

最後に、少々皮肉なことだが、がんの群発が電力線の磁場に被曝することと関係があることの証拠は、ガシャーウインドがギルフォードの住人にメドー通りにはがんの群発などないということを納得させるために使ったまさにその地図の中にあった。聴衆の中にギルフォードの住人でメドー通りのがんについて最初に警鐘を鳴らしたロバート・ヘムストックがいた。彼はガシャーウインドが掲げた問題の地図を見て、次のように気がついた。二九例の内の三例が発生したのは一九六〇年代、七〇年代それに八〇年代前半、件の変電所が所有者のコネティカット電力によって操業されていた時代で、大量の電力供給源として大量電力消費地域である近隣のマディソンやクリントンというその当時併せて約二万人の人口があった町へ、メドー通りの変電所から高電流を運んでいた送電ルートに沿ってであった。彼はまた、地図上のその他の脳腫瘍発生ポイントが、変電所から出ている送電線のルート上に住んでいた人々に不自然なくらい大きな割合で、集中していることにも気づいた。

この会議の後で、ヘムストックは自分の考えを『マンチェスター・インフィールド・ジャーナル・インクワイアラー』誌の記者ドン・ミカークに聞いてもらった。記者は八月二十三日に保健局にこの地図のコピーを求めた。というのもブラウンがこの前日に開かれていたギルフォードのロータリークラブの会合でこの地図を見せ、保健局はメドー通りのがんに関してこれ以上の調査をする必要はないと思うと会員に言っていたからなのだが、保健局員は地図をミカークへ貸出すと、がん患者たちの住所が明らかになり、守秘義務違反になるかもしれないという理由で拒んだ。『マンチェスター・インフィールド・ジャーナル・インクワイアラー』誌は、この経緯をミカークのレポートで九月六日に掲載し、さらに九月十日には公開を拒否された地図によって、ギルフォードのがん患者の所在がメドー通りの変電所とそこから北に延びている電力線のルートと符合することがはっきりすれば「市民の関心はギルフォードだけでなくコネティカット州全体、いや全米にまで拡がるかもしれない」という社説を載せた。社説では、地図には「単に点が記されているだけで氏名や住所は書かれていないので、もしもこの地図からがんに罹っている人あるいは罹ったことのある人を探しだそうとすれば、地図上の点のある地域の家を一軒一軒尋ねて、そんな人がいるかどうか聞いて回らなければならない」という事を指摘して、保健局がこの地図を発表しないとした論理的根拠に疑問を呈した。そして、「保健局が最初にギルフォードの公聴会でこの地図を見せたことは、自分たちの言っていることと矛盾している」とした上で、もしもこれ以上地図の開示を拒むとしたら、保健局には住民の健康以上に守りたい何かがあると市民は考えるだろうというコメントで社説を結んだ。

九月に『ニューヘブン・レジスター』紙の記者がギルフォード保健局の補助員からこの地図を入手した（この補助員は後に間違って地図を渡してしまったと言った）。同記者はまたマディソンにあるコネティカット電力に行ってギルフォードに存在している高電流、高電圧の配電線のルートマップを入手した。十月三日、『ニューヘブン・レジスター』紙は脳腫瘍及び中枢神経系の腫瘍に罹った人の所在地とコネティカット電力の配電線のルートを一つにまとめた独自の地図を掲載した。この地図はヘムストックの考えが正しいことを示していた。つまり一九六八年から一九八八年までの二十一年間にギルフォードで髄膜腫および他の中枢神経系の腫瘍に罹った人のうち、あまりに多くが幹線の配電線近くに住んでいたのだった。

この相関関係があるにもかかわらず、ブラウンとガシャーウインドはこの地図は特定の腫瘍の発生とギルフォードで電力線の近くに住んでいることとの関係性を証明するものはなにもないとした。「この地図を件の関連性を示すものとして使うことはできない」とガシャーウインドは『ニューヘブン・レジスター』紙に語り、幹線の配電線に沿った地域は人口も多く、人口の多い地域にはそれだけがんも多く見られる傾向にあるのだから、問題になっている腫瘍が幹線の配電線近くの通り沿いで多く見られたのだろうと付け加えた。

ヘムストックはガシャーウインドが間違っていることをまもなく証明した。ギルフォードの二九人の脳腫瘍とその他の中枢神経系腫瘍の患者の住所を手に入れて、彼は仲間たちと一緒にメドー通りの変電所から出ている配電線と主要な送電線に沿って歩き、腫瘍の発生と高電流、高電圧の電線近くに住むこととの間に大きな相関関係があるばかりでなく、ほとんどの腫瘍はいわゆる人口密集地域で発生しているわけではないことも発見したのだった。メドー通りの変電所からマディソンやクリントンへ高電流の電力を運んでいた配電線は数年前に廃棄されていた。この線は変電所からメドー通りを横切って東へ約二・四キロ延び、ストーンハウスレーンとサウスユニオン通りとソーピット通りの交差点まで続いていた。（この地点まで電柱や電線は元のとおり残っているが、残りの部分つまり人の住んでいない塩沼とギルフォードの東のはずれのイーストリバーを横切ってマディソンのガーネットパーク通りにある変電所までの部分は取り除かれている）。配電線はおよそ二・四キロに渡ってギルフォードを通っているが、近く（三〇から一五メートル内）に建っている家はその間たった一二軒しかない。一九六八年から一九八八年までの十二年間にギルフォードで発生したとされ腫瘍登録簿に載っている一〇件の髄膜腫のうちの一つと一九件の他の脳腫瘍と中枢神経系の腫瘍のうちの二件がこの一二軒の家の内の三軒で起こっている。この三軒はどれも高電流・配電線の十二メートル以内に建っている。さらに、以前メドー通りの住人で、四十四歳のときに眼のがんに罹って死んだジュディス・ボーベイという女性が、この一二軒の中の廃棄された配電線に近い一軒に十四年間住んでいたこともわかった。その家はメドー通り五六番地で、電線からたった九メートルのところだった。

メドー通りの変電所からギルフォードの各地に高電流の電気を運んでいる、または以前運んでいた配電線は他にも四本ある。このうちの二本は変電所の裏の沢沼を横切ってウエストリバーの近くのウォーター通りまで北西に伸びている一万三八〇〇ボルトの電線である（一九九〇年の初頭、この二本と残りの二本の一万三八〇〇ボルトの配電線に絶縁枠がつけられ、電線の間隔を縮めることで周りの磁場を下げる試みがなされた）。この中の一本はウォーター通りを西に進み、ギルフォード―ブランフォード線までリーテスアイランド通りに沿って延びている。もう一本は東へウォーター通りに沿って町の中心のギルフォードグリーンまで進み、さらにボストン通りを東に延びている。そしてボストンポスト通りを通ってギルフォード―マディソン線に達している。二本の電線の総延長はおよそ一七キロになる。そしてこの全長で道路から見える計一七三軒のうち一六二軒が高電流・配電線から四五メートル以内に位置している。コネティカット州腫瘍記録簿に記入されている脳と中枢神経系の腫瘍患者一九人中一人は配電線の一五メートル以内にある住宅に住んでいた。

ギルフォードグリーンの南東の角で幹線の配電線は支線を分岐して、ステート通りに沿って北に進みナットプレインズ通りの北とノースマディソン通りの北西を通ってギルフォードとマディソンの境界線まで延びている。この線は約九キロの長さで、合計一七九軒の家のうち一七二軒の家が四五メートル以内のところを通っている。この電線近くの住宅で一九人の腫瘍患者以外の別の一件が発生している。

三本目の一万三八〇〇ボルトの支線は変電所からメドー通りとウォーター通りを越えて北に走っている。この配電線はリバー通りに沿ってさらに北に進み、ボストンポスト通りに沿って北西に向きを変え、ギルフォード―ノースブランフォード線まで延びている。およそ六・五キロの沿線上、道路から見える家九四軒のうち八二軒がこの配電線から四五メートル以内に建っている。しかしこの中に腫瘍記録簿に記載された髄膜腫や他の脳・中枢神経系の腫瘍に罹った人は一人も出ていない。

四本目の支線は二万七六〇〇ボルトのもので、同じくメドー通りの変電所からボストンポスト通りとロングヒル通りの交差点まで通り、そこからロングヒル通りをハバード通りまで北に進み、そこで従業員二百人ほどの製紙工場に電力を供給している（工場の倉庫の荷役責任者はヘムストックが仲間と調査を行なった一週間後に脳腫瘍に罹っていることがわかった。この男性の事務所はヘムストックの計測の結果一三ミリガウスの磁場の高圧トランスの横にあった）。この線はさらにロングヒル通りに沿って北上しバラードドライブまで一万三八〇〇ボルトを運んでいる。メドー通りの変電所からの総延長は九キロを少々越えるくらいで、この間一六〇軒中一三四軒が配電線から四五メートル以内に位置している。メドー通りのものも含めると、記録にある一〇例中五例の髄膜、一九例中一例の脳その他の中枢神経系腫瘍がこの線の近くにある家の住人から発生した。

このように腫瘍の発病と幹線の配電線の近くに住んでいることとの関連性を分析する中で、ヘムストックと調査グループはメドー通りの変電所から出ている配電線から分岐している高電流の電気を運ぶ支線も考慮にいれた。このような支線の中にロングヒル通りから北東に向けてフラットメドー通りを走り、ダーラム通り（ルート七七）に沿って北に一・六キロほど、そこからまた南へ二・四キロほど延びるものがある。この支線の長さは約五キロで沿線の五四軒中五一軒の家が支線から四五メートル以内にある。一九例中二例の脳及び中枢神経系の腫瘍がこの電線に近接している家の住人に起こっている。また別の支線がリバー通りからボストンポスト通りに沿って三・二キロほど東側に伸びている。この線はギルフォード中心部の商業地区をいくつもかすめ通っているが、人家は一〇軒ほどで、この沿線では住民の髄膜腫その他の脳腫瘍の発病者は記録されていない。

メドー通りの変電所から出ている高電流の五本の支線に加え、ノースマディソンの変電所から出ている幹線配電線が西へルート八〇に沿ってギルフォードまで延び、そこからフラットアイアン通りをエッジヒル通りまで南下している。この配電線のギルフォード内の総延長は八キロほどでこの沿線の九八軒の家のうち七三軒が配電線から四五メートル以内にある。一九例中二例の脳腫瘍及びその他の中枢神経系の腫瘍がこの電線付近の住人に起こっている。

最後にヘムストックの調査グループは、ギルフォードを横切っている四本の高圧送電線のルートを辿った。このうち三本はブランフォードの変電所から出ていてギルフォードを五キロほど東側へ走っている。このうちの一本は数年前に廃棄された。しかし残りの二本は今もメドー通りの変電所へ電気を運んでいる。この二本の送電線はギルフォードの区域内では一〇軒ほどの家のそばしか通っておらず、脳腫瘍の患者は一件も記録されていない。四本目の送電線には一一万五〇〇〇ボルトの電気が流れていて、同じく変電所から出てギルフォードを西から東へ横切り、マディソンとオールドセイブルックの変電所に電気を運んでいる。この線は強力な磁場を放っているが、ギルフォード内の総延長八キロのうちのほとんどは野原を通っているため沿線の民家は一〇軒ほどしかない。にもかかわらず、この線から二〇メートルほどの家に住んでいた人が神経星状細胞腫という悪性脳腫瘍に罹った。さらに同じ送電線の近くに住んでいて髄膜腫に罹った人もいる。

全部合わせると一〇例中七例の髄膜腫と一九例中一〇例の脳その他中枢神経系腫瘍、つまり合計二九例中一七例、六〇パーセント近くの発病者がギルフォードの高電流または高電圧の電力線の近くに住んでいたことになる。電力線の総延長は約七二キロで沿線の八〇六軒のうち七二二軒が電力線の四五メートル以内にある。戸数七三〇〇軒の町で総延長七二キロほどの道路沿いに広がる八〇〇軒ほどの家にこれほど高比率の髄膜腫やほかの脳・中枢神経系の腫瘍が集中していることは、コネティカット州の保健局の説明のように人口の集中によるものではないことは明らかだ、とヘムストックの調査グループには思われた。またギルフォードの高流電線や高圧送電線付近の家の住民が髄膜腫や他の脳・中枢神経系の腫瘍に罹りやすいことも明らかなように思われた。この点でとくに憂慮するのは、ヘムストックが発見した事柄だ。この時は、コネティカット州の保健局がギルフォードの住民の不安解消のために作った地図の基礎になった腫瘍記録簿に載っている二九例には、間に合わずに入っていないが、問題の電力線の近くに住んでいた十七歳の少女が神経星状細胞腫という、その二カ月前にやはり十七歳でメドー通りのまさに同じ線の近くに住んでいたメリッサ・ブロックに診断が下されたのと同種の、悪性脳腫瘍にかかっていることが分かったことだ。この十七歳の少女が神経星状細胞腫に罹るのは毎年五万人に一人でしかない通常の発病率を考えると、これら二人の少女がほぼ同時にこの病気にかかる確率はきわめて低いことになる。

一九九〇年十一月、ヘムストックらによる調査の結果が公表されてから間もなく、コネティカット州の保健局にギルフォードにみられる神経星状細胞腫、髄膜腫その他の脳・中枢神経系腫瘍の発生と高電流、高電圧の電力線から放射される強い磁場に慢性的に被曝することとの因果関係の徹底的な調査を求める声がたくさん寄せられた。また、コネティカット州がこのような腫瘍の発生に関するデータを長期間にわたって取り続けてきた数少ない州の一つだったので、一九六八年から一九八八年までの二十一年間にコネティカット州の住人に診断が下りた一七〇三例の神経星状細胞腫と四一〇二例の脳・中枢神経系の腫瘍について、保健局がさらに詳しい調査を行ない、ギルフォードのケースでは明らかだったように、強力な磁場を放射している電力線の近くに住んでいた人に不自然なほど患者が集中しているかどうかを解明することは、国全体の保健衛生行政に重要な役割を果たす特異な機会に恵まれたとする捉え方もあった。しかし保健局はこれらの提案を即座に退けた。

第二部　がんが多発するスレーター小学校

第7章　死の接吻

数週間後、十二月中旬のある金曜日の午後だった。カリフォルニア州フレズノ市にあるルイス・N・スレーター小学校（スレーター小学校）の女性教師六名が『フレズノ・ビー』紙のエイミー・アレクサンダー記者の取材を受けていた。フレズノ市はカリフォルニア州中央部のサン・ホワキン・バレーに位置する人口四〇万人余の市である。職員室で女性教師たちを取材していたアレクサンダー記者は、学校のそばのエマーソン通りを二本の高圧送電線が走っていることを、彼女らが不安に感じているかどうか知りたかったのである。その日の朝『フレズノ・ビー』は、AP通信発のある記事を掲載していた。その記事によれば環境保護局（EPA）が作成した、住居及び職場での電力線による交流磁場被曝と、成人、子どものがんの発症とを関係づける報告書について、ブッシュ政権はその発表を延期させようとしたというものだった。

またスレーター小学校から北西約一・六キロメートルのトーベイ・B・ローレス小学校の一保護者が、校長にサンフランシスコのパシフィック・ガス電気会社（PG&E）との交渉を同じ週に願い出ていた。フレズノ市にエネルギーを供給している全米最大のこの電力会社に対して、学校の九〇メートル圏内にあるコロナ通りを走る高圧送電線がもたらす健康障害について尋ねてほしいというのである。同保護者はまた『フレズノ・ビー』紙に勤める知人に自分の心配事を話していたため、この知人であるスタッフがアレクサンダー記者に、さらに話を伝えたのだった。何回か電話でやり取りした後、アレクサンダーはスレーター小学校がローレス小学校のそばを通っているのと同じ高圧送電線から、せいぜい三〇メートルしか離れていないことを知ったのだ。スレーター小学校の教師たちとの面会を思い立ったのも、それがきっかけだった。

アレクサンダー記者の訪問を受けるまで、スレーター小学校の四三人の教師のうち誰一人として送電線のそばで働いていることにはっきりと不安を感じている人はいなかった。ところが職員室で面会中の女教師たちにアレクサンダーがEPA（環境保護局）の報告書の件を話すと、たちどころに反応が返ってきた。スレーター小学校の教師や補助教員の間で、最近異常なほどがんが多発しているというのだ。その二日後、『フレズノ・ビー』紙の日曜版一面にスレーター小学校の健康障害を暗示するアレクサンダーの記事が掲載された。『学校に不安を運ぶ送電線』の見出しが踊っていた。記事には四年前に子宮がんと診断された五十二歳のサンドラ・クラフト先生が、二五メートルもの高さの鉄塔から道ひとつ隔てたエマーソン通りの歩道で、子どもたちを引率している写真も載っていた。記事中アレクサンダーは、問題の送電線が四万軒を越えるフレズノ市の住宅に電気を供給し、一九二〇年代から敷設されていたことを伝えている。また一九八七年からカリフォルニアの教育局は、新設校を送電線から少なくとも四五メートル離して立地することを義務づけているとも付記していた。

アレクサンダーの記事はサンフランシスコのEPA職員の次のような話で始まっていた。ブッシュ大統領の自然科学顧問が電磁場の放射による発がんの可能性に関するEPAの報告書を「パニックが蔓延する」のを恐れて発表を控えたというものだ。続いてスレーター小学校のジョージ・マーシュ校長の警告が引用された。「世間をパニックに陥れるのではなく、人々の不安を取り除くことが肝要です」

その翌日にはPG&Eから派遣された検査官が、スレーター小学校とローレス小学校で測定にあたることになっている、と述べてからアレクサンダーは、カリフォルニア保健福祉局の広報官の言葉として、「フレズノ地区の学校周辺にある送電線による健康障害の不安については聞き及んでいない」と紹介している。またフレズノ学校連合区の保健福祉局長は、管理区内でのがんの異常な多発についてはまったく知らないと話している。しかし職員室でアレクサンダーの取材を受けた女教師の一人ロレッタ・ハットンは、スレーター小学校でがんが多発していることは学校区の教師仲間で話題になっていなかったわけではないことを明らかにした。「みんな言うんですよ、『スレーター小学校で教えているの？　じゃあ死神にキスされるわね』って」とハットンはアレクサンダーに話している。

当然のことだがアレクサンダーの記事はそれから一週間ほどスレーター小学校の教師の間で持ちきりになった。しかし大した進展がなかったのは、次の金曜日から職員も生徒も二週間のクリスマス休暇に入ったからだ。その上スレーター小学校は一年中開校している学校（訳注・夏休み中もセッションがあるということ）なので、教師は一年に二回、六週間の休暇を取る決まりになっていた。その結果アレクサンダーが取材した数人を含む一〇人ほどの教師は二月中旬まで学校に戻って来なかった。その中にパトリシア・ベリーマンもいた。彼女は一年生の担任で、自身も成人した二人の子を持つ母である。スレーター小学校で十五年教え、アレクサンダーの記事を特別の思いから無視できなかった。四十代後半の魅力を備えたベリーマンはフレズノ生まれ、フレズノ高校卒業の後、一九六四年にフレズノ大学を卒業している。ロサンゼルスで暮した四年間を除いて一九六五年からずっとフレズノの公立学校で教えていた。

ベリーマンは一九七五年八月、スレーター小学校に赴任して以来、一年生に、読み、書き、算数、理科、社会を教えていた。彼女は学校の南東の角にある八角形をしたA棟で教えていた。エマーソン通りに面しているA棟には一年生の教室三つと、幼稚園部の教室二つがあった。スレーター小学校には長方形校舎の四隅にこのようなサヤ型の棟があって、大きな長方形の建物を取り囲むようにサヤ状に教室が並んでいた。長方形部分の校舎には校長室、教頭室、事務室、保健室、給食室、職員室、多目的室、テラスそして作業室が三、四部屋あった。校舎の南西にあるB棟もまたエマーソン通りに面しており、五、六年生の教室五つがあった。C棟と、D棟は校舎の北西と北東の角にそれぞれ位置しているため、エマーソン通りからは比較的離れていた。ここには二、三、四年生の教室が一〇あった。

「そういえば一九八〇年代の中頃、スレーター小学校で同僚の職員が大勢、がんやその他さまざまな腫瘍に侵されました」と最近ベリーマンは語っている。

「それに気づいた理由の一つには、私がスレーター・サンシャイン委員会のメンバーだったことがあります。この委員会は三、四人の教員がメンバーとなり、病気の教職員を見舞ったり、花や植物やお見舞い状を送ったりします。一九八三年に、A棟とちょうど背中合わせで隣り合っていた事務室で働いていた准看護婦が、乳がんに罹り乳房切除の手術を受けました。その翌年A棟の第三教室で五年間私と一緒に働いていた補助教員が、黒色腫になりました。彼女のがんは肺に転移し二年後に亡くなりました。一九八五年一月、A棟で二年間、B棟で三年間働いていた五年生担任の教師が髄膜腫になりました。これは良性の脳腫瘍でしたが、片方の視力を失った彼女は退職せざるを得ませんでした。一九八六年、さらに二人の同僚ががんに罹りました。犠牲者の一人がサンドラ・クラフトで、A棟の私の教室の隣にある幼稚園室で十二年間教えていた人ですが、子宮がんでした。もう一人がB棟で八年間教えていた五年生担任の教員で、乳がんに罹り乳房切除の手術を受けました。一九八七年春、B棟で十四年間働いていた五年生の担任が卵巣がんに、B棟にいた補助教員が乳がんに罹りました。それだけでなく、私自身を含むA棟、B棟にいる少なくとも四人、そして隣接する管理棟にいる事務職員及び調理スタッフ数名が、良性の乳がんや子宮がんに罹っています。

そのような状況にありながら、校内の他の場所で働いていた人で、がんや腫瘍と診断された人はいないということに気づきました。サンドラ・クラフトと私はなぜA棟やB棟、あるいはそのそばで働いていた教師の中に、こんなにもがん患者が多いのか不思議に思い始めました。すると一九九〇年三月、親友のケイティ・アレクサンダーが脳腫瘍と診断されたのです。彼女はA棟で十五年間私と一緒に一年生を教えていました。彼女は初め目の具合が悪くなって眼科へ行ったのですが、神経外科を紹介されました。神経外科医は彼女の病状を診断してから脳手術を行ない、野球ボール大の悪性腫瘍を取り除きました。一九九〇年の夏から秋にかけて、母親の家で手術後静養していたケイティを三、四人の同僚と二週間おきに見舞いました。そしてその年の十二月に私はEPA報告書を見て、脳腫瘍と電力線からの磁場被曝との関連性がとくに言及されているのを知ったのです。その時初めてA棟の私の教室の窓から見える、エマーソン通りを貫いている巨大送電線を怪訝に思ったのでした」

第8章　ほぼ確実な、恐らく発がん要因

一九九〇年三月、三六七ページに及ぶEPA（環境保護局）報告書『電磁場の発がん性に関する査定』が明るみに出た。実はEPA内部の誰かが草稿段階の報告書をルイス・スレシンに送ったのである。スレシンは『マイクロウェーブ・ニュース』誌の編集長兼発行者である。一九八〇年代初めから電力線や他の発生源からの電磁場被曝の危険性に関する最新の研究を掲載してきた、先駆的で影響力のある通信誌である。取材を進めるうちにスレシンはある事実を知った。つまり三月六日にEPA放射線計画部長リチャード・ギモンドと、報告書の作成にあたったEPA健康・環境評価部長ウィリアム・ファーンランドが、ホワイト・ハウス科学技術政策部門及び政策開発部門の高官に対して、EPA報告書の結論と勧告の概要を伝えていたのである。結論の重要部分として、電力線からの電磁場は人体に「ほぼ確実な」発がん要因と考えるべきであると、具体的に挙げられていた。さらにスレシンはホワイト・ハウス高官

との会談後、ある事実をつかんだ。それはこの結論が記されている段落をＥＰＡ報告書から削除するようファーンランドが命じていたというのだ。削除された段落は次の通りである。

「六〇ヘルツ送電設備による電磁場被曝に関してこの報告書が得た結論は、このような電磁場は『ほぼ確実な』発がん要因であり、Ｂ１級の危険要因に相当するということである。この結論は研究室での研究で確認されたという『制限付き』証拠に基づくもので、正確なメカニズムはまだはっきりわからないが、ヒトへの発がん反応には生物学的根拠があることが示された」

報告書の要約及び結論は削除された部分があるにもかかわらず、電力線による磁場を発がん要因として確信を持って告発している。報告書作成者によれば、権威ある医学文献に掲載された六件の症例対照比較研究のうち五件が、強い磁場を出している電力線のそばに住んでいる子どもたちは、そうでない子どもたちに比べてがんを発病しやすいということを明らかにしている。この因果関係は三件の研究において統計学上有意であった。さらに磁場測定を行なった研究二件では、二～三ミリガウスあるいはそれ以上の電磁場に被曝した子どもたちはがんを発病する危険性が著しく増加していた。「小児期の調査で白血病や神経系統のがん、リンパ腫が次々に発症している傾向」が、これらの腫瘍の発症と子どもたちの電力線磁場被曝との「因果関係あり」を証明していると、ＥＰＡの研究者は言明している。また彼らはこのような電磁場に被曝した労働者の、発がん率及び死亡率に関する報告書を三〇件以上再検討したことを明らかにした。そして電磁場に被曝した労働者に突出して見られる白血病、脳腫瘍、皮膚の悪性黒色腫に関して、職業別の研究結果が同じように小児期の研究結果を追証する傾向を発見した。「がんの多発は、多様な地理上の地域、年齢層、産業、職種、研究方法に渡って確認されている。」「広範囲の職種において、多種多様の化学物質を浴びることには定まった形がない上、研究が多岐にわたることを考慮すると、ある地域にがんを多発させる原因となっているものを一つ特定する、あるいは複合的な複数の被曝源を特定するのは困難である」とEPAの研究者は記述している。

EPA報告書は、疫学調査で見られる群発がんの最も疑わしい犯人は「磁場である」と結論づけた後、実験主体の研究を取り上げている（磁場が免疫機能を傷つけメラトニンの合成を妨げる可能性があることを示す研究もこの中に入っている。メラトニンは乳がんを患う女性に分泌の減少が見られることがわかっているホルモンである）。さらに報告書は「この人体への発がん物質の発見は生物学的に信憑性が高いことを信用するだけの理由」があると明言している。とはいえホワイト・ハウスの科学及び政策顧問たちが希望する内容とは明らかに違っていたので、彼らは「電磁場をがんを引き起こす要因とするのは適切でない。なぜなら電磁場とがん発症の生物学的プロセスとの因果関係の基本的原理が、明らかにされていないからだ」と記述したのである。しかし改訂版の「まとめと結論」の最終段落には次のような文章が見られる。「我々が現在理解している限りでは、電力線や恐らく家庭内にあるその他の発生源による六〇ヘルツ磁場は、立証されてこそいないが、ヒトに対して可能性の高い発がんの原因であると確認されている」。

EPA報告書草稿に関する記事を載せた新聞の多くは、この発見を詳細には報道せず、電力線の危険性をむやみに軽視するファーンランドのような官僚が出した評価を信用していた。五月二十三日付け『ニューヨーク・タイムズ』に掲載された記事は、その典型的なものだった。この記事でファーンランドは、がん発症と電磁場被曝の「統計上の相関関係を示す証拠」しか得ていないと語っている。「重要かもしれない相関関係が見えてきたと言っているだけです」とファーンランドは言う。また「真に伝えたいことは、この情報によって過度に恐怖心を煽り立てられるべきでなく、今後さらなる研究が必要であるということです」とつけ加えた。

七月二十五日に下院の科学・宇宙・技術委員会の天然資源、農業研究・環境小委員会でもファーンランドは同じ調子で語った。ＥＰＡは電磁場の一般的な危険性について国民に対しいかなる勧告もしていない、また「世間の人々はこの科学の新課題を心に留めておくべきですが、怖がる必要はないと私は考えています」と述べたのだった。

気にも留めない風のファーンランドの態度だが、ポール・Ｌ・ツウェイアッカーに至ってはそれに輪をかけてひどくなった。彼はダラスのテキサス電力会社の環境計画部長だったが、首都ワシントンのエジソン電気研究所（ＥＥＩ）代表として小委員会で説明した時のことだ。ＥＥＩは国が出資した電力会社で、米国で消費される電力の八〇パーセント近くを発電している。ツウェイアッカーは小委員会のメンバーに向けて、電力会社は電磁場の生物学的影響について「さらに研究を進めるよう全力で取り組んでいます」。しかし今のところ「電力会社の操業方針の変更を正当化するほど情報がありません」。それに続いて、送電線を地下に埋めても電磁場被曝量は減らないかもしれないと言った（一九八九年にニューヨーク州の八大電力会社が実施し、エンパイア・ステート電気エネルギー・リサーチ会社が監修した研究を彼が知らないのは明らかだった。その研究では三四万五〇〇〇ボルトの送電線を、地下一・五メートルに埋めたオイル入り鉄パイプの中に通せば、パイプの地上一メートルのところで測定される磁場は、通常電流量の時で約一ミリガウスに過ぎない。他方、頭上にそびえる三四万五〇〇〇ボルトの送電線から三〇メートルのところにある用地の角では六〇ミリガウスもの強い磁場が計測される)。ツウェイアッカーは続けて以下のように言った。「電磁場が人体に有害だとする最終的結論は、疫学的研究のみでは出せません」。「どのような磁場に被曝すると健康に悪影響が出るのかをはっきり指摘した研究はありません。またたとえ問題があるとしても、効果的に電磁場を減らすのは事実上、ほとんど不可能です」。

夏の間、EPAの担当官はEPA諮問委員会に提出するための報告書の草稿をもう一度検討し直した。九月に諮問委員会は電磁場に関する小委員会のメンバー一七名を選び始めジョンズ・ホプキンス大学のジュヌビエーブ・マタノスキー博士をその委員長に指名した。

一方、七月にEPAの理事であるウィリアム・ライリーは、科学技術政策局の下部組織で放射線調査及び政策調整のための合同委員会(CIRRPC)で発表するため、報告書の補足的考察をD・アラン・ブロムリーに依頼していた。ブロムリーは元エール大学の物理学教授であり、ブッシュ政権の首席科学顧問並びにホワイト・ハウス科学技術政策部長であった。八月にブロムリーは報告書再考察に加えて、ライリーにEPA科学顧問小委員会のメンバーとして推薦する一四名のリストを送った。彼らは送電線電磁場の生物学的影響について「非常に精通している」ので、「国民に対して誠実に任務を果たそうとするなら、慎重な対応が不可欠なことはご理解頂けると思うが、非常に難しい分野」を評価することでライリーに協力できるとブロムリーは述べている。

国家の最高位の科学政策担当官であるブロムリーのリストは、大目に見ても不誠実、悪く言えば利害の抵触に余りにも鈍感というものだった。ブロムリーがライリーに推薦した一四名のうち、四名は電力業界お抱えのコンサルタントで、電力線の電磁場による健康障害に関する裁判で電力業界側に立って証言していた。他の三名は低レベル電磁場の生物学的影響に関する研究の停止を示唆する論文を発表していた。二名は海軍航空宇宙医学研究所に勤務していた。この研究所は一九七〇年代に人体実験を行ない、超低周波電流が人間の行動に重大な影響を与え得ることを明らかにしている。また他の二名が資金を得ていた空軍は、一九六〇年代初期から低レベル電磁場の健康障害に関する情報を隠そうとしてきた。そして一名はゼネラル・エレクトリック社に勤めていた。この会社もまた空軍と同じ時期に、低レベル電磁波の健康障害の可能性を否定してきた。残りの二名は、ロバート・K・アデアと妻のエレノア・R・アデアだった。ロバートはエール大学の物理学部教授で、以前ブロムリーの同僚であった。エレノアはエール健康・環境研究センターにあるジョン・B・ピアス財団研究所の特別会員だった。電力線からの磁場に関する懸念が全国的に広がっているのは、集団ヒステリーのようなものだと公言して憚らないのが、この二人だった。

ライリーとEPA（環境保護局）科学諮問委員長であるドナルド・バーンズは、自らの威信にかけて電磁場に関する小委員会のメンバーとしてブロムリーが推薦した人々を選ばなかった。しかし選ばれた一七名のうち六名は、電力業界のお抱えコンサルタントかあるいは電力研究所（EPRI、カリフォルニアのパロ・アルトにある）から資金を得て研究をしている人たちだった。この時までにライリーと他のEPAの担当官は、EPAに対抗する強力な勢力が存在することに気づいた。この勢力はEPA側が低レベル電磁場に発がん性の疑いがあると特定するのを何とかして阻止しようとしていた。十月二日、空軍軍医総監部の専門業務及び資格審査長であるポール・D・グリーソン准将は、EPA研究開発副理事であるエリック・ブレットアワーに警告の手紙を送った。もしEPA報告書の草稿が発表されれば、「大衆を不必要に不安に陥れる原因となり、また、空軍の計画の運用とコスト面に深刻な打撃を与えるだろう」という内容だった（地上波緊急網「GWEN」に対する人々の反対運動がますます高まってきたため、空軍幹部は最近、米国科学アカデミーの米国研究評議会にGWENの発信機から漏れる放射線（電磁波）を、市街地の一般大衆が被曝することで生じ得る健康障害を再検討するよう依頼せざるを得なかった。GWENとは九六の超低周波発信機からなる通信システムで、核攻撃の核爆発に伴う破壊的な電磁パルスに対抗できるよう、この発信機を全米に設置することを空軍は提案していた）。

グリーソンはブレットアワーに、報告書に出ている生物的影響は「さほど重要な特性ではない」のだから、その程度の不安への対応は「まったく考慮する必要などない」とし、さらに「現在の科学水準で電磁波の生物学的影響に関するアセスメントを科学アカデミーと、放射線研究・政策調整委員会（CIRRPC）が完成させるまでは、空軍はEPA報告書の発表に反対だ」と伝えた。

グリーソンの書簡にはEPA報告書を酷評する三八ページもの評論が同封されていた。これはテキサスのブルックス空軍基地にある空軍の航空宇宙医学校の担当官が作成にあたったものだ。航空宇宙医学校は、空軍のレーダー及び通信設備から漏れる電磁波は有害であるという提言に対し二十年以上も強く反論してきた経緯がある。空軍の評論者は、EPA報告書を書いた科学官は政治的な声明をしているのであって、科学的に導かれた結論ではないので「報告書全体が歪んでしまっている」と批判していた。また「疫学調査による証拠は重要性が少なく、存在しないも同然だ」とし、さらに「今日、環境中の電磁場ががんを引き起こしたり促進したりする」ようなことはないと明言した。そしてEPA報告書が発表されると「連鎖的に不安」が広がるのではないかと懸念する言葉で締めくくられていた。

空軍司令官が生物学的影響から見た、小児がんの増加を重大事態でないと述べることに対し、言い換えれば空軍が米国市民に影響を及ぼす公衆衛生問題に嘴を挟むことを、ブレットアワーもライリーも問題視しなかったわけである。とにかく二人はまもなく報告書発表を阻止することになる、さらに強力な反対をブロムリー個人から受けることになった。

十一月二十六日、ホワイトハウスでブレットアワー、ファーンランド、そしてプロジェクト責任者兼報告書の監修者であるロバート・E・マッゴイから報告書の説明を受けたブロムリーは、報告書は大衆を不安に陥れるだろうから、さらに評価がはっきりするまで発表を延期するよう頼んだ。

報告書は十一月二十七日に発表される予定だったが、ブロムリーの要請によって報告書の発表が延期になった時、EPAの下級職員数名がAP通信にこのことを伝えた。十二月十三日付AP通信で報道されたポール・レーバンの記事は、マッゴイの次のような言葉を引用していた。「ブロムリーは報告書が世間を動揺させるだろうと危惧している」。「一週間前に、保健省次官ジェームス・メゾンも発表を差し控えるよう意見を述べている」。「空軍は報告書の正確さについて案じているのではなく、大衆がこのニュースに対してどんな反応を示すかを心配しているのです」。

この日の夕方、二大放送網がAP通信電に基づくニュースを放送した。翌十二月十四日には、各新聞がAP通信のニュースや、それを基にしたさまざまな記事を色々な形にして全米に伝えた。その中には『USAトゥデイ』『ニューヨーク・ニュースデイ』『ヒューストン・ポスト』『ウィスコンシン・ステイト・ジャーナル』『フィラデルフィア・インクワイアラー』などがある。『フレズノ・ビー』はAP通信記事をそっくりそのまま載せた。この日、EPAは報告書を発表した。ただしこれには責任回避のための一説が添えてあり、「この報告書に出ている科学的調査結果については、まだ議論途中で確定ではないので、これはEPAの方針及び見解を示すものではない」と謳われていた。

AP通信のニュースや、これに続く新聞記事の多くは、政府がEPAの発表を延期させようとしたことを中心に報道したが、この調査結果についてはほとんど言及しなかった。たとえばEPA報告書が引用している二つの研究で、送電線から二〜三ミリガウス以上の磁場を浴びている子どもが白血病や脳腫瘍、リンパ腫、他の悪性腫瘍を発症させる危険性は有意に高いと示されている事実を報道した記事はわずかだった。それと同じ位強い磁場が、高圧送電線や高電流配電線のそばにある住宅や学校では、日常的に計測され得るという事実は取り上げられなかった。子どもを対象にした調査結果から分かったことは、電気及び電子関係の職業に従事する人が白血病や脳腫瘍、悪性黒色腫を発症させる危険性は、他の職業の人よりも有意に高いことを示す他の研究での調査結果によって、より確実になったとするEPAの結論を取り上げた記事は、ないに等しかった。それどころか、脳内の科学現象の変化、免疫機能の低下、消火隊のメラトニン合成の抑制・停止を明らかにした実験室での研究結果から見ると、電力線による磁場ががんを引き起こし得るという疫学証拠は信用できそうだとしたEPAの判断を報道した記事は、皆無だった。

十二月十五日、『ニューヨーク・タイムズ』はフィリップ・J・ヒルツの記事を載せ、ブレットアワーの言葉を引用している。「責任のある科学者だったら電磁場とがんを始めとする疾患のあいだに因果関係があるという結論を下せない」というのである。ブレットアワーは続けて、たとえ電磁場とがんの相関関係を証明する研究結果が今後さらに出ても、国として何らかの規制に乗り出すまでには、その先さらに何年もかかるだろうと言っている。ファーンランドもまた報告書の信頼性を疑問視し、ヒルツに「電磁場の生物学的影響は実際大したことはないだろう。今世紀、米国中の電化がこれほど進んだのに、記録では病気は注目に値するほど増えていないからだ」と語った。しかしわずか四日前、『ニューヨーク・タイムズ』紙に掲載された記事には、米国を初め世界各地で脳腫瘍やリンパ種、黒色種の発症率が急激に上昇していることが書かれていた。ファーンランドの研究室に勤める科学者が編集した報告書には、これらの病気すべてが、電力線からの磁場被曝と相関関係があるとして列挙されていたし、これより前に『ニューヨーク・タイムズ』紙には、電磁放射線が脳腫瘍を引き起こす可能性を科学者たちはすでに承知しているという記事も載っていたのだ。

一方、下院科学・宇宙・技術に関する委員会議長であるカリフォルニア州下院議員ジョージ・E・ブラウンと、同委員会の資源・農業研究・環境に関する小委員会議長であるニューヨーク州下院議員ジェームス・H・シュアと、電磁場の生物学的影響の研究に対して連邦政府の予算増加を求める法案を作ったニュージャージー州下院議員フランク・バロン・ジュニアの三名は、ブロムリーへ書簡を送り、彼がEPA報告書の発表延期に荷担した件について驚いたことを書き、彼の行為は「世間の不安を鎮めるどころか、煽ったようなものだ」と述べている。これに対してブロムリーが三名の下院議員に宛てた十二月十七日付けの書簡には、彼の大勢の「物理学者の友人」は（この中にはアメリカ物理学会のロバート・L・パークも含まれるのだが）、電磁場ががんを引き起こす危険性に関して、これまで行なわれてきた「研究のレベルについて、大いに疑問を感じている」と書かれていた。

ブロムリーがパークの見解に一目置いているのは、アメリカ物理学会の広報部長でありメリーランド大学物理学部長でもあるパークが、電磁場の発がん性についての深刻な問題を考慮しないばかりか、問題を軽視してきたことである。「不安のあるマーケットは、決してよくならない」とパークは一九八九年十月二十九日の『ニュースデイ』日曜版に論評を書いた。「空は死にかけた湖や森に酸性雨を降りそそぎ、海は都市から出た汚物を吐き戻す。我々の家の地下に埋められ、忘れられていたごみの山が毒気を滲み出させている。水やりんごは鉛を含み、我々はますます濃くなる炭酸ガスに覆われて今にも窒息しそうになっている。おまけにフロンがオゾン層に穴を開けている。その上今度は一般家庭では電気製品から発生する電磁場が、我々の脳に異常を起こさせたり、小児白血病を引き起こしたりしているかもしれないと言うのだ」。パークは、アメリカ人の平均寿命が、産業革命以来二倍近く伸びており、しかも電化が始まってから最も急速に伸びていることを指摘して、電力線の危険性を軽視しようとした（一九九〇年の夏、エレノア・アデアはパークの言葉をそっくり真似て、『ニューヨーク・タイムズ』紙に次のように語った。「電気を使い始めてから長い時間が経つ。しかも電球が発明されてから平均寿命は二倍近く伸びています」）。パークは、電磁場被曝とがん発症との相関関係が繰り返し語られるのを、常温核融合の誤った発見をめぐって繰り広げられた根拠のない主張と比較しながら、「有害な影響を心配すべきような」電磁場の生物反応は知られていないし、「せいぜいわずかな生物反応についての矛盾した報告書が二、三あるだけだ」と断定した。彼はさらに生物は「どんな種類の刺激にも」反応するので「焼きたてのパンの匂いにも人間はかなり強い生理的反応を示すが、これが有害だという人はいない」と言った。

ブロムリーは三名の下院議員に宛てた書簡の中で、十一月二十六日の会議についてＥＰＡ報告書を検閲しようとしたのではなく、「非常に多くの人々が、この報告書によって悪影響を受けそうな時に」警告するのが自分の責任だと考えた、と述べている。十二月二十四日には、『タイム』誌にブロムリーの発言が引用された。それは電磁場と小児がんの因果関係を認めたEPAの調査結果は「何百万人もの親たちを不必要に恐怖に陥れている」というものだった。

一方ライリーのスタッフは一九九一年一月中旬に予定されていた科学諮問委員会の初の公聴会に向けて、電力会社のためにEPA報告書とその結論を徹底攻撃するための準備を着々と進めていた。EPA理事であるライリーは、部下のそうした行動を大目に見ていたようだ。十二月二十一日、ライリーはブラウン、シュア、バロンの三名の下院議員から手紙を受け取った。その中で三名は、EPAが今度の公聴会で、疫学、細胞生物学、生物物理学のような重要問題についてクロウエル・モリング法律事務所に意見陳述することを認めたことを厳しく非難した（クロウエル・モリング法律事務所はワシントンの法律事務所で、電力会社の弁護を数多く手がけていた。その中には電力線の磁場の危険性をめぐる訴訟の被告として挙がっている電力会社も含まれていた）。三名の下院議員はライリーに、「これではクロウエル・モリングからの事項が不釣り合いに多くなり、議題は依頼人の利益となってしまうだろう」と申し立てた（この時すでに意見陳述の順番の多くは電力会社とつながりのある発言者が占めてしまっていた）。下院議員がさらに指摘したのは、公聴会開催の通知が十二月十八日まで連邦政府官報に出なかったにもかかわらず、一方ではクロウエル・モリング事務所は先に通知を受けていたため、他の関係団体よりも「大いに有利」になった点である。「従来、厳密な討論とあらゆる見地からしっかりした考察を行なった結果、真理が明らかになるという考え方に基づいて専門家の科学的批評が行なわれてきた」「クロウエル・モリング事務所のように明らかに特権を身につけた団体に、科学諮問委員会の前に証言を『操作する』力を与えることは、完全にこの考え方に反するものだ。『不正工作したカード』のような発表が行なわれればそれだけで科学諮問委員会の再検討の中身は信用を失うだろう」と下院議員からの手紙には書かれていた。

クロウエル・モリング事務所が依頼人の電力会社に有利なように不正工作しようとしたのはこれが初めてではなかった。一九八七年と一九八八年、クロウエル・モリング事務所は、国立がん研究所の中でも権威ある科学者三名を首尾よく雇い入れ、ニューヨーク電力公社側に立つ証言をさせていたからである。この六六〇〇万ドルの訴訟を起こしたのは土地所有者たちで、彼らは公社がニューヨーク州北部地方のいくつかの郡を貫通する全長三三一キロ、三四万五〇〇〇ボルトの送電線を建設したために、発がんの危険が生じ、送電線用地に隣接する土地の市場価格が急落したと主張した。これに対し、国立がん研究所の科学者三名は、電力線の電磁場の生物学的影響に関する研究を自ら行なったことがなかったにもかかわらず、電磁場ががんを引き起こす可能性があると結論づけるための科学的根拠はないと証言して、合計一二万四〇〇〇ドルの報酬を受けた。この証言を聞いた判事はクロウエル・モリングが召集した証人を支持したため、原告敗訴となった。その後まもなくこの三名の科学者は国立研究所職員には許可されていない謝礼を受け取ったことで、所得を規制する規則に違反していることが発覚した。

公聴会に備えてクロウエル・モリング事務所は、電力産業健康科学グループという組織を設立した。これは電磁場研究の推進に関心があると公言した大手電力会社の連合組織で、このグループが立役者となって著名な科学者四名にワシントンで開かれる予定の科学諮問委員会の小委員会、つまり電磁場とがんの相関関係を矮小化して考えている小委員会で証言してもらう手はずを整えた。四名の科学者はスタンフォード大学医学部部長であり、かつ米国がん諮問委員会長のデビッド・コーン博士、カリフォルニア大学アーヴィン校の物理学及び病理学教授のマーク・マンデルカーン博士、ジョージタウン大学医学部ビンセント・ロンバルディ、がん研究センターの医療腫瘍学部長エドワード・ゲルマン博士、ハーバード大学公衆保健学部疫学科長ディミトリオス・トリコポーラス博士だった。

コーン博士の証言によると、彼が目を通した論文と調査書類から見て、「パルス化磁場の潜在的発がん性を裏づける症例は説得力に欠けている」ので、これまで出ている証拠は「非常に不十分で、新たながん抑制政策の決定を下せるものではない」と証言した。しかしコーン博士は小委員会のメンバーから質問を受けた時、電磁場が細胞や動物に及ぼす影響について書いた主要文献にはまったく目を通していないことを認めた。マンデルカーン博士は、電磁場が生物の一連の作用に及ぼす影響のメカニズムは「ありそうもない」と断言した。しかしコーン博士と同様、彼もまた質問を受けて、低周波電磁場の影響に関する論文に精通していないことが暴かれてしまった。

ゲルマン博士は「パルス化電磁場ががんを引き起こすというはっきりした証拠はないようだ」と述べた。トリコポーラス博士は、ファーンランドの言葉を繰り返して、もし電磁場被曝とがんの相関関係が、取りざたされているとおりに正しければ、電力消費社会を邁進してきたアメリカで、小児白血病が「流行」していたはずだと語った。

この証言に触発されて、科学諮問委員会の小委員会で議長を務めていたマタノスキー博士は一九三〇年代から一貫して小児白血病が増えてきていると発言した。それは一九八九年夏から電力業界の広報関係者が広めていた風評を訂正するものだった。当時、パシフィック・ガス電力会社の電磁場問題対策会議の某メンバーが、電力線から放射される電磁場と小児白血病との相関関係を示す研究に集まる不安を鎮めようとして、同社の週刊社内報に掲載した記事で、「米国での電力使用量は、過去三十年間で五倍になっているが、新たに報告された白血病患者数は約半分に減った」というものだった。

公聴会では一八件の口頭陳述が行なわれた。その半分以上は電力会社や空軍を代表している人たちか、電磁場被曝とがんの相関関係を示す証拠はないと公言している人たちによる陳述だった。後者に属するロバート・アデアは最近、ロサンゼルス・タイムズの記者に、電磁場の生物学的影響を調査するのは狼人間を探すようなものだと述べている。アデアは小委員会に対して、EPA報告書にある相関関係のメカニズムに関する章は「まったくおかしな科学」であると述べ、世界中で認められている物理法則から考えると一〇〇ミリガウス以下の六〇ヘルツ磁場で注目に値すべき生物学的影響はあり得ないのだと主張した。

一方、電力線による電磁場は健康を脅かしているかもしれないと懸念する人々からの陳述は六件しかなく、しかも科学的研究をした経歴のある人からの陳述は一つもなかった。

ましてEPA報告書が言及した電磁場はがんを引き起こす可能性があることを示唆する一二件の研究を行なった科学者による陳述はまったくなかった。この不均衡をペンシルバニア州スクラントンのジェームズ・P・コナーズ市長が指摘し、小委員会に対して、スクラントン市民の多くが、電力線から電磁場を被曝するのに不安を抱いていると述べた（ある一地域の住民の間に、がんやホジキン病患者が数名出ているのは、高電流を流して強い電磁場を放っている六万九〇〇〇ボルトの送電線がそばを通っているせいではないかと考えるスクラントン市民もいた)。コナーズ市長は公聴会で陳述した人の多くは電力会社側だと指摘した後尋ねた。「誰が住民側に立った陳述をしてくれるのですか?」と。

第9章　鶏は鳴くものだということを考えよ

その頃、コネティカットでは電力線がもたらす健康障害の程度と、脳腫瘍は電磁場被曝で発病率が高まるのかについて国レベルの調査を求める声が再び盛り上がっていた。それを勢いづかせる追い風が吹いたのは、ドン・ミカークと『マンチェスター・ジャーナル・インクワイアラー』の彼のチームが、多数の学校周辺で電力線の磁場を測定したところ、二～三ミリガウスを越える磁場が測定されたと報じたことだった。これは、子どもの間ではすでに発がん率の増加が認められているレベルである。実際の測定値ではウィンザー・ロックスのデイ・ケア・センター正面で、四ミリガウス以上、バーノン市内メイプル通り沿いの学校の校庭のすべり台で、最高七ミリガウス、同じくバーノン市のセント・ジョーゼフ小学校校門でほぼ八ミリガウスが認められた。『マンチェスター・ジャーナル・インクワイアラー』紙の記事が出た翌日、ノース・イースト電力の広報担当は、磁場測定値は「通常範囲内」だと言明した。

彼はさらにコネティカット州で脳腫瘍の調査をすることは、赤字財政を抱える州政府には費用負担が大きすぎると述べた。

ウィンザー・ロック出身の民主党上院議員コーネリアス・オルレアリーは、コネティカット州議会では多数派党首だったが、一九九〇年十一月二十三日、他の主要上院議員たち（たとえばエネルギーと公益事業委員会、公衆安全委員会、環境委員会の各委員長など）とともにコネティカット科学・技術協会（同協会は州議会で一九七六年に「市民の健康と福祉に根ざす科学と技術の運用を推進するため」に結成された、非営利団体）に対し、電力線の人体への影響調査を行ない、その結果を定例委員会で報告するよう申し入れた。これを見て州の保険局長フレデリック・G・アダムスはオルレアリーと議会仲間の進めていた、調査実施を求める行動に加わり、メドー通りにはがんの群発性はないとした保健福祉局の結論を協会が独自に再検討するよう申し立てをした。同時にアダムスはコネティカットの住民に対して、人体への悪影響について決定的な証拠が出てくるまでできるだけ電磁場からの被曝を減らすよう注意を呼びかけた。スタンフォード出身の民主党上院議員リチャード・ブルーメンタールは、コネティカット州の次期検事総長に当選したばかりだが、州全体規模で電力線電磁場の人体への影響について調査を行なうことは、新知事のローウェル・P・ワイカーⅡ世新政権の最重要懸案の一つに取り上げられるべきであると発言した。十二月中旬、オルレアリーは電力線問題の調査目的で設立されたEMF（電磁場）対策委員会一三人委員会の委員たちに書簡で、次期定例議会開催中に議会で法制化する「慎重なる回避」策を提案するのが適切かどうかを打診した。州の保健行政は電力線の人体障害についての調査を適切に行なっていないという批判に応えて、この対策委員会をすでに設立していたのだ。メンバーには保健福祉局、環境保護部、公共事業統括部、コネティカット区画評議会、消費者保護部、経済開発部、そして政策統括室が含まれている。

オルレアリー、アダムス、ブルーメンタールらが進めた具体的な行動を求める動きは、ブッシュ政権が電磁場の発がん性に関するEPAの報告書草案の発表を遅らせるなどの、国の広報政策を視野に入れた対抗措置である。同じ頃、電力線障害の調査を正当に行なうべきコネティカット科学・技術協会の適性に疑問を投げかけた人がいた。それは『ジャーナル・インクワイアラー』のミカークだった。同協会がノース・イースト電力とニュー・ヘブンのユナイテッド・イリュミネーション（州の二大電力会社）から財政援助を受けたことと、協会のその他の企業スポンサーとして、ゼネラル・エレクトリックとコンバッション・エンジニアリング（いずれも大手の発電器機メーカー）の名前を挙げ、同協会が提案した電力線電磁場調査次第で財政上の利益が左右され得る南ニューイングランド電話会社も含まれていることを彼は『ジャーナル・インクワイアラー』で報じた。ミカークはさらにノース・イースト電力の環境計画部長が協会理事の一人であること、同社の企業計画・規制の渉外担当副代表が協会の推薦する委員会議長に選ばれていることを明かした。この記事が発表された時、協会の委員は口を揃えて、企業とのつながりがあって調査結果を歪めかねない協会のメンバーは、そもそも委員会参加資格を認められるものではないだろうとミカークに話したという。

一九九一年一月二十三日、保健福祉局のピーター・ガルブレイスと、EPAの大気保全事務局長で、合同対策委員会副議長にも任命されていたカール・S・パベットは、オルレアリー上院議員に対し、同議員が先に要求した「対策委員会は慎重なる回避策を定例議会で検討するよう申し入れてほしい」という件について書簡を送った。この二人の委員はオルレアリーに次のように書いている。「慎重なる回避策を確信を持って提案するほど、十分な情報を入手していません」。従って、どういうものであれ法制化への移行を提案する以前に、むしろ現在進行中の調査の成り行きを待つことにすると書いている。その数日後、デビッド・R・ブラウンと環境疫学と職業保健課の同僚二人はメリッサ・ブロックの母親のスザンヌ・ブロックを始めとするメドー通りの住民に、書面で以下のことを伝えた。「電磁場と健康に関して皆様が抱いている不安については今後とも積極的に対応していきます」。「電力線に住居が接近していることとがんとの関連性については、それだからといって電力線からの電磁場ががんを引き起こすことにはならない、ということを認識することが大切です」。三人の担当官はブロック夫人たちメドー通りの住民に、電力線の電磁場は発がん性ありという誤った考えがどういうわけで持ち上がったのか、ピッツバーグのカーネギー・メロン大学の研究者が作成したパンフレットから引用した類推を持ち出して、じっくり考えてみてはと促している。「こんな一例を考えて下さい。毎朝にわとりが鳴いた後で気温が上がる。この二つの要素は互いに関連がありますが、にわとりが温度を上げている原因だとは誰も思っていません。そうではなくて日の出がこの二つの現象を起こしているのですから」。

同じように電力線の障害を軽く扱おうとする作為は電力会社の社員やカリフォルニア州の保健専門家も行なった。一九九一年二月二十五日に、パシフィック・ガス電気会社（PG&E）のサービス計画顧問のトム・デヤングは同社が十二月にローレスとスレーター小学校で行なった電磁場の三二ページにわたる測定報告書を、電磁場障害についての補足資料と共に、フレズノ学校区連合会の福祉と危険管理部長のウェイン・マクミランに送っている。デヤングは、PG&Eが測定を「止めさせられなかった」、また電力線磁場の人体への被曝に関して科学的に根拠のある安全基準が欠落しているので、個人個人で独自の危険評価をしなければならないとマクミランの送り状で述べている。その報告書はスレーター小学校近くのPG&E施設には二三万ボルトの二回路送電線と一一万五〇〇〇ボルトの二回路の送電線があり、後者は「一番近い教室まで約三〇メートル」のところにあったと伝えている。一方、一九九〇年十二月十七日の午後三時から四時の間に、七・六ミリガウスの磁場がエマーソン通りの一一万五〇〇〇ボルトの送電線直下で計測された。同様に四・三ミリガウスの磁場が隣接している通りの歩道と学校の校庭を仕切っているフェンスのそばで、また一ないし二ミリガウスの磁場が、A・B棟の外回りの九地点でそれぞれ測定された。

三月一日、マクミランはPG&Eからの報告書コピーに送り状を付け、被曝レベルの判断基準となる科学的裏付けのある情報はまだ十分にないと念を押して、学校区の副代表チャック・マクアレキサンダーに転送した。なぜマクミランがこのような結論に達したかを理解するには、デヤングが彼に送付した補足資料を読めば一目瞭然だ。それには一九九〇年十月にPG&Eが発行した政策意見書と、同年初旬にレイモンド・リチャード・ニュートラ博士が他三人のスタッフと制作したパンフレットが含まれている。ニュートラ博士はカリフォルニア州保健福祉局疫学研究特別プログラム責任者で、他三名は電力会社の側に立った査定をほぼ毎回下していた。

ニュートラと同僚は次のような発言で始めている。「一般メディアは最近、電力線や家電製品からの電磁場が人体に障害をもたらすかどうかという科学的な論争に国民の関心を引きつけようとしているが、その結果、電力会社や公衆衛生関係機関は、不安に駆られた多くの住民から、電磁場の測定と安全基準作りを要求する電話の応対に追われている」。メディアがこぞって電力線障害に国民の関心を引きつけた主な理由というのは、EPAの報告書が初めは電力線の電磁場が人体にがんを発生させる「可能性がある（プロバブル）」と言っておきながら、その後「あるかも知れない（ポッシブル）」と表現を変えたことにあることは言うまでもない（ニュートラがEPAの報告書に通じていたことは間違いない。彼は一九九〇年六月に報告書の評定をしたEPA検討会議の九人の科学者の一人であったし、報告書の監修者だったロバート・マッゴイに宛てた七月九日付けの書簡で、報告書を「優れた」記録であると称賛していた）。ニュートラと同僚はさらに、現在ある科学的な情報を持ってしても、電磁場被曝に基準を設けたり、どのレベルが安全だ、危険だと言うことは不可能であると述べている。「不安がある人は電気時計をベッド脇の小テーブルから遠ざけるとか、コンピュータのキーボードを打ち込んでいる時は画面からできるだけ離すとか、ある種類の電気製品をまったく使わないようにするなどの自己防衛策を心がけるとよい」と助言している。ところが高圧送電線のようにどんな家電製品より強力な磁場を遠くまで放ち、一定距離内で長期的な被曝をした人に健康障害の危険率を著しく高めるものに近接しているために不安を抱えているスレーター小学校の教師と生徒のような人に対してはなんの配慮もされていなかった。

電力線電磁場被曝と発がんを関連づける結果を出した疫学研究と、それを否定する結果を出した研究は、数量的にバランスが取れているとニュートラらがほのめかしている箇所がパンフレットの後ろに書かれているが、実際には、EPA報告書草案がはっきり謳っているように、小児期の住居での被曝を扱った六つの研究のうち五つ、そして一九七九年以来行なわれた職業上の被曝に関するおよそ三〇の研究のほとんどが、電力周波数の電磁場被曝と発がんとの確実な関連性を示している。他にこんな記述もある。高電流配電線近くの家に住んでいる子どもには発がんの危険性が二倍に高まると調査報告されたものは、「喫煙者のいる家庭の、成人で非喫煙者の肺がん危険率が増加するのと似ている」。しかしこの類推は二つの点で不適格である。第一に電力線の磁場に被曝した子どもたちは、白血病、脳腫瘍、リンパ腫に罹っていることが指摘されているのであって、肺がんではないこと。第二に喫煙者のいる家庭に住んでいる大人の非喫煙者は、タバコの発がん物質ベンゾピレンを浴びることに賛否を言えるチャンスがあるのに、生物学的見地から考えても非常に高い電磁場を放つ電力線のそばにある学校に通ったり、自宅があったりする子どもには、潜在的発がん性のある被曝を知らないうちに身に受けていることだ。

ニュートラらの説明は次のように展開している。——疫学研究の結果を裏付けるには、「極微弱の電磁場が体内の分子レベルに作用するという、これまで明らかにされていなかった働きを認め、分子レベルの変化ががんやその他の健康障害を起こす過程であることを認めなければならない」。しかし一方、研究で明らかになったこと、たとえば、電磁場は脳の化学的性質を変化させ、免疫力を低下させ、メラトニンの合成を阻害するということについてはほとんど言及していない。発がん性の有無について、「生物学的にありそうなことである」とEPAが下した結論の基盤になっている事項なのだが。そればかりでなく、「科学者というものは確たる証拠がなければ急進的な新説を認められない」「安全基準がどのような根拠によるものであれ、費用のかさむ甚大な努力が払われた末に、再び訂正されることもありうるという事実からすれば、科学者たるもの、世間に忠告を与える前に問題の核心を理解することが求められている」と主張した。この説明は電磁場の発がんメカニズムを正確に解明するまでは公衆衛生研究者が電力線の磁場被曝量を減らす暫定的な予防策を講じることを思い止めさせるものである。それで思い出すのは、吸入したアスベストの繊維がどのように肺の組織に作用してがんを引き起こすのか未だわかっていない公衆衛生学者が、それでも国中の学校からアスベストを撤去するよう勧告したのだが、電力線電磁場ではがんとの関連が明確になるまでは人々の被曝低減の勧告を控えさせようと、人を無気力にさせるようなばかげた要求だといえよう。

ニュートラらが強調しているのは小児期の疫学調査が、実際の磁場の強さがわかる定点測量ではなく、むしろ電力線から住居までの近接度に基づいた大ざっぱな磁場被曝の予測値に頼っているという点だが、しかし大方の著名な研究者というものは、長期間の累積値を見る場合には、そのような類推値に基づく方が、定点測量値より正確度が高く、診断時とそれ以前の実際の被曝量をより反映しているものと、考えていることをニュートラらは見落としている。「家庭内の六〇ヘルツの電力のどういう点を測定すれば良いのか、また被曝レベルを設定するにしてもどのように設定したら良いのか、今（一九九〇年現在）のところまだわからない」と述べて電力線問題にお手上げしながら、「磁場測定をそのような不確定さがありながら実行することは、科学的な目的に貢献しないばかりか、人々を要らぬ不安に陥れるだけだと考える向きもある」と言っている（国内の多くの電力会社がこれまで取ってきた立場）。しかしニュートラらは以下のことをも認めている。「個人の住宅あるいは学校の環境についての測定という最も簡単なことができないのは、本来、それだけで気持ちが治まらず不安を煽ることだからかもしれない」。そしてパンフレットを次のように締めくくっている。電力線の人体への悪影響に対する不安はデータが「不完全で説得力に欠けている」からであり、不安のある人はもっと信頼のおけるデータが揃うまで電磁場の被曝量を減らそうとするのもよいだろう」。ただし「特別の費用も努力も払わずにできる範囲で」。

ニュートラとそのスタッフと同様PG&Eの報告書の著者は、小児期のがんについての研究で電磁場被曝量の推測は電線からの距離に基づいたもので、実際の電磁場測定の結果ではないので、電磁場被曝と発がんの関連性は証明できないことを強調している。PG&E報告書は「現時点の科学的知識では、電力線からの極微量の電場・磁場がどのようにして人体に白血病などの健康障害を起こすのか説明できない」と述べ、ファーランドやトリコポーラスの理論と同じく、もし電力線の電磁場ががんを引き起こすならば「過去三十年間で五倍に増えた電力消費量は小児白血病を伝染病のように蔓延させたであろう」としている。電力業界は一九九一年七月にこの論争を止めた。全米がん協会がこのところ小児期の白血病が二五パーセント、脳腫瘍が三〇パーセント以上も説明のつかない増加を見せているとの報告書を発表したからだ。PG&E報告書では電力会社が「論争の最新情報を一般市民と関係機関に提供するために、州政府と地域機関と双方ともに協調していく」ことを述べ、カリフォルニア州保健福祉局とも測定方法やコミュニケーションを推進する上で歩調をあわせていくと記されている。

一方カリフォルニア州のその他の電力会社も電磁場障害について、PG&Eと同様の立場を取った。南カリフォルニア・エジソン社が電力線の障害について疑問を持った市民に送付した二ページのパンフレットには、エジソン社は「皆様の不安を解消するため、カリフォルニア保健福祉局を初めとする政府機関と連係して、新しい情報は随時お知らせしていきます」とある。同パンフレットは保健福祉局とカリフォルニア電力事業委員会が合同で一九八九年に発行した報告書を引用している。電力事業委員会はカリフォルニア州に対して「電力施設周辺での電場・磁場規制に踏み切る必要は今のところない」と助言し、しかも「規制する行動に出ることは、この公衆衛生論争を当座の科学的理解に頼ってしまう幼稚なものである」と言い切った。

サンディエゴ・ガス電力会社が一九九〇年十一月に発行した一〇ページのパンフレットには、電力線障害についてニュートラの見解が出ている。それによると、電磁場には悪影響があるとはっきりわかるものは誰一人いないのに、人々は「社会に多大な迷惑をかけない方法で」電磁場をなるべく浴びないようにしようと、電気式ラジオ時計を遠くに置いたり、ビデオ端末画面からなるべく離れるなどしている――「学校について言えば、子どもを転校させるとか、建物を売るとか、電力線を移動させるとか、そういうことは一切しません。現在までの証拠ではそのような過激な行動はできないと考えます。そういうことが必要な事態が来るかもしれませんが、それまでには証拠を積み重ねなければならないのです」――とのニュートラの言葉を紹介している。

第10章　地図上の赤い点

電力会社の社員やカリフォルニア州の保健担当高官が電力線の疑惑を都合のよいように解釈する一方、電力線からの磁場とがん障害を関連づける証拠は続出した。新出の証拠の中にはスレーター小学校の教師や生徒の将来の健康と安全に深くかかわる問題もあるにもかかわらず、教師にも父兄にもその他フレズノ市民の誰に対しても、PG&Eからあるいは保健福祉局からも、この件に関して何の説明もないままだった。電力線の健康問題では「最新情報」を市民に知らせるために協調して事にあたるとの従来の言葉を裏切るものであった。一九九一年一月三十日と三十一日に、国立労働安全健康研究所主催で、シンシナティで開かれた、電磁場被曝の人体への影響を討議するワークショップに参加した疫学者のパネラーは、女性の乳がんと電磁場被曝との関連性調査は、将来最優先の研究課題にすべきであると強く訴えた。それよりほぼ一カ月前、ノルウェーで男性の乳がんについての研究が発表されたばかりだった。

男性の乳がんは非常に稀で、毎年人口一〇万人に一人の割合で診断されているが、電磁場に被曝する職業の男性は通常の二倍、また、鉄道機関士や電車操作員、線路巡視員など電気系輸送関係の職業についている男性には通常の四倍の発がん率があったという。

そのノルウェーの研究というのは、ここ一年と少しの間に次々に発表された調査の三番目のもので、電磁場に被曝する男性に乳がん罹患率が高くなることを明らかにしている。さらに七カ月さかのぼって、シアトルのフレッド・ハチンソン・がん研究センターの疫学者が、電話線作業員、電気技師、送電線作業員は通常より六倍も、乳がんにかかる危険性が高いと発表した。また一九八九年十一月にジョンズ・ホプキンス大学のマタノスキーのグループが発表した、中央制御室で働く電話技師の乳がん罹患率が高まるという報告もある。そこでは電話技師たちは切替スイッチ機械から放射された二〜三ミリガウスの磁場に被曝していた（この増加率は通常の六倍であることがわかった）。

『マイクロウェーブ・ニュース』でルイス・スレシンがこれらの発見をすべて報じたにもかかわらず、国内の新聞にはほとんど一言もその内容が伝えられなかった。その結果としてアメリカ人女性の間では最近乳がん罹患率が急激に伸びているのに女性たちは、男性の乳がんと生物組織学的に同一の、この悪性の疾病に罹ることと電磁場被曝とに関連性があろうとは思ってもみないのだ。

女性の乳がんと電磁場との関連性をつきとめる調査の実施を訴えていたシンシナティでのワークショップに参加した疫学者たちの中に、南カリフォルニア大学医学部ロサンゼルス校の予防医学科のジョン・M・ピータース博士がいた。ピータース博士とステファニー・F・ロンドン博士を初めとする大学チームは、住居が高電流の電力線と近接していることと、小児期の白血病との関係についてを五年にわたって行なった調査をこのほど終了させた。この調査は電力研究所（ＥＰＲＩ）から資金が出ていた。ＥＰＲＩの担当者は二月七日、カリフォルニア州カーメルで報道陣シャットアウトのなか開かれた会合で調査結果の第一報を発表した。ＥＰＲＩによればロンドン、ピータースと南カリフォルニア大学研究チームは、ロサンゼルス郡に住んでいる十歳以下で、一九八〇年から一九八七年の間に白血病にかかった子どもたち二三二人を調査した。これらの子どもたちとやはり二三二人の白血病にかかっていない子どもとを比較したところ、高電流電線のそばに住んでいる子どもの白血病罹患率は、そうでない子どもより二・五倍も高いことがわかり、ＥＰＡ報告書で電力線の電磁場が人体にがんを誘発する可能性について、最も確実な証拠を挙げたと評価されていた既存の小児期のがん研究結果を、こうして再確認することとなった。

これまでの研究者たちと違って南カリフォルニア大学研究チームは電磁場の測定を少なくとも二十四時間継続して、調査対象の四六四人の子どもたちが含まれている六九二人の住人のうち三〇五人の寝室で行なった。それにより電線の配列の分類方法も押えることができた。被曝量が最も多い分類下で観測した白血病の危険率は五割の増加であり、寝室の電磁場は二・七ミリガウス以上と記録されたが、統計学上は有意とは認識されなかった。南カリフォルニア大学研究チームは彼らの調査に関する公開討論を、権威ある科学誌に発表されるまで（その後九か月間その機会がなかった）は、どんな形であれ行なわない方針だったので、ＥＰＲＩは報道関係に配布した七ページの資料で、測定された電磁場の放射は「白血病の危険とのつながりは弱く」「他の被曝測定法との整合性に決定を欠いているため、さらに研究を進める必要がある」という点を強調することで、調査結果が起こしそうな混乱を押えることができた。しかしそれにもかかわらず『ウォール・ストリート・ジャーナル』『ロサンゼルス・タイムズ』他の有力紙のほとんどが、ロンドン／ピータース調査を正しい視点で捉え、高電流の配電線の近くに住んでいる子どもたちの間に白血病の発生率が著しく高まっていることと、この発見で電磁場被曝とがんとの関連性に新たな重要証拠ができたと伝えた。例外は『ニューヨーク・タイムズ』であった。サンドラ・ブレイクスリー記者の書いた記事は次のような文章で始まっていた。「新しい科学調査の第一段階的な結果では、小児期の白血病と住居内での電磁場被曝とは関連性がなかった」。また、『フレズノ・ビー』で取り上げられたロンドン／ピータース調査には言及せず、スレーター小学校のパトリシア・ベリーマンと同僚の教師や、同校に子どもを通わせている親たちが、子どもたちが電力線の磁場に慢性的に被曝することは危険であると、最近の主要な調査が警告していることに気づいていることの記述もなかった。

ウェイン・マクミランがPG&Eの報告書をマクアレクサンダーに転送してから数日後、ベリーマンはスレーター小学校の職員室のテーブルに置かれたコピーを見た。それは校長のジョージ・マーシュが置いたものだったが、それを読むうちに大半が電磁場の概要を表わす一連のグラフで、しかもこれはグラフ表示するために特定の場所で測定されたものであることが分かった。すべての測定がミリガウス単位に行なわれていることから、ベリーマンには総じてわかりにくかった。その頃はまだミリガウスがどんなものか、感じがつかめていなかったからだ。そんなわけでPG&Eがスレーター小学校のA、B棟近くで測定した、一連の磁場測定数値にとりわけ重要性を感じたわけではなかった。しかし四ページ目に出ていた測量の説明に目が留まった。そこにはこのような一文があったのだ。「大まかに言うと、学校の敷地の南側（A、B棟付近）で、近くに電力線があることから磁場が高めに推移している」。

その当時スレーター小学校では毎月第一、第二火曜日に職員会議が行なわれていた。九一年三月五日の午後の話し合いでPG&Eの報告書が取り上げられた時、ベリーマンは報告書が良く理解できなかったと同僚に話した。同じような意見が副校長の一人カーティス・ハードからも出された時、ジョージ・マーシュ校長は、PG&Eが調査結果を三月十四日に開かれるフレズノ教育委員会の席上で発表することになっているので、さらに詳細に知りたければ、そこに出席することを勧めた。教師たちの話題は『フレズノ・ビー』紙で十二月に取り上げられた電力線障害についての記事、EPA報告書に関するAP通信の記事で電磁場被曝と脳腫瘍との関連性が取り上げられていたこと、A棟で教えていたケイティ・アレクサンダーが脳腫瘍にかかり、B棟で教えていた他の教師も脳腫瘍にかかって退職を余儀なくされたことに広がり、そして最後にスレーター小学校で教えていた女教師で、この八年間の間にがんや脳腫瘍と診断されたものは例外なく、学校の南側のA棟かB棟か隣接した管理棟、つまりそこはエマーソン通りの高電圧送電線に近いところで起きていることが共通の認識となった。

職員会議が終わった後もベリーマンと数人の教師は残ってさらに話を続け、三月十四日の教育委員会の会議に代表を出席させることにした。ベリーマンはその機会に、A、B棟で教えていてがんに罹った教師名リストと、彼女らが働いていた場所を示す図表を作ることを提案した。そうすれば教育委員会の委員たちにも「この学校には病気の教師が大勢います。」というベリーマンの言葉をすんなり理解してもらえると思ったからだ。五、六年生を受け持つドリス・バッフォは十年間B棟で教えていた。彼女はこんなことを覚えている。ある時誰かが学校の簡単な絵を描き、図上にがんに罹った教師が教えていた場所を「×」で印をつけていった。「それらの『×』を見ていたら背筋がゾーッとしました」とバッフォは最近打ち明けた。「十二月に『フレズノ・ビー』紙で電力線の記事を読んだ時、それは単に『空気も吸えない水も飲めない、と同様の新しい心配事が出てきました』といった類の話だと思っていました。ところが突然私自身が十年間もB棟で教えていたことを思い出したのです。『どうしよう、怖い！』という気持ちでした」。

その日の午後バッフォはマーシュを校長室に訪ね、スレーター小学校の小さな地図を手に入れた。彼女は教室でそれをオーバーヘッドプロジェクターで大写しにして、その外郭を六〇センチ×九〇センチの大きさのポスターボードの上からなぞった。その日彼女はポスターボードを家に持ち帰り、ボード上でがんの犠牲者となった人々が働いていた場所に赤丸のステッカーを貼っていった。その作業を終えた時、A棟とB棟のあちこちにステッカーが七つも貼られ、A棟の真裏の教務室には二つの丸が貼られた。翌朝、彼女はその図を学校へ持ち込み、補助教員に見せると、担任した五年生の一人が脳腫瘍にかかり、それがもとで一九八六年に亡くなっているとバッフォに語った。休み時間にバッフォは図を職員室に持ち込み、テーブルの上に置いた。「それを見た先生は一人残らず、図が示していることにショックを受けました。ほぼ全員が口を揃えて、これは何とかしなくてはと言いました」。彼女はそのように記憶している。

一週間後、バッフォはフレズノ教育委員会の七人の委員に向かって、スレーター小学校の教師たちの不安を訴えた。教育委員会は市の中央にある学校区本部内の会議室で月例会議を行なっているところだった。ローレス小学校とスレーター小学校で行なわれた電磁場測定について、家電製品からの電磁場と比較して低い数値だったと説明したPG&Eのトム・デヤングに続いて彼女は意見を述べた（ただしデヤングは家電製品の場合、電源からほんの一〇センチ離れると電磁場の数値は極端に下がるということには触れなかった）。「私は委員の方にまずスレーター小学校の教師が異常に多くがんに罹り、しかもそのほとんどが学校で送電線に一番近い側で働いていた人だったことから話を始めました。それから私の作った図を見せて、A棟とB棟、それに隣接した教務棟の赤い点の意味を説明しました。続いて私は、地域の学校評議官は通常公平を期すためにスレーター小学校の電磁場測定調査を外部の人間にあたらせるべきものなのに、PG&Eに依頼してしまい、学校区の評議官が本来自分たちの仕事を事実上PG&Eに委ねてしまったことを指摘しました。私が話し終った時委員会の委員たちは図を唖然として見つめ、しばし沈黙の時が流れました。その後、彼らから矢継ぎ早に質問攻勢を受けました。教師が病に倒れたというが、どういうがんだったのか、その電線は教室からどのくらい離れていたのか、子どもたちに影響はなかったのか——などなどです。私は知る限り答えましたが、プライバシーを守るため発病した教師の名を挙げるのは止めました。その時点で委員たちはデヤング氏を再び演台の前に立たせ、この件に関して何か意見があるかどうか質問しました。彼はないと答えて、現在のところ電力線から放射される電磁場に被曝することを安全とか危険とか断定できるまで、確実なデータが揃っていないのだと発言しました。委員たちは教育委員長のフランク・J・アボット氏に対して、この状況を調査し効果的な対策を提案するよう要求しました」。

四月五日、学校区の委員たちはスレーター小学校で電力線問題対策を検討するために会議を開いた。議長は区の財務委員長キャシー・ボーゲルが務め、他に学校区委員会副代表のウィリアム・ハンセン、理事のドナルド・ボーリガード、区の保健福祉局長で正看護婦のアンナ・フィリップスらが議事進行にあたった。ジョージ・マーシュ、カーティス・ハード、パトリシア・ベリーマンと、A棟で八年教えた後乳がんに罹った教師一人が、スレーター小学校側の出席者だった。そのほかの出席者はフレズノ郡保健部副部長のゲーリー・カルドザ、フレズノ郡保健部のヒュー・ストールワース博士、そしてデヤングであった。

会議の冒頭ボーゲルはこの会議が一般人と報道関係者には非公開で行なわれると発表し、『フレズノ・ビー』紙の専属記者エイミー・アレクサンダーに歩み寄ると彼女を部屋の外へ導いていった。それから討論が始まり、フィリップスはストールワース博士と連絡を取ったことで、郡の保健部が群発がんについての調査と査定を行なう意向であることがわかったと話した。ストールワース博士が語ったところでは、郡はスレーター小学校のがん患者個別のデータを集めるつもりであること、それでもし群発性が認められたら、州の保険サービス部担当官と密接に連係してその調査にあたるという。

デヤングがPG&Eの見解を求められた時、会社としてはスレーター小学校で独自に行なった電磁場測定について分析できないし、どのレベルの磁場がどんな危険があるとかないとかは言えないと言った。彼はさらに電磁場障害については確証に欠けていて、矛盾もあるので、「会社としてのスタンスは、『陪審員たちはまだ法廷外で審議中』」と言った。ベリーマンはスレーター小学校は通年度制の学校であるにもかかわらずPG&Eは測定を十二月に一度行なっただけであることを指摘した。ベリーマンがデヤングに電磁場のレベルは夏場に高くならないのかと尋ねると、彼は夏にはエアコンの使用量が急激に増えるので確かに高まることを認めた。郡の保健部ではスレーター小学校の教師間の不安にどのように対処するかという質問に答えてストールワースは、まず第一にスレーター小学校にそもそも群発のがんが存在するのかしないのかをはっきりさせることだとした。そしてなんらかの関連性を示している地図上の赤い点は、電力線の磁場被曝が教師たちが罹ったがんの原因になったことを必ずしも意味するものではないとも述べた。郡の調査が電力線付近の住民一般にまで広げられるかどうかとの質問にストールワースは、その可能性はあると答えた。しかしカルドザはそのような調査は近隣のコミュニティにパニックを引き起こすだろうと警告し、電力線からの放射ががんを誘引する可能性を憶測しない方がよいとの、ストールワースと同じ見解を述べた。

郡の保健部との取り決めでアンナ・フィリップスがスレーター小学校を訪問したのは四月十日だった。がんに罹ったとされている教師と生徒の氏名を集め、彼らの医療記録が公開され再検討されてもよいか許可を取るためであった。「がんに罹った仲間の教師や生徒のことを知っているか聞き及んでいる私たちから情報を得ようと、アンナは放課後一時間ほど第十三教室で待機していました」。ベリーマンは振り返った。「でも最初から彼女は住所や電話番号のはっきりしない者については、学校区で教師や生徒の所在をつきとめることができないという理由で対象外にしました。その結果、私たちは早くも郡の調査がどれだけ徹底して明らかにされるか不安になりました。しかし組織的な体制に沿って協力していこうとその時は思っていたものですからそれについては黙っていました」。

四月いっぱいベリーマンと同僚はスレーター小学校の上を通過している電力線から護衛するために学校区ではどんな対策をとってくれるのか待っていた。そうするうちに、おおかたはA棟かB棟で教えていた一四人の教師が他の学校への配置替えを願い出た。そして一方、一年の担任だったケイティ・アレクサンダーが死んだ。彼女の葬儀は四月二十七日に行なわれ、十数名の同僚と、何十人もの友人たちが参列した。会葬者は口々に死をもたらした脳腫瘍が本当に電力線からの磁場被曝と関係があったのかどうか知りたがっていたと『フレズノ・ビー』紙の記事で伝えられた。ケイティの息子は、学校関係者は電力線に最接近している教室を閉鎖すべきであると『フレズノ・ビー』紙に語った。「私の母には間に合わなかったけれど、そこにはまだ同じ危険にさらされている人が大勢います」と、子息は言った。ベリーマンはアレクサンダーの死はスレーター小学校の同僚に重大な影響を与えたと思っている。それは彼女の次の言葉によくあらわれている。「私たちも生徒も、もうこれ以上電力線の被曝を受けまいと今までに増して強く思いました」。

第11章　子どもたちの安全のために

スレーター小学校教師の電力線問題の解決策が行き詰まるなか、ＥＰＡの報告書草稿を検討してきたＥＰＡの科学諮問委員会小委員会の一七人のメンバーは、電力線の磁場は人間にがんを誘発する可能性があるというＥＰＡが下した結論に不安を募らせた。最初の会議に続いて九一年一月に小委員会のメンバーは三つの専門部会に分かれた。七人のメンバーからなる第一部会は疫学的証拠についてのＥＰＡの解釈の有効性を検討し、別の七人が構成する第二部会は、どのようにして電磁場が細胞のレベルにまで作用してがんを引き起こし、かつ促進するのかを示しているＥＰＡの実験研究の解釈を検討し、残り三人からなる第三部会は、電磁場の生物学的システムへの作用について報告書の筆者が正しく分析しているかどうかを検討することにした。そして四月十二日と十三日にテキサス州サンアントニオで、三つの専門部会それぞれが書いた報告書第一稿を検討するために、小委員会の全体会議が開かれた。

疫学専門部会の七人の主張は、ＥＰＡ草稿の著者たちは「関係事項をほぼ完全に網羅して行なった」が、疫学的な結果分析は「因果関係の説明において余りに多くの裏付けのない推測を行なっている」。その結果「否定的結果を矮小化しながら肯定的結果が強調されている」というものだったが、これは納得しがたいものだ。というのは疫学専門部会はいわゆる否定的結果というのを具体的に挙げていないからだ。そればかりでなく一九七九年以降行なわれた六件のうち五件の小児期の住居調査と三十数件の職業調査の大半が、電力周波数による磁場やその他の電磁場被曝と発がんとの関連性を示していることへの言及がない。実際少なくとも一二件もの小児期及び職業上の調査（すべて一九八五年から一九八九年の間に実施され、公表され、再考察されている）が自宅や職場で電磁場に被曝している人に異常に多くの脳腫瘍が発生していることを示している。さらに徐々に電磁場被曝ががんを促進する原因であるという疫学的証拠が積み重ねられ、一九八九年の中頃（ＥＰＡ報告が中断されたころ）から男性の間で乳がんが増加したという調査や南カリフォルニア大学医学部の研究者が行なった調査などでかなり確定的になっている。その調査では電気技術者、電気技師など強い電磁場に継続して被曝する仕事に十年以上就いている人に悪性脳腫瘍の星状細胞腫に罹る率が、通常の十倍も高いことが明らかになった。

電磁場と細胞レベルとの相互作用に関する実験から上がった証拠を検討した七人の第二部会報告もまた、電磁場疑惑を都合よく解釈する傾向を示した。それによると、生体実験である周波数の電磁場はラットのメラトニンのレベルを半分に減らし、「重要な生物学的影響」を与えるものであることがわかったと発表した。しかし彼らはそのような調査結果がでても電磁場ががんを発生させると「即座に関連づける」ことにはならないので、メラトニンの証拠も発がん性の証拠として提示されるべきではないとした。しかしメラトニンの調査結果についての考察は、ラットの場合も人の女性の場合も乳がんとメラトニン生成の減少とは関連性が強いことを考慮すると、あるいはまた最近の男性の乳がんのデータと国内で女性の乳がんが急激に増加していることを照らし合わせてみても、楽観的過ぎるのではないか。

三人のメンバーによる第三部会の物理学に関する検証は、一〇〇ミリガウス以下の強さの電力線電磁場は生物学的影響を与えないとするロバート・アデアの主張に特別な注意を払ったことで印象的だった。そしてもう一つ注目すべきは、EPA報告書草稿全体の信頼度は「権威ある物理学者が確信を持って提出した見解が、果たして論争を巻き起こすかそれとも不適当と見なされるかにかかっている」と予想した点である。過去二十年以上も世界中の研究者たちが行なってきた一〇〇件を越す疫学研究や実験室での研究結果を、ある意味では無効にするようなアデアの見解を結論に据えたのは、リチャード・ウィルソンに端を発している。彼は元ハーバード大学物理学部長で、自分たち物理学者の名前が意図的に検討委員会の名簿から除外されているとして不満を訴えたことで、最後の最後になって科学諮問委員会(SAB)の検討委員会での任務を依頼された人であった。結局、EPA報告書を大々的に否定するものとしてアデアの見解を捉えようとしたウィルソンの提案は、小委員会の何人かの委員が執拗にそれに反対したので、削除されることになった。

その頃までにはしかし、一七人の小委員会委員のほとんどは電磁場に発がん性の疑いがあるとする証拠は不十分で、またEPA報告書草稿は某委員の言葉を借りれば「もっと穏やかに」まとめられるべきであるという点でおおむね納得していた。電磁場に発がん性があると告発する前に、さらなる証拠という名の重荷を課すという決定は、報告書の結果に対する強力かつ空前ともいえる圧力がブッシュ政権の科学及び政策顧問の面々から、あるいは空軍や全米の物理学者たちからかけられたことを考慮すれば、さらにEPA内部の職員やその他行政機関の役人からの報告書支持が決定的に欠けていたことを考慮すれば、それは世間を大きく揺るがすものだからこそ発表されてはならなかったのだ。その上またEPA報告書によって政府関係筋の科学界にわき上がった強烈な反感を裏付けたのは、SABの放射線諮問委員会（小委員会の母体で、核や他の電離放射線の分野を専門とする科学者にほぼ限定された構成人員になっている）の数人のメンバーが、EPA報告書の結果に強く反対しているとマタノスキーが発言したことである。そして小委員会が報告書の修正案を作成することを期待するだけでなく、その公表の正当化も期待しているとマタノスキーは述べた。確かにEPA科学諮問委員会内の電気・電磁場小委員会委員への圧力といったら相当なもので、五月に、アメリカ下院の科学・宇宙・技術委員会がEPAに電磁場調査費として一九九二会計年度に二〇〇万ドルの予算を計上するにあたって、小委員会は次のような報告書を発表している。その中で、ブッシュ大統領の科学顧問であるブロムリーがEPA報告書の発表を遅らせたことや、一月のSAB公聴会でクロウエル・モリング法律事務所が証人を揃えて電力会社に有利に進めたことなどを振り返っている。そしてまた、EPA理事ライリーに対して「この小委員会は科学的証拠の評価と専門家のコンセンサスを、［科学諮問委員会］から執行部へ伝えるにあたり、政治的配慮などの影響を一切受けない状況の中で行なわれると考えるものである」と表明している。さらに小委員会は「世間の不当な雑音から」科学諮問委員会を守る責任があるとのライリーの立場を再確認している。

同じころコネティカットでは、電力線からの磁場が起こす健康障害についての新しい不安が持ち上がっていた。それは『ニュー・ロンドン・デイ』紙の専属記者マリア・ハイルマンが報じた記事に端を発するものである。町のビジネス地区に電力を供給している、高電流配電線（ミスティックに近いクリフ通り沿いに通っている）近くの住人三人が、最近になって原発性の脳腫瘍に罹って亡くなったというのだ。ハイルマンはさらに予備調査では近隣の住民に三件の前立腺がん、一件の乳がん、及び腎細胞がんによる死亡例一件が明らかになったと述べた。ハイルマンが保健福祉局に、今後ミスティックの状況を調査する予定があるかどうか、電話で問いただしたところ、ピーター・ガルブレイス博士は、州の保健担当官は町のがんの発生と死亡状況を調査するのにコネティカット州の腫瘍記録簿を使うつもりだが、同様の多くの調査が世界各地で現在行なわれているのを理由に、電力線障害について州規模の疫学調査は行なわないことに決定したと話した。保健福祉局の環境疫学・職場健康課長のデビッド・ブラウンは、電力線の電磁場被曝によるリスクは「喫煙での影響よりかなり低い」とハイルマンに語った。彼はクリフ通りの高電流の配電線近くに住んでいる人々に発病した脳腫瘍、乳がん、前立腺がんに、喫煙がどのように関わっているのかについては語らなかった。また疫学調査では上記の三種のがんは電線・電話線工事関係者、その他職業上で電力線の電磁場に被曝する人達に多発することがわかっている点についても触れなかった。

アメリカ大陸の太平洋側でも、スレーター小学校の教師たちが、自らを守るための対策についてフレズノ学校連合区の役人の対応の遅さに不満を募らせていた。不満の爆発とも言うべき事態が一九九一年五月七日の午後起きた。キャシー・ボーゲルとウィリアム・ハンセンがジョージ・マーシュ校長を初めとするスレーター小学校の職員に、学校の北西にある平屋の建物内の教室で会った時だ。「最初に私たちが声を揃えてA棟、B棟で働くことに不安を感じていると言うと、ボーゲルは面食らったようでした」。

一人の教師が振り返る。「八歳と十歳の息子を学校に通わせているシャーリーン・コンリーが、同校の児童たちの安全を学校区ではどのように考えているのかと詰め寄った時、ボーゲルの動揺は、ますます高まりました。ボーゲルは教室をA棟、B棟から移動することは恐ろしく高くつくので、学校区では電力線問題については早急の解決策は考えていないという考えをきっぱりと話しました。そこで自分たちの不安を教育委員会で取り上げてもらおうと提案すると、ボーゲルは怒り、彼女の許可なくそんなことをする権利は私たちにないと言いました」。

その会合の後、スレーター小学校の教師たちは職員室に集まり、彼らが本気であることを学校区に通告しようと決めた。すなわち彼らは決議文をしたため、一九九一年八月十日の日から、「我々、スレーター小学校教員一同は、A棟及びB棟（第一～第一〇教室）では授業をしない」と宣言した。この決議文は当時勤務していた教師全員（教師と助手を含めて四七名）が署名し、スレーター小学校が所属している「学校機構」の最高責任者、オリビア・パラシオのもとへ送付された（フレズノ学校連合区には四つの同様のピラミッド型機構があった）。また決議文のコピーがボーゲル、ハンセン、ボーリガード、そして教育委員会のメンバーに送付された。

一方、五月七日の会議を終えて帰宅していたシャーリーン・コンリーは、教育委員会に電話をして、スレーター小学校の父母が五月二十三日開催予定の次回委員会で発言することを議題に入れるよう求めた。スケジュール担当秘書が拒否すると、コンリーは強硬発言にでた。学校区本部前にピケを張り、ローカルテレビ各局にスレーター小学校の父母が発言を拒否されていることを連絡するといったのだ。すると秘書は態度を軟化させ、委員会での発言を希望している父母の氏名を連絡するようにと言った。

五月九日、コンリーはスレーター小学校の小学生一人一人に手書きの通信文を家に持ち帰らせた。その通信は「安全な環境を求める保護者の会」と名づけた組織の第一回の会議が、その翌日学校内の多目的室で午後七時から開かれることを伝えるものだった。結局その会議には七五名を越える父母が出席し、電力線障害の調査が終了するまでスレーター小学校の南側を閉鎖することで合意した。それから数日後、七八名の父母は、フレズノ教育委員会に対し、「子どもたちを学校の南側の教室で授業を受けたり、遊ばせたりしない」とする請願書に署名した。

五月十四日、一〇〇名あまりの父母と生徒が学校集会を開いた。学校の南側に黄色のテープを張って立入禁止とし、「危険電磁場」と書いた大きな標識をエマーソン通りにある鎖の囲いに吊り下げた後、電力線の健康障害を警告するボードを掲げて、「子どもたちに安全を!」とシュプレヒコールしながら歩道を行進した。集会が始まる直前、学校理事のドナルド・ボーリガードはその場に到着し、集会を報道しようと集まっていた六、七社のテレビ、新聞各社の記者に向かって、次のように話した。学校の南側校舎を閉鎖し、教室をなくした子どもたちにキャンパスの反対側に簡易教室を建てる許可を教育委員会に求める。エマーソン通りに隣接する運動場の一部を閉鎖し、設備備品を他所へ移動することも要求する。学校区の行政は、電力線の発がん性がはっきり証明されなくても、この計画を実行していくことなどを明らかにした。翌日の『フレズノ・ビー』紙の一面を飾った見出しは、「学校区、電力線の恐怖にひれ伏す」というものだった。

五月十九日の日曜、『フレズノ・ビー』紙はラッセル・クレミングス記者の電力線障害に関する記事を一面に載せた。記事は読者にスレーター小学校の一〇教室の閉鎖を学校区が決定したことをまず初めに伝え、疫学調査では電力線の磁場に被曝した子どもたちや労働者に発がんの危険性が高まるかどうかについてはまだはっきりせず、多くの科学者たちは、問題の認識においてコンセンサスを得るためには、調査は依然として「不完全」という点でおおむね一致していると報じた。そしてカリフォルニア州保健福祉局のニュートラ博士を、電力線障害について役人にアドバイスする科学者と説明し、彼は自分の仕事は政治的には危険の多いものと考えているとしたうえで、次のような言葉を引用している。「私が考える最悪のシナリオは非常にお金のかかることを決めたところが、後でそれは間違っているとわかり、事態がさらに悪化する場合のことです」。彼はさらに言っている。「逆の間違いについてもまだなんともわかっていません。私たちはそちらも憂慮しています」。

五月二十日月曜日。ニュートラ博士と保健福祉局がん調査課の医療疫学者のエバ・グレーザー博士は、郡保健部のストールワース博士の呼びかけでスレーター小学校を訪問し、学校区の代表、スレーター小学校の教員、スレーターPTA関係者、安全な環境のための保護者会のメンバー、及びPG&E代表らが出席する会議に参加した。彼らが集まったのは四月に始まった群発がんの調査がどのように進められたかの報告を聞くためであった。これまでの会議の場合と同じように、キャシー・ボーゲルは報道関係者の在席を認めないばかりか、がんの調査について中途半端な話を出すことは周辺地域に裏付けのない不安を招くと言う理由で、会議出席者に対しても報道関係者と話をしないよう忠告した。会議が始まると、ストールワースは、同校の教職員に発生したがんのどれひとつ取ってみても、多発は認められなかったのでスレーター小学校には群発がんと言うものは存在しないと言った。この理論をグレーザー博士、ニュートラ博士が支持し、郡の保健部の調査は、電力線障害のその他の調査と同じように、恐らく結論が出ないままで終わるだろうと述べた。

ドリス・バッフォの作った図を持って黒板の前に座っていたグレーザー博士に質問する人があった。スレーター小学校の教職員に起きたがんはすべて電力線に隣接する側で教えていた女性にばかりだという事実をどのように思うかというものだが、それに対しグレーザーは、その点は今後の検討課題であるとした。ベリーマンがA棟及びB棟で働いていた彼女自身を含む数人の教師が乳房の良性腫瘍に罹ったことと、学校の南側で働いていた他の数人の教師と教務員が子宮の良性腫瘍に罹ったことを指摘すると、グレーザーは群発がんを査定する疫学上の指標では、悪性腫瘍のみ調査対象に組み入れられると返答した。

ベリーマンが再び、前年の十二月にPG&Eが行なった電磁場の測定は、スレーター小学校の年間を通した実際のレベルを反映していると思うかと質問すると、ニュートラはスレーター小学校の教師自身で磁場を測定し記録を取ればよいと助言した(会議の後で、彼はベリーマンにガウスメーターを貸し出し使い方を教えた)。彼は次のような提案も行なっている。現在の会議の出席者で小委員会を結成し、スレーター小学校の状況を定期的に観察せよというものだ。さらに彼はシャーリーン・コンリーの呼びかけた父母代表としてその委員会に出席することも受け入れた(ニュートラの提案した小委員会の設置というのは、以前保健福祉局の行なった化学廃棄物処理場が絡む疾病の調査に疑いを持ったカリフォルニアの市民と対峙した時、ニュートラがとった対策に連動するものである。『疑い深いコミュニティのための、疑い深いコミュニティの中での疫学』と題した論文が一九八五年度の『環境面からの健康展望』に掲載されたが、ニュートラはその中で「疫学調査をするとき、コミュニティとの対立関係を和らげるために、そしてコミュニティに積極的かつ建設的役割を担わせるために」、前向きな手段を取り続けることの重要性を指摘した。彼の言う好ましい手段の中には、「不信感を持たれている人も含めたコミュニティリーダーたちを巻き込むために」また「疫学調査と周辺の環境下での被曝状況の調査を実施するために、」定期的に開かれる「市民と企業による諮問委員会」の結成もあった。ニュートラによればそのような方策は「為政者に対する対立感を解く」働きをし、その結果、保健福祉局が実施した調査を公表した「報告書の価値をコミュニティは全面的に受け入れることになる」。コンリーとベリーマンは送電線障害に関してこれまでニュートラが行なったさまざま発言に不案内だったので、スレーター小学校の件で彼自身と保健福祉局がこのように積極的な関わり方を示したことに心を動かされた。「ニュートラ博士は州のベテラン保健担当官だということを知っていましたから、私たちの不安がやがては世に問われるだろうという示唆に富んだ彼の話を評価しました」とベリーマンは振り返る)。

その次の教育委員会は五月二十三日に、一〇〇名余りのスレーター小学校の父母を含む、立ち見に限られた傍聴人が見守る中で開かれた。会議の冒頭ストールワース博士は、スタッフと共にスレーター小学校の教師の七件のがんと、スレーター小学校の生徒の一件のがんを確認したが、この症例数は群を構成するものとは言えず、「がんの異常な多発」に規定されるものではない、またこの結論は彼の言葉によれば「電磁場に関してカリフォルニアで恐らく最も精通している」ニュートラ博士にも支持されていると語った。さらに電力線の磁場が人間の健康に悪影響を与えることを示すはっきりしたデータは無いとも述べた。学校運営委員会会長のファン・アランブーラが彼に調査結果を文書化した報告書の提出を求めると、ストールワースは彼自身ががん患者群の存在をまったく認めなかったので、その必要はないと判断したと言った。アランブーラはなおも、スレーター小学校の大勢の教師ががんに罹っているのになぜ証拠書類の提出が不必要と思ったのかと問い質すと、保健部はまだ状況検討中なので、報告書はこれから先まもなく発表されるだろうという返事が返ってきた（それから二カ月後、彼の助手の一人が報告書の証拠書類はストールワースのコンピュータの中で紛失していたと話した）。

学校運営委員会の別のメンバーがスレーター小学校にはがん患者群は存在しないという結論に至った理由をストールワースに尋ねると、彼は同校の教師たちに関しては、どのタイプのがんをとってみても多発性が認められないと説明した。報告のあったすべてのがんがなぜ電力線に隣接した側で教えていた女教師に発病したのか説明できるかと傍聴人から声が上がると、しばらく拍手が鳴りやまなかった。それはストールワースが返答できないとわかっている質問だったからだ。そのすぐ後で最高責任者のアボットはスレーター小学校の父母の不安とスレーター小学校の教育計画の崩壊を考えると、はっきりした情報が得られるまで電力線に隣接する教室から生徒と教師とを隔離することは重要であると断言した。そしてそれを実行するため、続いて学校区によって提出された決議を教育委員会のメンバーは満場一致で承認する採決を下した。

第12章　すべて準備完了

第一回スレーター電磁場研究小委員会（ニュートラの助言で結成されたグループ）は、六月五日に学校で開かれた。ドナルド・ボーリガードが議長を勤め、ニュートラ、ベリーマン、デヤング初め郡の保健部、「安全な環境を求める親の会」、スレーター小学校教師、教職員組合、スレーター小学校ＰＴＡ等の団体の代表たちが出席した。ボーリガードはすでにニュートラが学校区に調査関係情報を送り済みで、一週間以内にそのコピーが小委員会の全メンバーに配布される見通しであることを発表して議事を進めた（その情報とは電力線が付近にある、なしいずれからも選抜された学校の生徒と教師に二十四時間ガウスメーターを装着させ、高電流配電線が近くにある学校の生徒の平均電磁場被曝量を、そうでない学校の生徒と比較すること、また費用の余りかからない定期的な定点測定は子どもの一日の累積電磁場被曝量を推定できるものかどうかを調べるための試験的な調査費用二〇万ドルをカリフォルニア州議会が負担するよう保健福祉局が提案したことも含まれていた。このように学校内の電力線障害を調べる州規模の大掛かりな調査を、それが必要な時なのに、簡素化している）。さらにボーリガードは、二教室分の大きさのトレーラーハウス五台をスレーター小学校のキャンパスに火急に設置して、A棟、B棟から避難することになっている生徒と教師を収容する予定であると発表した。ベリーマンは以下のことを報告した。ニュートラから借り受けたガウスメーターで最近二週間以内に七日間連続して、トレーラー教室設置予定地の電磁場を測定したところ、A棟にあった教室よりかなり低いレベルの、一・五から三ミリガウスであることがわかった。ニュートラはスレーター小学校の電磁場についてはさらに研究が必要であるとし、PG&Eはキャンパス内の要所要所にメーターを設置して、付近の電力線から放射されている電磁場レベルの測定記録を今後しばらく取り続けるようデヤングに提案した。デヤングとPG&E関係者は、ここ三カ月近くこれらの測定を行なっていなかった。その一方で二週間ほど前になるがPG&Eは、ニュートラと保健福祉局の担当者たちが一年前に作成したパンフレット、つまり今のところどのレベルの電磁場も安全か危険か決定付けることはできないとカリフォルニア住民に知らせるパンフレットをフレズノの八六〇〇世帯に向けて送付していた。

ミネソタ州モーアヘッドにあるコンコーディア大学の物理学助教授デュエイン・A・ダールバーグは、これまで電磁場が人体及び家畜へ与える影響を長年研究してきたが、「安全な環境を求める親の会」の要請で、六月二十七と二十八両日にスレーター小学校の電磁場測定を行なった。ダールバーグはA棟とB棟で、一から一・七ミリガウス、C棟とD棟で、〇・三から〇・六ミリガウスを測定した。そしてD棟で彼はいくつもの重大な〝ホットスポット〟を発見した。ホットスポットとは床や壁に走っている電力線の電流のバランスが悪いために強い電磁場が放射されている特定の地点をいう。その後のレポートでダールバーグは彼がA棟とB棟で測定した周辺での電磁場は、付近の送電線に弱から中の電力が流れている時のもので、電力使用量が上げられた時、電線から放射された六〇ヘルツの電磁場は「それに比例して高くなる」と述べている。彼は教師や父母の認識では「A棟とB棟の生徒はC棟やD棟の生徒より多くの健康上の問題があって、他より学習環境が悪く、他の生徒と違った行動をする」と考えていることに注目した。そして彼の意見では学校の南側で働いていた人に起きたがん多発に送電線が影響を与えた可能性があると述べた。

一方ニュートラは、何度もベリーマンに電話をかけ、彼が貸し出したガウスメーターで教室を測定した時の電磁場レベルについて尋ねた。ベリーマンの返事は一・五から三ミリガウスの電磁場が教室中で相変わらず記録されているというものだった。彼女はEPA報告書を見たことがなかったので、それらの磁場レベルは高電流・配電線の近くに住んでいる子どもの高い発がん率に関連するものとだいたい等しいレベルであることを知らなかった。しかもそのレベルは、女性の乳がんと子宮がんの発病率が高まっているデンバーで、高い電流の家庭で測定された電磁場の平均とほぼ等しいということも知らなかった。

またベリーマンは七月五日（それはフレズノでエアコン使用量が跳ね上がる暑い一日だ）に一年生担任の教師が休暇中のベリーマンに代わってガウスメーターで教室内外の電磁場を測定したところ、三・五から四ミリガウスが検出されたことをニュートラに伝えた。フレズノでは五月から十月にかけて暑い日がたびたびある。四ミリガウスというのはジョンズ・ホプキンス大学のマタノスキーのチームによって、白血病の発生率が通常より七倍も高く、そのほか多種のがん発病率も高いということがわかった被曝量、すなわちニューヨークの電話会社の四五〇〇人の電話線工事夫が一日に平均して被曝する量とほぼ等しいものである。

ニュートラは、これまでスレーター小学校のがん患者群調査の指揮にあたっていたにもかかわらず、この間一度としてベリーマンが測定した電磁場に関してなんら懸念を示さなかったばかりか、そのレベルは子どもたちのがんを極度に高めていることがわかっているレベルであることさえ彼女に知らせなかった。それどころかニュートラは一九八九年から一九九〇年にかけて保健福祉局の環境疫学・毒物学課の数人とともに、サンタ・バーバラ近郊のモンテシトにある小学校、モンテシト・ユニオンスクールで十八カ月に渡って群発がんの調査を行なっていたことも彼女に話さなかった。モンテシト・ユニオンスクールの北側にあるいくつかの教室の電磁場は、ベリーマンがスレーター小学校のA棟にある複数の教室で測定した数値より少し低いものだった。しかも一九八一年から一九八八年にかけて、モンテシト・ユニオンスクールに通っていた生徒の中から六人のがん患者が出ているのがわかっているのだ。同校は変電所近くにあり、付近の変電所からの高い電流が流れる六万六〇〇〇ボルトの配電線が一二メートル以内に建っていた。二人が白血病、三人がリンパ腫、一人が精巣がんに罹っていた（また付属幼稚園に数年勤務していた補助教員も、後に脳腫瘍に罹った）。国立がん研究所で集計した統計では、同校の生徒に起きたがんの発病率は、通常より一五倍以上も高いものだ。ところが一九九〇年六月、学校運営委員と父母の対策委員の会議に出席したニュートラは、電磁場放射の影響については十分わかっていないので、モンテシト・ユニオンスクールの磁場レベルは危険であると決定するだけの証拠はないと主張していた。

判断を下すに充分なデータが揃うまでには少なくともあと二年ほどかかるだろうとニュートラは言っていた。十二月、ベリーマンとスレーター小学校の同僚がEPA報告書を読んで、A棟とB棟付近の高圧送電線から放射される電磁場が、同校に勤務していた女教師の間にがんを多発させたのかもしれないと初めて疑いを持ち出したその数日前に、ニュートラのチームはモンテシト・ユニオンスクールで行なってきた調査の最終報告書を発表していた。そこには電磁場障害があるのかないのか「不明確」なので、被曝の安全基準作りを提案するには至っていないと書かれていたのである。

ニュートラとスタッフが電力線障害について見せている曖昧な態度は、保健福祉局の高官たちとカリフォルニア電力事業委員会(PUC)から指示されているからだと確信する見方もある。彼らは世間の不安が高まるのを恐れるあまり、電力線からの電磁場は健康被害を起こすと解釈されるようなことは何も口に出してほしくなかったのだ。いずれにしても市民の不安が高まるのを受けて、一九九一年一月十五日、カリフォルニア電力事業委員会は、「電力システムからの電磁場の被曝で起きるという電力事業従事者と一般市民の健康障害について、もしあるというなら、それに関する科学的な証拠を探り」そして「適切な規制基準」の検討に向けて調査を始めると発表した。その発表に伴って報道関係に配布されたニュース速報(レリース)には保健福祉局と電力事業委員会は合同で、電力線磁場被曝による健康障害について三件の研究調査を行なう予定で、これらの研究結果を初め他の研究についても合わせて吟味してから、委員会は電力施設の設計、施工、運営に関する現行の規定、規制、政策の変更が必要であるかどうかを決定すると記されていた。

たまたまこの三件の研究はニュートラがまとめ役になっていたので、三月九日、彼は電力事業委員会の要望を受け関係者からのコメントを得るため、委員会の調査担当を任命されていた行政法判事のスティーブン・Ａ・ワイズマンに手紙を書いた。その手紙でニュートラは電力事業委員会が「固定したメンバーの『ステークホルダー』（カギを握る第三者）アドバイザーを産業界、労働団体、環境派グループ、公共サービス事業者、有識市民、電力料金支払い者、報道関係者、二大政党の政治家などから召集して」、電力線の健康問題をさらに掘り下げて調査できるような進め方を検討することを提案している。この進め方とはすなわち、有力な助言者《ステークホルダーアドバイザー》は電力線障害が存在するかとか、電気作業者や一般生活者の電磁場被曝量の軽減を可能にする選択とか、禁止措置を取った時の経済的な影響などについて、電力会社側と民間の代弁者側とで対立した見解を踏まえながら、コンセンサスに向かって努力することであるとニュートラは述べている。「カリフォルニアは今後一年半にわたって、逸材の有力な助言者《ステークホルダーアドバイザー》たちに委ねられた選択肢が包括的に実践され、論議され、納得される機会を得たのです。そして障害とメカニズム解明をその選択肢で対処するとなった時、我々は十分に理解した情報で行動が取れるようになるのです」とニュートラは記述している。さらに彼は、カリフォルニアの保健福祉局は、電力周波数の電磁場に関係する健康障害の程度と、それによって生じる生物学的なメカニズムを観察しながら、ＰＵＣ調査を支援するつもりであることをワイズマン判事に強調した。

　それより二週間前、ロサンゼルスの水道・電力部の総合本部ビルで開かれた、ロサンゼルス水道・電力部とカリフォルニア州立大学の全州エネルギー会議との共同主催の電磁場会議において、ニュートラは電力線の健康障害問題で彼自身が直面しているいくつかの難点を説明していた。「そこには取り組んでみてもよさそうな、環境論争じみたものがいくつかあります。しかしいったん選びそこないをすると取り組むべき他のもっとよいものを逃すことになるかもしれません」とニュートラは聴衆に向かって語った。「結局は規制すべきことになるとわかっているものでも、準備万端整う前に早々とおしゃかにしてしまうと、本来ならばもっときめ球があって勝てる戦いも、いつの間にか五年もかかって、挙げ句の果ては負けてしまうようなことになりかねません」。討論の時間にニュートラは彼自身のジレンマをさらに個人的な言葉で表現した。「たとえば私はかなり高い六〇ヘルツの磁場を放射するエプソンのプリンターを持っています。それを私が座っている椅子から離れた棚のところへ移動しました。なぜそんなことをしたのか皆さんにその理由を説明していますが、しかしもしかしたら私は見当はずれなことをしたかもしれない可能性もあるのです。私の新しい事務所では蛍光灯が二・五ミリガウスの磁場を放射していることがわかりました。が、それでも私は事務所の蛍光灯を消していません、また新しい事務所を要求することもしません。それは余りにも大変なことだからです。その代わり完全に合理的ではないけれど、だいたい費用と利益とを考えるようなやり方もあると思います」。

その四カ月後、ニュートラの電力線健康問題に対する個人的でかつ職業的な二面性はスレーター小学校のベリーマンと同僚には知らされないまま、彼らはニュートラの助言を受け入れて、自分たちの不安を徹底的に調査してもらえるものと信じ、群発がんの調査を保健福祉局に委ねていた。初めのうちは彼らの楽観主義は正当化されたように見えた。七月二十四日、ニュートラとグレーザーが、休暇で家にいたベリーマンに電話をして、彼女が作成した届出済のスレーター小学校関係者のがん犠牲者リストを、アンナ・フィリップスがニュートラとグレーザーに送付していたリストと照合しているかどうか確かめたところ、二つのリストは一致していることがわかった。つまり合計一七人の教師、補助教員、教務員と、それに加えて一二名の元生徒が、その時点で州の担当官にがんを発病した模様と報告されていた。そこに挙げられた教師、補助教員、それに教務員はすべて学校の中で送電線に最も近い側で働いていた人たちだった。ニュートラはがんに罹った准看護婦はどこで働いていたかと尋ね、准看護婦の事務室はA棟から三から四・五メートル以内にある教務棟の中であったとベリーマンは答えた。がんを発病したと報告された二人の教務員が使っていた事務室の位置について話し合った後、ニュートラはスレーター小学校が開校した一九七二年以来何人が教務棟で働いていたかも尋ねた。ベリーマンがわからないと答えるとニュートラは六名というのはかなり確かな推測と思うかと聞き、彼女は多分そうであると同意した。

その数日後、ニュートラはベリーマンに電話で、一九七二年以来スレーター小学校で働いているすべての教師、補助教員を一覧表に作成できないかと尋ねてきた。ニュートラはがん調査のためにリストの必要性を学校区の役人たちに説いたが、それを整理することは学校区内のすべての人事ファイルから手作業で探さなければならないだろうとクレームをつけられたと彼女に話した（それは余りにも費用も時間もかかると役人は考えたのだ）。ベリーマンは休暇を切り上げ、スレーター小学校で十七年間教えていた二年生担任のロレッタ・ハットンや、その他数名の同僚の協力を取りつけ、八月第一週の数日間の午後を使って、第一管理室内に保管されていた同校の毎年の卒業記念誌からしらみつぶしに探し出す作業を行なった。

「一九七二年〜一九七三年度版から探し始めて、一九九〇年〜一九九一年度版に至るまでに、卒業生のクラス写真に出ていた顔写真から九五人の教師と四四人の補助教員を確認しました」とベリーマンは振り返る。「私たちはクラス写真に出ていた生徒数も数えました。クラスごとの教師、補助教員の名前と生徒数をカードに記入しました。その夜私はカードを家に持ち帰り、一人ひとりの教師、補助教員について何年間スレーター小学校で教えていたかを調べ、さらにそのうち何名がA棟とB棟で、どのくらいの年月教えていたのかも調べました。その翌日仲間の教師二名がその名前をコンピュータに入力しアルファベット順に直してから、全リストをプリントしました。そしてそれをアンナ・フィリップスに渡し、それをまた彼女が八月七日にニュートラ博士に回したのです。だいたいこの頃でしたか、ニュートラ博士は私に標準的な疾病報告書の書式を送ってくれました。私はそれをコピーして、およそ四〇人ほどの同僚の教師に配りました。彼らが健康に関して抱えていたさまざまな問題点を記入してもらうためでした。その翌週、グレーザー博士からの電話で、年度ごとに学校に通っていた生徒数と幼稚園に通っていた園児数と、卒業して行なった六年生の数を数えるように言われました。グレーザー博士は生徒数から転校率を推測する必要があったのです。それらの数字は八月二十二日に博士に渡りました。同じ日にアンナ・フィリップスは、がんを発病したと報告されている人で住所も電話番号もわからない六名の教師と生徒の追跡調査に協力してくれないかと私に尋ねてきました。たまたま私は役に立ちそうな情報を一つも持ち合わせていなかったのですが、彼女の依頼によってなぜこんな間際になって、州の役人たちはこれらの人々の追跡調査に関与しようとしなかったのだろう、そして彼らは少しはその努力を試みたのだろうかという疑問が湧いてきました。該当する教師や生徒に実際連絡を取らなければ、彼らの症例は証明されないことは明らかですし、彼らからあるいは彼らの保護者から署名付きの承諾をもらわなければ、ニュートラ博士の調査には加えてもらえないことも明らかです。また少なくとも一人のスレーター小学校の職員が（確実に子宮がんに罹っていることが確認できる人だが）プライバシー侵害の理由で承諾書に署名を拒否していたことがわかっていました。さらにこの調査は比較的少ない人数の中（約一五〇名の教師、補助教員、教務員）でのがんの発病に関するもので、どんな理由からにせよどのがんの症例が削除されても、全対数に影響することは間違いないと認識していました。それで私は再び、私たちがこれまで何カ月もの間こんなに長い時間をかけて、これほど一生懸命行なってきた調査に、いったいどれだけの確実性と価値が置かれるのか疑い始めたのです」。

第13章　危ない綱渡り

七月二十三日から二十五日まで、バージニア州のアーリントンで第三回目の最後の会合を開いた後、ＥＰＡ科学諮問委員会小委員会の一七人のメンバーたちは、次のような結論に達した。電磁場の発がん性に関するＥＰＡ報告の草稿には「重大な欠陥」があり、「人間の疫学研究データ、動物細胞実験から得た証拠は、低周波電場及び磁場の被曝と人間の健康障害やがんとの明瞭な因果関係を確立するには不十分である」。

しかし事実は、ＥＰＡ報告書の著者らは電力線電磁場が「明瞭な」がんの要因になるなどとは決して明言しているわけではなく、ただがんを引き起こす「可能性」があると書いただけだった。一方、小委員会は発がん性に「明瞭な」証拠があるかどうかを決定するために召集されたのではなく、「証拠資料全体が正確で完結していること、そこから得られる情報を解釈した時、現在の科学的意見を反映しているかどうか」を検討するように依頼されていただけであった。

小委員会のメンバーたちは次のようにも述べている。電力線近くに住むことと「ある種のがんの罹患率の増加」との関連性を報告している疫学研究がいくつかあるが、電力線磁場ががんを引き起こす可能性があるとするEPA報告の結論は「今のところ適切ではない。なぜなら被曝との関係を示す証拠の数が限られており、生物学的正確性を裏づける明確な説明に欠けるからである」。しかし同時にこれまでの研究で明らかになったがんの高い危険性を説明する要素が電磁場以外に特定されていないのだから、電磁場被曝ががん発症と関連づける既存の証拠を「切り捨てることはできない」との警告もしており、小委員会はあらゆる考え方を考慮に入れていることが伺える。

電力線その他の電磁場被曝が要因という、公共性の高い健康障害の程度を誰が率先して判断するかという問題で、米国議会は何カ月もの間膠着状態が続いていた。EPAの役割と権限を考えると、EPAがその役を引き受けるのは筋が通っていると主張して、EPAの主導を望む議員が何人かいた。しかしノース・カロライナ州リサーチ・トライアングルパークにあるEPAの健康効果研究所（HEI・マサチューセッツ州のケンブリッジにある非営利研究団体で、四人で構成されている役員会の会長はアーチバルド・コックスである）の「発生及び細胞毒物学」部門は、かつては世界最大、最高水準の電磁気研究グループを擁していたが、一九八五年以来、事実上閉鎖状態であった。それはレーガン政権の予算削減の結果であり、また電磁場の発がん性関連の報告の草稿をブッシュ政府が発表禁止にしたことで、EPAの高官たちは大きな衝撃を受け、政治的、経済的に重大な影響を与えるような計画に加わる気を完全に失っていた。事実『マイクロウェーブ・ニュース』誌の一九九一年七・八月号に掲載された「電磁場（EMF）研究

──誰が指揮をとる?」と題した論説でルイス・スレシンが指摘したように、「EPAが電磁場とがんとを関連づける報告の草稿を発表して一年後の今日、EPAは局内の研究室でいまだ電磁場実験をただの一回も認めていない」のだ。

議会の中には非政府のどこかの組織に電磁気研究を外注することに賛成の議員もいた。その結果一九九〇年に、大規模公共電力評議会（米国内の大手一七電力会社を代表する組織）は、連邦政府と電力業界が共同出資する全国EMF研究計画を立ち上げるために労をとった。同年年末近く、評議会役員は健康効果研究所（HEI）と接触し、HEIがその計画のまとめ役を引き受ける意志があるかどうかを尋ねた。そして一九九一年初頭、HEIは五〇万ドル以上の研究資金を得てプロジェクト実現にむけた研究を開始した。資金は議会が電磁場研究用としてEPAに計上していた予算七五万ドルの中から、EPAが出資したものと電力業界からの補助金である。

健康効果研究所（HEI）は「自動車の排気ガスが誘因となる可能性のある、ヒトへの健康障害を客観的に、高レベルな科学的研究を行なう」という使命があり、さらにその仕事を通して「自動車メーカーとEPAの間に存在していた対立的雰囲気を緩和する」ことを目的に一九八〇年に設立された。このような視点からの同研究所の運営はEPA及び二十数社の自動車メーカー、車販売業者からの均等の資金援助で遂行されていた。彼らの仕事が十分評価されていたことは、国内至る所の建物に使用されていたアスベスト繊維の吸入と関係付けられる健康障害の客観的研究を、一九八九年にEPAがHEIに任命したことからも明らかである。HEI─ARとして知られるHEIのアスベスト研究計画は、EPAからの二〇〇万ドルの公的資金と、非公開の私企業からの同程度の資金で行なわれていた。

一九九一年の冬と春にＨＥＩは、国の電磁場研究計画を統括する契約を確実にしようと積極的なキャンペーンを行なって、すぐにその有力候補になった。キャンペーンの一環としてＨＥＩ予備的研究プランを発表し、同研究所は公的機関と私的機関から同額の資金提供を受ける立場にあるので、電磁場の生物学的影響を研究する際に、その独立性を保証した。しかし『アスベスト論争』の一九九一年一月号に、同研究所のアスベスト計画の暴露記事が掲載されて、ＨＥＩ研究が掲げる独立性の信用はすぐに失墜することになった。その記事はサウスカロライナ州チャールストンの、ネス・モトレイ・ロードホルト・リチャードソン・ポール合同法律事務所の弁護士、エドワード・Ｊ・ウェストブルックが書いたもので、ＥＰＡに対する情報公開請求の結果、ＨＥＩの書類からわかったことはＨＥＩのアスベスト研究への私的機関からの資金の九五パーセントは、建物に使用されていたアスベストの健康被害を最小に見積もることで利益を得るアスベストメーカー、保険会社、不動産業者が均等配分したものであると記している。ウェストブルックはまた次のように述べている。ＨＥＩ―ＡＲのアスベスト関連論文検討委員会の一四人の中心的メンバーのうち七人が、フィラデルフィア市のアスベスト判決（校舎からアスベスト含有建材を見つけ、除去するのにかかった費用の補償を求めて、米国内一万四〇〇〇の学校区がアスベスト業界を相手に合同で起こした訴訟）でアスベスト業界側に立った専門家の証言者として登録されていた。そしてＨＥＩ委員会の数人のメンバーは建物の所有者たちによって起こされていた財産損害訴訟で、被告であったアスベストメーカーの利益になるように証言していた。

ウェストブルックはＨＥＩ役員にアスベスト訴訟に関与した委員全員を委員会から外すように求め、もしこれが聞き入れられなかったら研究所は米国議会の調査を受けることになると示唆した。数カ月後、米国検事総長連合（政府所有の建物に使用されていたアスベスト製品のメーカーを相手に検事総長連合のメンバーは訴訟を起こしていた）は、建物に使用されているアスベストの危険性に関してHEI―ARが「客観的で偏見のない報告書を作成することは不可能である」と〝深い懸念〟を表明し、「アスベスト関連訴訟で原告あるいは被告のためにこれまで証言したり証言することに同意した、いかなる専門家にもHEI―AR研究報告書検討会議の委員をつとめる資格を認めない」ように、EPAと議会に要請する決議を採択した。

HEIが全国電磁場研究計画に参加することへの批判に対して異議を唱えたのは、ピッツバーグにあるカーネギー・メロン大学の電気及びコンピュータ工学の教授で、工学・公共政策学部の学部長をしていた、M・グランガー・モーガンであった。彼は一九八二年から、送電線から放射される電磁場被曝による健康障害の可能性についてリスク解析するようにエネルギー省から依頼されて電磁場問題の研究を続けていた。HEIは私企業側とEPAとの間の「緩衝」の役割を果たす一方、EPAは電磁場の長期研究に集中できるという論法で、彼は国家が推進する計画の中でHEIが役割を担うことに賛成であると主張した。彼の主張するメリットがなんであれ、HEIは何百万ドルもの予算のついた国家計画の調整役に任命される契約を獲得する有力候補になり、HEIが研究費の重要な資金源になる可能性は事実である。モーガンの立場は他の多くの電磁場研究者たちのそれと同様であった。つまり一方では彼らが研究している問題をいつ、どのように公表しようかということと、もう一方では、電力線磁場が国民の健康に大きな障害をもたらす可能性よりも、国民に警告を発した場合の政治的、経済的影響の方が恐ろしいと考えている業界、政府、研究所の役員たちから、その研究費を出資してもらう必要性との微妙なバランスが絶えず保たれているかどうかの見通しを立てていなければならないのだ。しかし電磁場論争の中で危うい綱渡りをしながら平衡を保とうとするモーガンの何年にもわたる意図は明白だった。

アメリカ科学振興協会の公式刊行物である『サイエンス』一九八六年五月号に、モーガンは論説を書いた。その中で彼は「しばしば益をなすよりも害をもたらし得る」という理由で、リスク（危険性）研究を中止させる「ストップ・ルール」を今後、政府機関は考えるべきだと次のように主張した。つまり、電磁場が健康障害をもたらすかどうかという、長い年月と莫大な経費のかかる研究は、あいまいな結果か、〝明らかに結論のでない〟結果しかもたらさなかった。それにもかかわらず国民に警戒心を起こさせ、電力事業に対する訴訟に国民を駆り立てている、というのだった。一方、一九八八年三月、モーガンとカーネギー・メロン大学の同僚の何人かが隔週刊『公共事業』に記事を書き、その中で電磁場は細胞レベルで生物学的影響を引き起こし得ることを示す実験的研究のあることからも分かるように、「疫学研究結果が不安の根拠になっている」と述べている。また彼らは建設申請中の新しい送電線の一定距離内に住むすべての人に電力会社が被曝料を支払うことにすれば、送電線磁場に曝される人の数は激減するだろうと示唆している。

この時点までモーガンの研究資金は主に国立科学財団とエネルギー省とから出されていた。しかし一九八八年、モーガンが学部長を務める工学と公共政策学部は、電力研究所から三〇万ドル以上の助成金を受け、さらに米国議会の技術評価局（ＯＴＡ）とも契約を結んだ。ＯＴＡ契約でモーガンは「商用周波数電場磁場の生物学的影響」と題する一〇三ページの報告書を作成し、一九八九年六月に発表した。その報告の中でモーガンと二人の共著者は「たとえ弱い低周波電磁場でも細胞レベルに作用してかなりの変化をもたらすとはっきり結論づける調査結果がますます増えている。明らかな証拠の前では、もはやリスクはないと断言する余地はない」と言っている。彼らは「慎重なる回避」策について次のように述べている。「『回避』とは送電線のルートを変更したり、電気系システムや電気製品のデザインを変えることにより人々を電磁場から遠ざけることを意味し、『慎重なる』というのはほどほどの経費で可能な忌避方法に限って実施することを意味している」。

その間にもモーガンは国立科学財団と電力研究所（ＥＰＲＩ）から提供された資金で、「六〇ヘルツ電力からの電場と磁場：考えられる健康障害とはどのようなものなのでしょう?」と題する四五ページの小冊子を作成した。この小冊子は一九八九年三月に発行され、ＥＰＲＩとそのスポンサーの電力業界から広く配布された（送電線磁場に被曝してがんが発病する可能性に関して、おんどりが鳴いて日の出になるたとえを用いたコネティカット州保険福祉部のデビッド・ブラウンと彼の同僚は、この小冊子から引用したのであった）。小冊子の中でモーガンは慎重な回避について彼の考えを明らかにしている。それはＯＴＡ報告に示したものよりかなり電力会社に都合の良いもので、「新しい家を購入する時、考慮すべきことがたくさんある中で、その一つに配電線、送電線の位置を検討に入れることは賢明であると言えましょう」「しかしたとえこれから先、電磁場が健康障害をもたらすことが明らかにされたとしても、自分自身や子どもたちの総合的な安全性を考えると、電磁場関係のことよりも、通りの交通状況や家の中のラドンのレベルのような事柄の方がもっと大事だと言うことになるに違いありません。もしすでに一件の家に住んでいて、現存する送電線から逃れるために引っ越しをしようとするのなら、それは我々が『慎重な』と考えるものを越えていることになります」としている。

一九八九年九月二十八日、EPRIをスポンサーとしてウィスコンシン州デラバンで開かれた、電力会社社員向けのセミナーにおいて、モーガンは電力線の放射が引き起こす健康障害に対応して電力会社が検討すべき一連の方策の選択肢について説明した。選択の範囲は、徹底的な否定（問題を無視することに務め、問題が消え去ることを望む）から、改良型否定（人々が不安を持っているという現実を認め、この不安は根拠のないものだと彼らを説得するように努める）、より一層の研究に励む（電力会社が関心を持ち、そのことに責任を持っていることを示す確実な方法）、家庭の配線や電気製品のデザインを変える（電力線だけが被曝源ではないと言う立場から）、送電線や配電線のルートを変えたり構造を変えたりして、あるいは必要なら地下に埋め込むなどして放射量を減らす、まで多様に渡っていた。障害の肯定的な見解については「選択肢を示せばそれらが実際に必要になる機会を増やすかもしれないという理由で、さまざまな選択肢を示唆することも無責任に等しい」と感じる人が聴衆の中にいるかもしれないことをモーガンは認めている。彼の話はさらに、社会にとっての電気の価値は「電磁場被曝で考えられる最悪の健康障害を想定しても、はるかに勝っている」。しかし、もし送電線からの放射が国民の健康に障害を与えることが証明されれば、「我々は従来のような営業を続けられなくなるだろう」と続けた。

一九九〇年八月、モーガン並びに物理学者でカーネギー・メロン大学工学・公共政策学部の副学部長であるインディラ・ナイアは『電磁場：陪審員はまだ審議中』と題した九ページの報告書を書き、電気電子工学研究所の月刊誌『IEEEスペクトラム』に発表した。その中でモーガンとナイアは、家庭や職場での電力線磁場被曝と、白血病、脳腫瘍やその他の悪性腫瘍発症との関連性を示す、二五件以上の疫学研究を紹介し、説明している。モーガンやナイアの対面した専門家のほとんどが「個人的見解として、ここ十年間のうちに電磁場被曝が著しい健康障害を生むことが明らかになるであろうと、一〇～六〇パーセントの見込で予測している」と、彼らは記している。モーガンとナイアは可能な限りの慎重な回避策の重要性を強調し、そうすれば電力会社は「不利な法的取り締まりに行き着くことを恐れる不安もなく」すぐにでも責任ある行動が取れると述べている。彼らが考慮に入れた慎重な回避策は、住宅地域から離れたところに電力線を引く、送電線用地をもっと広く取る、人口密集地域の送電線、配電線を地下に埋め込む、などである。

一九九〇年十一月、サンディエゴ・ガス電気会社の小冊子の中では、慎重な回避についてのモーガンの考え方のニュアンスが少し異なって書かれており、それをニュートラは電力線移設に反対するものとして引用している。その小冊子によるとモーガンは人々に、電気毛布のプラグを抜くこと、ベッドわきのテーブルには電動式時計、ラジオを置かないこと、コンピュータのディスプレーからなるべく離れることを忠告しているが、電力線に関して人々はどんな回避策を取ったらよいのかというアドバイスは抜け落ちている。しかし「最悪の場合を想定しても、電力線を移設したり、古いタイプのものを改造したりするコストを正当化するのは難しい」とする、モーガンの考え方を紹介している。

モーガンが電力線の危険性の評価について何年間も矛盾した考えであったことを考慮すると、彼が一九九一年夏、同僚と共にEPA科学諮問委員会小委員会に加わり、電磁場の発がん性に関するEPA報告について「論理的再構築のうえ、慎重で正確な言葉づかいに特別の注意を払って書き直し」が必要である、と述べたのは皮肉ではあるが驚くに当たらない。電力線磁場が人体にがんを引き起こす可能性があるという結論に達したEPA報告の著者らは、次のように指摘した。職業による研究で、電力線や商用周波数電磁場に被曝する労働者は、電気に無関係の職業労働者と比較して、白血病や脳腫瘍を発病するリスクが著しく高いことが示されたが、このことは小児がん研究の結果とも一致する。しかしおかしなことに科学諮問委員会小委員会のモーガンや彼の同僚はEPA報告を再検討しているにもかかわらず、職業による研究についての言及はいっさいしていない（委員会のグループ討議中、職業研究はほとんど話題に上らなかったと、事実、小委員会のメンバーの一人は述べている）。小児期を過ごした住居の研究結果と大人の職業別研究結果との強い関連性はすべて無視されたのである。

動物の研究に関して小委員会のメンバーは、EPA報告の著者らがすでに指摘していたことなのであるが、磁場の生涯被曝ががん過剰発生を引き起こすかどうかを調べる動物実験は、これまで行なわれたことはない、と指摘した。電力線磁場の住居での被曝と小児白血病・がんの高リスクとの関連性についての疫学調査が初めて公表されて後、十二年も立つというのに実情は以上の通りである。この事実はEPAや他の政府機関同様、電力業界、EPRI側の大きな過失を意味している。彼らは少なくとも最初の小児がん研究の結果が再確認された一九八七年までには、電力線放射による発がん性の動物研究に着手しているべきであった。しかし手つかずだった動物研究の欠落がついに埋められたという証拠が見えてきた。

一九九一年六月二十三日から二十七日まで、ソルトレーク・シティで開かれた生物電磁気学会年次会議で、オタワのカナダ健康福祉局の科学者たちは、六〇ヘルツの磁場被曝と腫瘍のプロモーターとして知られる化学物質TPA（訳注：一二―〇テトラデカノイルホルボール―一三―アセタート）が作用し合うと、マウスの皮膚がんを促進することがわかった、と発表した。同じ会合で、カリフォルニア州ロマリンダにあるジェリー・L・ペティス退役軍人記念病院の電磁気研究室のクリス・ケイン博士は、ＥＬＦ（極低周波）場は培養がん細胞中のＴＰＡの活性を促進することが明らかになったと報告した。生きている動物と培養細胞の両方のがん発症を磁場が促進することが示されたという事実は、生物電磁気学分野の多くの研究者たちに非常に深刻に受け止められた。『マイクロウェーブ・ニュース』誌七・八月号の特集記事の中で、スレシンはそうした研究者たちを何人か取り上げているが、その中には科学諮問委員会小委員会（ＥＰＡ報告書再検討を行ない、電力線磁場の発がん性を示唆した動物実験、細胞実験の証拠は不十分であると断定することになる、あの小委員会のこと）の二人のメンバーもいた。一人はカリフォルニア大学リバーサイド校の化学の助教授クレイグ・バイアスで、彼はスレシンにカナダの動物実験は「かなり深刻さを秘めている」と語っている。もう一人の小委員会メンバーはワシントン州リッチモンドにあるバッテル・パシフィック・ノースウェスト研究所の分子生物学者バーリー・ウィルソンで、「もしこの研究結果がこのまま否定されなければ、運動場は様変わりするだろう」と話した。

電力線の健康障害をはっきりさせるために動物による研究が重要であることがさらに明らかになったのは九月だった。ニトロソメチル尿素という発がん性化学物質を使ってラットに発生させる乳腺腫瘍の発症中、電力周波数電磁場により、著しく促進が早まることを示す実験が、グルジア共和国保健社会保障省の腫瘍学研究センターの科学者たちによって行なわれていたのだ。乳がんは女性の主要死亡原因の一つで、最も発生しやすいがんであることを指摘して、グルジアの研究者たちは自分たちの研究の重要性を強調した。そして彼らは家庭における電力周波数の電磁場に被曝することが、この悪性腫瘍の発症率を増加させることになっているかもしれないと警告したのだった。

第14章　不充分な回答

九月十八日、スレーター電磁場研究小委員会が学校で第二回の会合を開いた。六月十五日の会合と同様、ボーリガードが議長を務め、郡保健部、学校区、スレーター教師、安全な環境を求めるスレーター父母会、スレーターPTAの各代表、ベリーマン、デヤング及びニュートラが出席した。デヤングはPG&Eの三人の技術者を同伴した。ニュートラは彼の群発がんの研究に関する一二ページの経過報告書草稿を持参した。PG&Eの技術者たちは同社が八月二十八日から二十九日にかけてと、九月四日から五日にかけてスレーター小学校で行なった二十四時間磁場測定のレポートを提出した。測定はエムデックス・ガウスメーターで行なわれた。メーターを置いた場所は本校舎中、送電線に最も近い教室であるA棟のベリーマンの旧教室の中央、床上六〇センチの位置、送電線から最も遠い教室であるD棟の第二〇教室の床上六〇センチの位置、及びエマーソン通りにある幼稚園運動場の砂場内の地面であった。

PG&Eの技術者たちによるとベリーマンの旧教室で記録された両期間中の平均電磁場は、第二〇教室で記録した〇・九ミリガウスから一・一四ミリガウスの範囲より明らかに強いということはなかった。一方、二回の二四時間測定期間中、エマーソン通りの近くの幼稚園の砂場では約四ミリガウスの磁場が測定されたという。それを受けてベリーマンは第二〇教室での測定は無意味であり、旧教室で記録された電磁場は六月に自分自身が同じ場所で測定した数値より一貫して低いと指摘した時、技術者たちはとくに何も説明しなかった。しかし砂場でのエムデックス・メーターは間違った数値を出したことを彼らは認め、他にも数値の間違いがあったかもしれないことをほのめかした。

次にニュートラは彼と保健福祉局のスタッフが計画している、電力線からの距離がそれぞれ異なるカリフォルニア州内の学校の教師と生徒の電磁場被曝研究について説明した。この研究原案を今作成中で、資金が得られれば一九九二年春に開始したいと彼は話し、スレーター小学校の職員に対しても参加協力を要請した。研究は電力線近くに位置する学校の教師と生徒の磁場被曝量と、電力線が近くにない対照校の教師、生徒のそれとを比較するものであると彼は説明した。

「ニュートラ博士が対照校の必要性に言及した時、マッカードル校について私が知っていることを彼に話す方がよいだろうと思いました」とベリーマンは回想している。「マッカードルはスレーター小学校とはいわば双子の学校です。一九七〇年代の終わりにスレーター小学校と同じ計画で建てられ、正確に同じ設計でした。配線や配管さえも同じだろうと考えられます。事実マッカードルとスレーター小学校のただ一つの違いは、マッカードルの近くには高電圧あるいは高電流の電力線がないことです。八月初めスレーター小学校の教師仲間のカリーン・ノーラとマッカードルへ行き、PG&Eから借りたエムデックスで磁場測定をして、数時間そこで過ごしました。A棟の二つの部屋には鍵がかかっていました。しかし環境磁場はA棟の他の三つの部屋で測定できました。B棟の五つの部屋では〇・五ミリガウスを越えることはほとんどなく、たいていはそれ以下でした。C棟・D棟の一〇教室で測定したレベルは、A棟・B棟のものとほとんど同じでした。マッカードルでただ一度高い数値が出たのは、電気配線が埋め込まれている壁に向かって、三路電燈スイッチのそばにガウスメーターを持って行なった時で、ちょうど蛍光灯が低く吊り下げられている真下でした。それでマッカードル校についてニュートラ博士に話し、教室ごとに行なった測定の説明を記したレポートを渡しました。カリーンと私が書いたものです。その時私はマッカードルは理想的な対照校になるかもしれないと提案しました。何と言ってもマッカードルのA棟・B棟の環境電磁場がスレーター小学校のA・B棟より三分の一から六分の一で弱いという点以外、ほとんどすべての点においてマッカードルはスレーター小学校と同じなのですから。それだからこそマッカードルで働いていた教師たちの間の発がん率とスレーター小学校で働いていた教師たちの発がん率と比較するのは理にかなっているのではないでしょうか。何か理由があってか、ニュートラ博士はそう思えないようでした。とにかく非常にあいまいな様子で私の提案に応え、それは将来考えることになるだろうと言うだけでした」

小委員会が散会したあと、ニュートラと産業衛生学者のパメラ・ロングはともに「ホット・スポット」の位置を確かめに校舎を巡回した。ロングはスレーター小学校の磁場測定のためにフリーランスのテレビプロデューサーに雇われて、その月の初めサンフランシスコから来ていた。ホット・スポットというのはC棟D棟の多数の教室の壁や床及び多目的室でロングが発見していたものであった。それらのホット・スポットは学校外の源からの漂遊電流によるものかどうかが疑われたので、ニュートラはスレーター小学校の中央ブレーカーのスイッチを降ろすように手配していた。ニュートラとロングが問題のスポットで改めて測定を行なったところ、それらホット・スポットが消失していることがわかった。それはスポットが漂遊電流によってできたものではなく、電気配線によってできた証拠であった。

次にニュートラとロングがA棟B棟の教室で測定を行なった時、はっきりしたホット・スポットを見つけることができなかった。そこで学校の電源を切ってみると、ベリーマンの旧教室で二、三ミリガウスの環境磁場を記録した。それはエマーソン通りの高圧送電線からかなり強い磁場放射が校舎の南側まで広がってきている証拠であった（ニュートラあるいは保健福祉局の職員が送電線から放射されている磁場を測定したのは、ただこの時一回だけである）。送電線からの放射の証拠がこのほかに出てきたのは、ロングがエマーソン通り近くの幼稚園の砂場で九ミリガウスの磁場を測定したことだった（これは小委員会の会議の席上PG&Eから報告されたレベルより二倍以上高いものである）。

その夜ベリーマンは家に帰ってから、ニュートラが書いたスレーター小学校の群発がんに関する経過報告レポートを読んだ。その中で一九七二年以来、一時的でもスレーター小学校で勤務していたことがわかっている一三九人の教師と補助教員、及びニュートラが人数を推測して六人とした事務員と調理スタッフのうち、合計二〇人が悪性腫瘍にかかったと報告されており、そのうち八人が侵襲性がんだったことが確認されたとレポートは述べている（学校の補修管理作業員の中に二一人目の黒色腫患者が報告されていたが、アンナ・フィリップスは、それをまだこの時点では認めていない）。ニュートラの判断では、他の報告例のほとんどは悪性腫瘍ではない状態にあるとした。その中には複数の報告書で電力線磁場被曝と関連づけられた、脳髄膜腫瘍の例、子宮頸部内側の細胞の、通常は前がん状態とされる子宮頸管形成異常が四例、乳房の良性腫瘍あるいは嚢腫が三例あった。侵襲性が確認された六例のがん――乳がん、子宮がん、卵巣がんが二例づつ――は、生殖器官に発症していることから、生物学的に関連があるとニュートラは述べている。さらに「いくつかのタイプの侵襲性がんと電磁場被曝を関連づける疫学的証拠がある。」ことを彼は認めている。これに付随して高電流電力線近くに住む女性の乳がん、子宮がんの発病がかなり増加することを示した研究にも言及している。また電力線やその他の源からの電磁場に仕事上で被曝する男性の、乳がんのリスクが高いことを示した三件の研究のことも注目している。

スレーター小学校でのがん発病率を求めるのに、ニュートラは普通の疫学的、統計学的手法を用いた。まず初めにベリーマンと彼女の同僚たちが年次報から抜粋した情報に基づき、一四五人の教師、補助教員、教務職員の全勤務年数を合計した。これはスレーター小学校の教師と職員が、その学校で働き始めて以来累積した延べ年数になる。それから四〇～四四歳（スレーター小学校の教師、職員の平均年齢を含む年齢層）のアメリカ人女性の侵襲性がんの年間発症数を示す国立がん研究所統計（女性十万人中二六八人）を用いて、述べ年数を解析し、今後一九年間でスレーター小学校の教師、職員に四・二人のがん患者が見込まれると計算した（フレズノがあるカリフォルニア州セントラルバレー地域に住む四〇～四四歳の女性間の侵襲性がんの年間発生数を記録してあるカリフォルニア州腫瘍記録簿が集めたデータ、女性一〇万人中二〇五人というデータをニュートラは使わない選択をした。セントラルバレー統計に従うと、今後一九年間にスレーター小学校の教師、職員間に発生するがん患者数はわずか三・二人ということになる）。

信頼区間といわれる標準的な統計手法を用いて、統計で調べられている数の二倍のがんが偶然で発生した可能性があるとニュートラは考えた。また、めったに起こらないことが起こる可能性を求める時に使うポアソン分布と呼ばれる統計式をその場で用いて、スレーター小学校のような四五人程度の教師、職員を擁する学校で、八件以上のがんが発生するのは一〇〇〇校に一校であると見積もった。さらに彼はカリフォルニア州にある総数八千校のうち、千校までが電力線近くに位置していると見積もり（その計算について彼は何の実証も示していない）、「電力線近くの学校でこのようにがんが多発するのは偶然のことである」と結論づけた。彼はまたがんを発症した教師、補助教員は「近くの電力線に最も近い教室で多くの時間を過ごしており」「これは将来検討の余地がある」と問題を認めている。

ニュートラが示した結果にベリーマンは不満が残った。彼女は最近次のように述べている。「まず第一にがんのすべてがA棟B棟及びその近くの管理部門に勤務していた教師、職員間で発生したのに、なぜ彼はスレーター小学校の全教師のがん発生率を基に結論を下したのか、私には理解できません。第二にカリフォルニア州にある八千校のうち千校が、スレーター小学校からエマーソン通りの高圧送電線とほぼ等距離で、電力線に近いことを示す証拠をニュートラ博士が示さない限り、カリフォルニア州では八校に一校が電力線に近いという彼の推定は不適切であると思います。私が確信を持って言えることが一つだけあります。それはフレズノにある五二校中、主要電力線にスレーター小学校ほど近接している学校を六校も、ニュートラ博士は見つけられないということです。ところがアシランド通りとヒューズ通りの角にあるウィルソン小学校付属幼稚園は高磁場を発する高電流配電線から一二メートル内外にあり、同校で過去二〇年間教えていた教師四人のうち二人ががんになりました。そのうち一人は私の大学の同窓生ですが、一八年間働き、昨年脳腫瘍で亡くなりました。もう一人は一五年間働いた後乳がんを発症しました。ニュートラ博士の報告書の感想を言えば、その六カ月前の三月十四日の教育委員会の会合で、私たちが提出した中核となる質問――すなわち、がんのすべてがスレーター小学校の中でエマーソン通りの高電圧送電線に最も近い側で働いていた教師や職員にだけ起こっているのはなぜなのか？――に対してニュートラ博士はなぜ答えてくれないのか理解できませんでした。つまりそれこそまず第一に、A棟・B棟を閉鎖せよとスレーター小学校の教師や父母が主張した理由であり、教育委員会がその閉鎖を五月に了承した理由なのです」

ニュートラが小委員会にレポートを提出した約一週間後、教育委員会がA棟B棟を再開する口実に彼のレポートを利用しかねない、と不安を抱いた委員会の数人の同僚とレポートを検証したというベリーマンはなお話を続けた。「十月中、私たちは数回会い、長時間そのレポートを検討し、ニュートラ博士が到達した結論についていくつか彼に質問する準備をしました」。「そうこうしているうちに彼とパメラ・ロングが九月十八日にスレーター小学校で行なった測定に関して、彼は私たちに手紙を送ってきました。その手紙の大部分は、ホット・スポットはどこに位置しているかに終始し、学校への電力をどのように遮断するかについての説明は、それが校舎の電気配線に起因することを示すものでした。しかし締めくくりとして彼はついでのように（正しく言えば彼の言葉では『付記』でした）述べています。それは彼とロングは幼稚園の砂場で九ミリガウス、私の元の教室で二～三ミリガウスの環境磁場を測定した所、これらの数値は八月末と九月初めに同じ場所でPG&Eが測定したものより高いと彼は指摘しました。そしてもしそれらの値を九月十八日の測定日に電力会社が送電線に流した電力値と関連づけられれば、その関連性は電力線磁場強度をコンピュータ・モデルで予測することの重要性を強調することになり、磁場を実際に測定する必要がなくなるだろう——と彼は書いていました。この時点でニュートラ博士と私は完全に異なる視点からスレーター小学校の状況に取り組んでいることがはっきりしました。彼はどのように磁場を測定するかという技術的な点に関心があり、一方私は、毎日、毎週、毎年ずっと磁場に曝されてきたA棟、B棟の生徒や私自身や教師仲間に、磁場はどんな障害を起こしてきたのか、それが不安だったのです」

十月三十日にスレーターで行なわれた次の小委員会にニュートラは出席できず、その代わり校区の職員によりC棟に取りつけられたスピーカー電話を通して委員会に参加した。ベリーマンは後に言っている。「そのスピーカー電話の性能はひどいものでした。ニュートラ博士の声は大きくなったり小さくなったりを耐えず繰り返し、群発がんに関する彼のレポートの草稿について私たちがした質問に対する彼の回答を、ほんの断片しか聞くことができませんでした。比較的明瞭で理解できる部分で、ニュートラ博士はバークレーで磁場測定会社を持っているカール・ライリーという男性にスレーター小学校に来て測定してもらうよう勧めていました。ライリーはニュートラ博士のオフィスの蛍光灯に問題があるのを見つけてそれを直し、博士はそれでより快適にオフィスで働くことができるようになったそうです。ライリーならばスレーター小学校で測定されていたホット・スポットにも同様に対処できるだろうとニュートラ博士は推薦していました」。ニュートラはそれより数カ月前、公で発言したことをその時は話さなかった。それは彼のオフィスの蛍光灯から出ていた二・五ミリガウスの磁場に彼は曝されていたということだ。その磁場は彼とロングがベリーマンの旧教室で測ったのとほぼ同じ強度だった。

「ライリーがスレーター小学校で磁場調査を行なうことに私たちは同意しました。しかしいくつかの教室の床に施されていた配線が原因のホット・スポットを調査することに加え、エマーソン通りの送電線から放射されている、A、B棟の環境磁場も測定することを私たちは望んでいることをはっきりさせました。なんといってもこれまでの疫学研究で、がんとの関連が取りざたされているのは電力線磁場であり、ホット・スポットではないのですから。私たちはすでにPG&Eに文書で、八月末と九月初めにPG&Eが幼稚園の砂場で測定した約四ミリガウスのレベルと、九月十八日にパメラ・ロングが同じ場所で測定した九ミリガウスのレベルのとの大きな食い違いに関心を寄せていることを知らせてありました。それで十月三十日の会合の冒頭でトム・デヤングにこの食い違いの説明を求め、そしてA棟の私の教室でPG&Eが行なった二十四時間測定の数値と、同じ時間中、同社が記録していた高電圧送電線に流れていた電流値とか、ほとんど関連性を持たないのはどうしてなのかについても説明を求めました。デヤングは食い違いや相関関係の希薄さについては説明できないと答えました。実際彼も、会議に同席していたPG&E技術者たちも、送電線に流される電流量は耐えず変動しており、送電線に流される電流量値を用いて、放射磁場の強度を推測することは不可能だと主張しました」

十月三十日の会合の結果に失望したベリーマン、シャーリーン・コンリー、スレーター小学校PTA会長のリン・ステンソンは十一月十三日と十一月十八日にそろって会し、ニュートラのレポート草稿に関して彼に返答を求める一〇の質問のリストを作成した。その中で重要なのは、報告されているがんのすべてがA、B棟の一〇教室で働いていた人達（実際には確認された、がん患者のうち二人はA棟すぐ近くの管理部門のある場所で働いていた。）に発生しているのに、スレーター小学校におけるがん発生率を求めるのに、ニュートラが教師、補助教員、事務職員の総数一四五人を用いたのはなぜか、であった。またそれらのがん患者たちは生物学的共通性を持っているか、何か既知の原因を共通に持っているか、カリフォルニア州でどれだけの数の学校が、スレーター小学校と同じ位、高圧送電線近くに位置しているのかを知りたいと、ベリーマンと同僚たちは望んでいた。それに加えて電力線磁場被曝は小児白血病と関連づけられているのであるから、保健福祉局はスレーター小学校に通っている子どもたちのがん発生率を徹底的に調査すべきだと彼らはニュートラに訴えた。

十一月二十二日、ベリーマンが一〇の質問リストと小児がん調査要請の手紙をニュートラに送った同じ日に、ニュートラが勧めた磁場調査をするためにライリーがパメラ・ロングと共にスレーター小学校にやってきた。その四日前、ニュートラは学校区に手紙を送り、電磁場被曝の健康障害に関する研究・教育プログラム継続を求めて、公益電力委員会と保健福祉局に要請されていた法案に対して、知事ピート・ウィルソンは拒否権を行使し予算が削減されたために、保健福祉局はその活動を著しく縮小させられることになったと伝えていた。「我々は提案されていた来年の活動予定をすべてキャンセルし、講演の要請をすべて断り、一九九二年の研究討論集会計画もキャンセルした」とニュートラは書いている。十一月二十四日、ニュートラは十一月二十七日に予定されている小委員会の会合に出席できないので、今度もスピーカー電話システムで、バークリーの彼のオフィスから参加するとフレズノ学校区の職員に知らせてきた。

「校区の職員は今度はスピーカー電話を前回より格段によい状態で作動させると約束しましたが、実際は前回よりもっとひどいものでした」とベリーマンは回想した。「ニュートラ博士の声はたえず大きくなったり小さくなったり、まったく聞こえない時もありました。受信状態が余りにも悪かったので、ニュートラ博士はまた違う場所から電話会議に参加していたライリーを使って、彼の話を私たちに中継させようとしました。しかしライリーの声もよく聞こえず、だめでした。結局私たちはニュートラ博士の話の断片しか聞き取れず、それをつなぎ合わせることしかできませんでした。私が思うに彼が言ったのは、八つの侵襲性がんのうち六つは彼の言葉で言えば「またいとこ」になります。なぜならそれらは生殖系に発症したので、共通の原因によるのではないということでした。カリフォルニアのいくつの学校がスレーター小学校と同じくらい電力線に近いかとの質問に関して、彼は把握していないことを認めました。スレーター小学校の元生徒間のがん発生率を保健福祉局で調査してほしいという私たちの要請を強く訴えると、彼はそのような調査に使える資金はないというのでした」

スピーカー電話の受信状態が悪くて、十月三十日の会合と同様、十一月二十七日の会合の結果にも自らを含めコンリー、ステンソンたちは不満だったと、ベリーマンは言っている。「ニュートラ博士がご自分のレポートの草稿を私たちに渡してくれて以来、二カ月半が過ぎましたが、レポートについて私たちが列挙した質問の多くにまだ満足な解答が得られていません」とベリーマンは言った。「二週間後、学校区の担当がカール・ライリーの調査レポートを送ってきてから、状況はさらにあやふやになりました。ライリーのレポートには、彼がスレーター小学校を訪ねた目的は、建物の配線（以前の調査で確かめられていたホット・スポット）による高磁場を調査して、それを減らすことであったと書かれています。スレーター小学校の教室の閉鎖は、これらのホット・スポットのためであるとライリーは考えているようです。もちろん実際はまるで違います。配線によるホット・スポットはC棟D棟に多く見つかったのですから。A棟B棟の教室の閉鎖は配線によるホット・スポットのためではなく、そこの教室で教えていた教師たちにがんが多発したからで、この二つの棟がエマーソン通りの高圧送電線に近いためなのです。またこんな記述もありました。Ｂ棟の第六教室と第七教室の配線を直せば、教室の磁場を送電線から放射されている環境レベルにまで下げることができるという主張です。それは彼が訪れたその日の環境磁場は一ミリガウス以下であったからだと言っています。そして彼はもし第六教室、第七教室の欠陥配線から来る高磁場がＢ棟からの子どもたちの立ち退きの理由であるのなら、子どもたちをＢ棟に戻さない理由はどこにもないと述べました。これを読んだ私たちは気持ちがガックリ沈みました。なぜならライリーが環境磁場を測定したところを見ていませんし、また彼のレポートにも環境磁場測定値のリストはなかったからです。そしてまたニュートラの勧めでライリーを雇った学校区担当たちが実はＡ棟Ｂ棟をできるだけ早く再開したいと望んでいる事実を、もう隠そうともしなかったからです。エイミー・アレクサンダーが職員の休憩室にきて、送電線近くで働く危険性を私たちに警告してからほぼ一年が経とうとしていましたが、このときになってようやく私たちはいいようにはぐらかされているのではないだろうかと、いぶかり始めたのです」

第三部　隠蔽と対決

第15章　市民の健康を守るための協力

ベリーマンと同僚には知らされていなかったのだが、ニュートラが秋にスレーター小学校の小委員会にほんのわずかしか時間が取れなかった理由の一つは、彼がカリフォルニア電磁場審議会（一七名の委員から構成され、電力線磁場による健康障害の可能性を調査する一環として電力委員会によって設立されていた）のメンバーに任命されていたからで、十月初旬以降少なくとも週一回は終日に及ぶ会議が開かれていたからだった。審議会は電力会社の資金で行なわれる調査で何を優先事項とすべきかを提案することと、電力周波数障害に関する科学的証拠が公益政策に適確な指示を出せるほどに揃うまで、電磁場被曝による健康障害を軽減する目的で、公益電力委員会と電力会社とが行なう暫定策を推薦するために、公益電力委員会から一二〇日の検討期間を与えられていた。ニュートラ以外の審議会のメンバーは電力会社から五名（パシフィック・ガス電気、南カリフォルニア・エジソン、サンディエゴ・ガス・電力各社からの代表者）、公益事業体及び環境派グループから三名、電力料金支払者代表二名、電気事業労働者国際連盟から二名、そして環境コンサルタント、カリフォルニア環境衛生役員会、カリフォルニア・エネルギー委員会から各一名、そしてサンディエゴ州立大学理学部学部長であった。

電力各社が審議会に参加したのは、上院のエネルギーと公共電力に関する委員会議長のハーシェル・ローゼンタール上院議員がカリフォルニア州議会に提出していた法案の規定を電力会社が警戒したからだとの見方も多い。ローゼンタールの法案は一九九一年夏に、州議会両院を通過したが、十月十四日にピート・ウィルソン知事によって、その問題は審議会が検討を始めたばかりであるという理由で拒否権が行使されていた。その法案というのは公益電力委員会と保健福祉局に、電磁場被曝を減らすために慎重な回避策の施行を検討するよう求めたものであった。それはまた電力会社に顧客からの要請でもある電磁場測定を計画実行し、その経費として七〇〇万ドルまでの一括支払いを求めるものでもあった。

審議会に加わった電力会社の動機が何であれ、審議会の某メンバーの言葉を借りるまでもなく「リスク抑制」のための手段とみなしていたことは容易に考えられる。五月に、電力線あるいは変電所からの電磁場放射が私有地で一ミリガウス以下に減らすことを電力会社に要求する提案に反対する一方で、サンディエゴ・ガス電気会社は公益電力委員会に対して「懸念のあるいかなる公衆保健問題解決にむけての公益政策は、完全な証明を待たずして発令されるべきだ」と主張しながら、電磁場の場合は「実際に問題があるのかどうか、またその問題とは一体なんであるのか科学的に明らかになっていない」と言うのであった。高電流の配電線近くに住み、二から三ミリガウス以上の磁場に被曝している子どもたちの間に発がんの危険性が高まることは、いくつかの研究で明らかになっているし、サンディエゴ・ガス・

電力会社が高電流配電線から放射される四・五から二〇ミリガウスの磁場に被曝した後、がんに罹った四歳の子どもの私物侵害訴訟の被告に同社が指名されるところであったことから、同社の述べるところの、問題そのものが何であるのか誰にもわからないというのは、どのように控えめに言ってもご都合主義の考え方に思える。加えて自己本位と言えば、サンディエゴ・ガス・電力会社の主張する、電力線からの放射の生物学的効果と、神の業による自然界からの放射の生物学的効果を同一視する考え方である。サンディエゴ・ガス・電力会社の弁護士E・グレゴリー・バーンズは以下のように記している。電磁場を一ミリガウスに減らすための提案は「生きるということは危険と危険回避のコストとの収支を保つこと、という基本を無視するものである」。「たとえば多くの人は地震の危険性からカリフォルニアに住まないようにしているが、そのような選択は個人的なものだから、地震多発地帯に住む上でのあらゆる危険性から州政府は人々を守らなければならないなどとは誰も思わないだろう。堅実な公益政策は地震が起きやすい危険性を、建築物の耐震度数や地震予知研究を含むその他の公衆安全策で対処している。しかし地震に関する場合と同じように、州政府は電力施設からの電磁場関連のあらゆる危険性から人々を隔離しようとすることは不要である」。

南カリフォルニア・エジソンとパシフィック・ガス電気（PG&E）は、電力線からの電磁場と発がん性を関連付ける証拠に対して公益電力委員会からしかるべき対策を取るようにとの動きはないとする方針を採った。四月にPG&Eの代理人達は公益電力委員会に「科学的な研究では六〇ヘルツの電磁場が人体に悪影響を与えるとは断定していない」と述べていた。この考え方を根拠づけるために代理人達は、一九八九年に公益電力委員会と保健福祉局の役人がカリフォルニア州議会に提出していた報告書の一部を引き合いに出した。それは「電力事業の一体どの設備が、もしあるとすれば人体への危険性を孕んでいるのか明らかではない」というものであった。これを弾みにしてP G & Eの代理人達は、委員会に電磁場被曝に関する規準など設定する必要はないと提言した。「なぜなら現在のところ削減されなければならない被曝の性質の決定的な科学的根拠はない。また、もしあったとしてもどの程度の削減が適当であり実行可能なものかを決定する科学的根拠はない」。そして保健福祉局がすぐに他の方法を考え出すことはないだろうという確信から、代理人達は電磁場調査を管理する役割を保健福祉局に担わせることを提案した。

討議が始まったばかりの頃、審議会の一七人のメンバーは公益電力委員会のスタッフの提案事項、すなわちコンセンサスを得るためには推奨項目はすべて満場一致で承認されたものでなければならないということで合意していた。ということはたった一人のメンバーが、どのような推奨事項をも否決できるということだ。彼らはまた最終報告書にはコンセンサスを得られなかった見解にも言及するという協定を作っていた。ローゼンタールの法案がもたらした緊張感はウィルソン知事の拒否権行使で取り除かれたし、三大電力会社はその頃までには、電力線放射がらみの個人的障害訴訟あるいは私有財産価値低下訴訟に巻き込まれるか、そのような訴訟から身を守るための準備に追われるかしていたので、審議会の中の電力会社代表たちは電力線の電磁場が人体に障害を与えるということを認める解釈となる提案に、一切賛成しないのは、初めから予想されていたことであった。つまり満場一致の承認を要求するということは、極めて当たり障りのない推奨事項のみコンセンサスが得られるということなのであった。

一九九二年三月二十三日に発表された七六ページにわたる最終報告書で、審議会メンバーは、送電線の健康障害に関する主だった論点で、ほとんど例外なく意見が割れたことを明らかにした。「疫学調査の中には統計学的に見て高電流配電線と小児期のがんとの確かな関連性を報告するものもある」。また「それとは別の疫学調査では『電気系統の職業』と白血病、リンパ腫、脳腫瘍、男性の乳がんとの確かな関連性を報告するものもある」ということに合意した後も、これらの調査結果の解釈を巡って意見の一致することはなかった。彼らの意見というのは「ある調査結果が提示した危険には、重大さが秘められ国民の健康に関わるものだ」という点では一致したが、その危険性に如何に対処するかで合意できなかった。たとえば電力線ちかくで住んでいる人に無意識のうちに受ける危険性を認めることは妥当かどうかなどである。

五カ月の討議期間中、審議会は一年前にEPAの専属科学者によってまとめられ、電力線の電磁場は発がんの『疑いがある』と、ともあれ結論を出した三六七ページにわたる報告書について、ついに一度も詳しい討論をすることがなかった。実のところ、EPA報告書がまともに取り上げられたのはニュートラと、南カリフォルニア・エジソンのリサーチ科学者ジャック・サールが、その報告書は科学諮問委員会に批判されているもので、電磁場と発がんとを関連づけるその疫学的証拠は不完全であるという説明をした時だけであった。サールといえば以前サンタ・バーバラの住民にモンテシト・ユニオンスクールは「電磁場に関してはごく普通の学校である」と断言していたが、一九九一年十月号の保健物理学会の月刊ニュースレターに発表した記事の中では、ニュートラが保健福祉局の一九九〇年のパンフレットで触れたように、電磁波被曝と小児期のがんとの関連性を指摘した疫学調査の数については、「同等の信頼性があって、関連性を否定するその他の疫学調査」と、均衡していることを提示している。しかしそのような均衡状態などないというのが事実だ。それはEPA報告書やあるいは審議会の報告書中の二二～二三ページで言及している以下のような一文を読む時間と手間を惜しまない人なら誰でも一目瞭然のはずである。「電磁場類似場とがんについての五一件の疫学調査を最近まとめた表を見ると、二八件（五五パーセント）が統計的に極めて危険率が高いとし、一五件（二九パーセント）が危険率は高まるが統計から見るとそうでもないとし、八件（一六パーセント）が関連を認めていない」（皮肉なことにこの文章には脚注が付いていて、五一件の疫学調査の概要の出典は、一九九一年にオークランドとニューポート・ビーチで開かれた電磁場ワークショップの参加者に保健福祉局が配布したハンドブックであることを明らかにしている。それこそ誰あろう、他でもないニュートラその人が監修したものであったのだ）。疫学調査の証拠に関してニュートラとサールの主張を受け入れる意向を示した審議会のあるメンバーは「レイモンド（ニュートラ）とジャック（サール）が諸研究について述べた見解に誰一人異議を唱えなかったのは、彼ら二人だけがグループ内の疫学者だったので、その専門家であると思ったからです」と説明している。

電力周波数の磁場に発がん性があるとする証拠は不備がある、あるいは不完全であるという説明に納得したことを一旦認めてしまうと、審議会のメンバーはニュートラが出した、「公益電力委員会が独自にカリフォルニア版調査計画を作り、保健福祉局がこれを管理する」という提案に対して、全員一致の合意に到達するのにさほど困難はなかった。保健福祉局が一九九〇年に発行したパンフレットでは、ニュートラ・グループは電力線の健康障害に関して電力産業が果たす極めて重要な事項というものの繰り返しに終始するだけだったが、審議会がそれらの推奨事項を検討する時に、そのパンフレットは一度も話題にのぼらなかったというのも不可思議だ。審議会は保健福祉局が電力線による群発がんの情報窓口として機能するという点では合意しているのだが、そのこととそれについて何か実行するというのとではまったく別物だということに、審議会のメンバーもすぐに思い至るのだった。つまり公益電力委員会は保健福祉局と協力して、報告されている電力線による群発がんに具体的対応策を講じるという件では全員一致の合意ができなかった。

審議会の最終報告では、メンバー一人ひとりの見解を特定しなかったし、あるいはさまざまな論点をどのように票決していったのか明らかにしなかったので、報告書の記録の信頼性が欠けていた。コンセンサスが見られなかった提案でも市民活動家代表や環境保護派に支持されたものや、三大大手電力会社代表や電気料金平準化を目指すという名のグループ代表に反対されたものなど、数多くあった。ちなみにその平準化を目指すグループというのは電力料金を引き上げることになりそうなほとんどすべての対応策に反対していた。ところで全員一致の合意を得られなかった提案の中には、日頃、電力線の間近で仕事をしている電力会社、電話会社及びケーブルテレビの各従業員の既存の通常業務の点検というものがあった。彼らの電磁場被曝量を抑えようというのが目的だった。奇妙なことにこの提案は審議会に名前を連ねていた国際電気労働者連盟（ＩＢＥＷ）からの二人の代表に支持されなかったのである。新規業務のみ点検という電力会社側の推薦に賛成した彼らは、労働者の被曝を軽減する対策はコストのかからないものか、かかっても低コストで対応するという考えで一貫していた。

ＩＢＥＷが既存業務の点検についての提案を支持しなかったのは、過去十年間に三〇近くを数える疫学調査が行なわれ、アメリカ国内ばかりでなく海外でも科学専門誌に紹介されたもので、電力線作業員やその他の職業上で電磁場に被曝する労働者は、白血病、リンパ腫、脳腫瘍に罹る危険率、そして死亡する率が、職業上で被曝しない労働者と比べて著しく高くなることを明らかにしている事実と照らし合わせてみると、誠に理解しがたく思える（事実、南カリフォルニア大学医学部ロサンゼルス校の研究者たちが行なった最近の調査ではロサンゼルス郡の電気機械工、電気技師、その他電磁場を浴びる仕事に就いている労働者は、脳腫瘍の危険率が通常の十倍以上も高いことが明らかになっている）。ところが一九九一年六月二十八日、ＩＢＥＷ国際部代表のＪ・Ｊ・バリーは慎重に言葉を選びながら「ＩＢＥＷ加入労働者の、電離および非電離放射線の被曝に直接起因する職業病その他の弊害が高くなることを証明するものは、我々の知るかぎりまったくない」という声明を発表した。続けてバリーは電力線障害に関してＩＢＥＷは、さらに研究が進み結果が明らかになるまで、成り行き静観的な政策を取ると語った。ＩＢＥＷの上層部がどれだけ送電線障害について神経質になっていたかを示すものとして、過去十年間で二回、ワシントン州の社会保健福祉局の内科医で疫学者でもあったサミュエル・ミルハム・ジュニア博士の提案を彼らが断わったことほど、如実に語るものは恐らく他にないだろう。ミルハム博士はＩＢＥＷ会員である電気関係労働者たちの死を免れない経験を連盟からの研究資金を一切受けずに調査して、彼らの疾病に関する先駆的な研究を何件も手がけてきた。それは電気関係労働者の電磁場被曝が発がんの危険性を高めることになるかどうかを見極めるためであった。

電力会社から反対されたおかげで審議会は、対応が即可能で技術的にも実行可能な提案であったにもかかわらず、電力線からの電磁場軽減対策の現況と費用を伝える報告書を年度ごとに発行することを電力会社に要求するという提案に合意できなかった。それらの軽減対策には、伝導体を逆位相にする、電磁場放射を減らす配電に組み直す、高圧線の電信柱や鉄塔をさらに高くする、専用地をさらに広く取る、配電線の電流のバランスを保つ、電流が安定し電磁場が漏れないように電力線を地中化する、大型ビル内の事務室に隣り合わせてトランスを配備しない、などがあった。提案に反対する者はそれを「不条理な負担」と表現し、科学者がいまだに電磁場被曝のどの要素が人体に障害を与えるのかはっきり特定できない現状では、被曝を軽減するどのような対策にしてもそれは任意のものにすべきだとした。

学校での電力線障害に如何に対処するかについて審議会は、「学校や保育園など影響を受けやすい対象がいる場所に隣接して送電線、配電線、変電所を新設しない」ことを電力会社に要求する提案に合意できなかった。そればかりでなく、「電磁場が原因と受け止められている群発がんが報告されている学校の父母、教師、学校職員に広がる不安に応えて特別の対応策を電力会社が採るように公益電力委員会が取り計らう」という推奨事項に対しても合意できなかった。これらの提案を支持した審議会のメンバーは、ロンドン・ピータース調査に言及してロサンゼルスで高電流電力線のそばに住んでいる子どもの白血病罹患率が通常の二・五倍であったこと、及びカリフォルニア州の教育庁は今では学校の新設に際して、これまでより高圧送電線から離れて建設することを要求している点を指摘した。彼らはまた、近頃スウェーデン政府のエネルギー機関が、学校や幼稚園や遊び広場近くの送電線設置に反対表明したことに注目した。一方、提案に反対した電力会社代表たちは「学校や保育園など特定の人達や場所が特別の設置基準から排除されるとなると、世間に過った情報が流れたり、人々を無用の不安に陥れる」と発言した。そして「科学的証拠では大人より子どもの方が危険性が高いかどうかは、いまだにはっきりしていない」とし、電力線を学校や保育園から離すことは〝高くつくかもしれない〟と主張した。

審議会は報告書の冒頭で自分たちの検討した結果を以下のように述べて、できるかぎり体裁を取り繕ろうとした。「この報告書を産み出すまでの全員一致の合意の道のりは、カリフォルニア州公益電力委員会が電磁場論争をより深く理解して、すべての関係団体の見解を考慮した政策に向かうことを可能にしたと信じている」「カリフォルニア州の電力会社、消費者、その他大勢の協力者が、市民の健康を守るために可能な限り最善の科学的情報に基づいた信頼性の高い対策を立てることによって、一致協力できるものと思う」。驚くことではないにしても、公益電力委員会が最終報告書の発行と配布に伴って発表された二ページ半のニュースレリースに、これらの楽観的な考察を引用するとは余りにもおめでた過ぎた話ではないか。なぜならそういう言葉とは裏腹に、電力線の健康障害に対する公益電力委員会や電力会社の実際の行動は、審議会のバラ色の見通しとは一致するところが少なかったのである。

公益電力委員会の委員や電力会社が実際にはどのようにふるまっているかを示す例は、一九九二年のベーカーズフィールドでの出来事によく表われている。フレズノの約一二〇マイル南にあるサンホアキンバレーの南端に位置する人口およそ二〇万人のベーカーズフィールドで、一月初旬のこと、市の南西地区に当たるキャンパス・パークの住民は、ある朝眼が覚めるとパシフィック・ガス電気会社（PG&E）が二七メートルもの高さの鉄の送電塔を何本も建て始めているのに気が付いた。約七〇件ある家から九ないし一五メートル以内を縦断する送電線用地の端に沿って連続していた。すぐにそれらの塔が三組の一一万五〇〇〇ボルトの送電線をつなぐために建てられていることがわかった。将来ベーカーズフィールドに建設が予想される二万四〇〇〇戸の住宅と企業に電気を供給することを目的とするものだった。一月十五日キャンパス・パークの住人一五人は「キャンパス・パークの良識住民の会」を結成したキャサリン・マーゾルフの家でPG&Eのカーン郡支部長ポール・エリアスと、面会した。マーゾルフと近所の住民がエリアスに向かって、新設の送電線の電磁場で生じる健康障害が不安である旨を話すと、エリアスは電線を視界から隠すために木を植えることを提案して懐柔しようとした。

一月二十五日。計画されている送電線について何も知らされていなかったことに憤慨し、地域のシング・ラム校に集結した一五〇人のキャンパス・パークの住民を前に、PG&Eの技師は、二〇万ボルト以下の送電線の場合PG&Eは建設も環境調査も事前公開する義務のないことを公益電力委員会によって規定されていると説明した。聴衆から高圧送電線が存在することで土地の不動産価値が下がる不安を訴えると、PG&Eの広報担当はカリフォルニア州ではそれが事実であるかどうか世論が合意に達していないと逃げた。彼は一九八八年のサンディエゴ・ガス電力会社対ドナルド・L・デイリーとの訴訟を知らなかったか、あるいはわざと知らせようとしなかったかは不明だが、それはカリフォルニア州の中間上訴裁判所が、自分の土地を横切って敷設された高圧送電線によって不動産価値が無くなったと申し立てをした土地所有者に対して、一〇〇万ドル以上の損害を認めた予備法廷の評決を支持した画期的な訴訟であった。上訴裁判所は送電線電磁場による健康障害の可能性及び不動産価値を下げる悪影響に関する証拠を認めた予備法廷の評決についても承認した。

一月二十五日の集会での主だった発言者はPG&Eの電磁場プログラム責任者で、前年秋に審議会で同社の最初の代表を何週間にも渡って勤めたキャサリン・モーアその人であった。集結していたマーゾルフ始めキャンパス・パークの住民の話では、モーアは自分自身の深刻な健康障害を事例に出して話を始めたという。「それで彼女が住民の同情を得られたと確信した時、持ち込んでいたスーツケースの中から、やおらヘアードライアーを取り出して、ドライアーから出る電磁場の方が新しくできる送電線からの電磁場より大きいことを説明しようとしたのです」とマーゾルフは回想した。「その時聴衆は彼女に向かって、いったい誰が一度に二十四時間続けてヘアードライアーを手にするかと詰め寄りました。そしてそんなつまらない話をするよりもっと勉強しろと言ってやりました。それは彼女を少しだけ動揺させたようでした。なぜなら彼女はヘアードライアーをしまい込み、誰も電力線の磁場が起こす可能性のある健康障害を否定することはできないことを認めました。しかし彼女は電力線障害に関する研究はまだ完全ではなく、どのレベルの電磁場被曝が安全とか危険とかは誰も断言できないのだと言いました。また送電線が地中に埋められたら、二七メートルの高さの鉄塔に張られた電線からの磁場放射よりさらに多くの磁場に被曝することになるだろう、それは住居は埋設された場合の電線から近いし、土は電磁場を遮断しないからだと言うのでした。私たちはその時、彼女の説明の間違いを正すことができるほど理解していませんでした。送電線がオイルで満たされた鋼鉄製のさやとともに埋められれば、そこから放射される電磁場は激減されることを知るほどには、その頃はまだ勉強していなかったのです」。

三月十八日、公益電力委員会が審議会の報告書を発表する五日前、委員会の環境プログラム責任者ジョージ・ハーシュの呼びかけによりシング・ラム校で再度集会が開かれた。ちなみに彼は審議会のリエゾン・パーソン（仲介人）の役目を果たし、ほとんどすべての会合に出席していた人である。公益電力委員会会はPG&Eが計画していた地域内の高圧送電線建設に反対して委員会に不服を申し立てていたマーゾルフと「キャンパス・パークの良識住民の会」の要請を受けてハーシュをベーカーズフィールドに派遣していたのだった。マーゾルフはハーシュが到着する一週間ほど前、サンフランシスコの委員会本部のハーシュの元に電話を入れ、彼女の組織した良識住民の会は電力線障害に関して徹底的な話し合いを望んでいること、そしてとくに新設送電線からどのくらい離れて住んだら安全な距離で、どのくらいの被曝なら住民や子どもにとって安全なのか知りたいと彼に伝えたことを覚えていた。「ハーシュはこれらの質問を十分理解したように私に思い込ませようとしました。しかし三月十八日夜の発言で彼はまるでPG&Eの社員のようでした」とマーゾルフは最近になって語った。「彼は私たちの質問にしっかりとした返答を用意したいが、電力線の健康障害についての科学的証拠はまだ不十分なのできちんと返答できないのだと言いました。彼はまた従来の小児期のがんについての研究は信頼性に乏しく、電磁場に対して鈍感な人もいるので真の証明はできないと話しました。そのうち彼はガウスメーターを取り出してそれを持って部屋中を歩きました。そして動き回るにつれて数値も変わることを話し、『どこかに危険地帯があるのはわかるのですが、それがどこなのかわからないのです』と言いました。それから新しくできる送電線から放射される電磁場は互いに相殺されることもあるということを納得させようとしました。それを聞いて私は彼からマイクを奪い、なぜそんなことが起こり得るのか説明を求めました。すると彼は口ごもったあげく、最後には完全に相殺されることはないと認めました。その頃までには大勢が席を立ち、不快感を持って会場を後にしていました。住民が助けを求めて行なった公益電力委員会が、住民への説明会になぜハーシュのような話をする者を送ってきたのか彼らは理解できなかったのです。集会が終わるとハーシュは、『ベーカーズフィールド・カリフォルニアン』誌記者のクリスチーヌ・アザーラと話していた私を見つけて近寄ってくると、先ほどの彼の説明は聴衆に分かりやすいように単純にした部分もあるのだとクリスチーヌに弁解しました。その上彼は言うべきではなかったことを言ってしまったところがあったかもしれないと認めたのです。そして彼が話したことをそのまま言葉どおりに引用しないでくれとアザーラ記者に頼みました。後に私はハーシュが地元のラジオ局のインタビューに答えて、送電線の電磁場でがんにかかることはまずないと言っているのを聞きました。そのころには私たちも、してやられたことに気づいていました。最初はPG&Eに、そして今回は公益電力委員会会にです。裏切られた感じです。これまで行政が私たちのような普通の市民をこんなにも軽く扱うなんて、考えてみたこともありませんでした」。

第16章　冷や汗をかくほどの事でなし

その頃、コネティカットでは、公共電力統括部、電力会社、州の保健担当者たちが、電力線からの電磁場放射にはまったく気がついていない市民に対して被曝を軽減する効果的な対策をなんら講ずることもなく、無為に一九九一年を送っていた。十二月になってドン・ミカークは『ジャーナル・インクワイアラー』誌に記事を載せ、政府関係機関で構成した対策委員会が発足して一年がたつのに、州政府が要求した州規模の研究にはまだ手がつけられていないうえ、州の保健担当者は市民の電磁場被曝を規制することに対してはいっこうに重い腰を上げようとしないと書いた。ミカークは環境保護局のカール・パベットの言葉を引用し、対策委員会がいまだに指針を示さないのは「答が出ていない問題がたくさんあるからだ」とした。しかしパベットがどれほど真剣に答を模索しているかは疑いの余地があるようだ。パベットは　ロンドン・ピータースの行なった白血病の研究について「把握していない」ことをミカークに認めている。それこそその年最も広く話題にのぼった、電力線による発がん調査研究で、コネティカット初め全米の主要新聞で取り上げられていたのだが。

カリフォルニア州のように公衆保健の担当官が市民の健康を守る対策を取りそこねている時、被害にあった市民は最後のよりどころとして法律的解決に委ねるしかない。十二月中旬、ブリッジポートの法律事務所コスコフ・コスコフ&ビーダーの弁護士は、メリッサ・バロックと彼女の母親の依頼でノースイースト電力とその関連会社であるコネティカット電力を相手取って訴訟を起こした。訴訟はニューヘブンのコネティカット州最高裁判所に持ち込まれ、年若い女性メリッサの悪性脳腫瘍が、自宅近所の変電所から出てメドー通りの自宅の上方を通っていた高電流配電線から放射された電磁場に十年間被曝したのが元で発病したこと、そして配電線と変電所の所有者であるノースイースト電力もコネティカット電力も、彼女や母親に対して被曝の危険性をなんら警告しなかったことを訴えた。さらに一九九二年一月十四日、コスコフ・コスコフ&ビーダーは同じような訴訟をジョナサン・E・ウォルストン三世とリー夫人の依頼で同じ被告に対して起こした。ウォルストンは一九七九年に手術していた髄膜腫を最近再発させていた。彼の訴訟はノースイースト電力とコネティカット電力に対して、メドー通りにあった変電所並びに高電流配電線から放射された電磁場が腫瘍やその他重い疾病を引き起こす可能性のあることを知っていながら、あるいは知っていなければいけなかったにもかかわらず、ウォルストンにも家族にもその障害について警告を怠ったことを訴えるものであった。

これらの画期的な行動は(ニューイングランドでこの種の問題で最初に起こされたもの)法律家の間ではかなりの注目を集め、コネティカットやマサチューセッツの主要新聞に取り上げられた。公共の正義のための法廷専門弁護士会（ワシントンDCの公益目的の弁護士事務所で、上述の二つの裁判で原告側に立った）の会長は訴訟を起こすことはその他の電磁場被害者にとっても非常に重要で、全米の電力会社は「案件の電力線は危険であるという証拠から逃げてばかりいないで、市民の安全を守るべきである」と語った。その裁判の首席弁護士マイケル・コスコフは『ブリッジポート・ポスト』紙に、電力会社は何十年も電力線放射の健康障害について知っていたにもかかわらず、世間に警告してこなかったと語った。コスコフは裁判の長期化を予測したが、AP通信に彼の以下のような言葉が引用されている。「電力会社はどんな事実を突きつけられても抵抗し続けるだろう。電磁波問題を修復する費用や被害者補償などに話が及ぶことを恐れているからだ」。ノース・イースト電力の広報担当者エマニュエル・フォードは『ボストン・グローブ』紙に、同社の電力線問題についての取り組みは少なくとも十五年以上に及ぶので「我が社の電力線によって健康障害が起きたことを証明する科学的証拠などどこにも存在しないと、我々には強い確信がある」と述べている。一方『マイクロウェーブ・ニュース』誌のマイク・スレシンは、電力線の健康障害問題については過去二十年以上もの間、国も州政府レベルでも保健局が対応を怠ってきたわけで、最後には法廷で決着することになるだろうと見解を述べた。

メドー通りの悲劇が再びニュー・イングランドで話題になったころ、スレーター小学校のベリーマンと同僚の教師たちは、カーティス・ハードが大腸がんと診断され入院したという知らせに悲しみ、うち沈んでいた。四十三歳のハード副校長は、他にがんに罹った四人の教務員室から近く、A棟からほんの一、二メートルの小さな事務室に六年間勤務していた。彼の発病によってベリーマンなど多くの教師たちは、保健福祉局のニュートラ博士らによって行なわれていた調査への懐疑心をさらに一層強めるのだった。

「現在スレーター小学校で働いている六五人の教師や職員のほとんどは、すでに個人の病歴調査書を記入済か、がん調査が進行中であることを知っています」とベリーマンは先頃語った。「ただ不明だったのはニュートラ博士の調査チームが、スレーター小学校をすでに辞めて他で勤務しているかあるいは他所に住んでいる八五人余りの元スタッフについて聞き取り調査をしたかどうかです。二週間にわたって私とドリス・バッフォは現在もフレズノ地区に住んでいる一五人〜二〇人ぐらいの元同僚に電話をしたところ、何と驚いたことにただの一人もニュートラ博士からの接触を受けていませんでした。かつてA棟にあった私の元の教室で数年間教えていた一人の教師は、肝臓に腫瘍ができていました。それで私たちは確信しました。ニュートラ博士たちはスレーター小学校が開校して以来十九年間に勤務していたおよそ一五〇人の総スタッフの半数以上もの人達の追跡健康調査をする手間を取っていなかったのです。このことが判明して私たちはショックと失望感に襲われました。つまり私たちが信頼してゆだねていることをはぐらかされているような疑いを持ち始めたのでした」

それとほぼ同じころ、ベリーマンは学校区担当官から次の小委員会が二月三日月曜日に開かれることを聞いていた。そしてその同じ日に開かれる予定のフレズノ・ロータリー・クラブの昼食会への招待をすでに受けていたニュートラ博士だったが、彼も小委員会に出席するということだった。小委員会に先立ってニュートラとグレーザー博士はベリーマン、コンリー及びステンソンに一四ページの記録文書「スレーター小学校のがん患者に関する最新レポート」をファックスで送ってきた。そこにはベリーマンと同僚が十一月二十二日にニュートラへ送った質問状に対する返答を含む四ページ半にわたる付録もつけられていた。二つの記録文書は一月三十一日フレズノに届いた。一月三十日付の最新レポートは九月十八日の小委員会にニュートラが持ち込んだ報告書とほとんど変わらず、かろうじて違うのはこの時までにはニュートラもグレーザーも九人目のがん患者（補修作業員が罹った黒色腫）を確認していたことと、カーティス・ハードの大腸がんの診断書を照合する作業にかかっていたことが新しい事柄だった。確認されていた九件のがん患者は乳がんが二人、子宮がんが二人、卵巣がんが二人、黒色腫が二人、脳腫瘍が一人であった。しかしハードの件や乳がんに罹っていた補助教員の件、あるいは子宮頚がんに罹っていながらプライバシーを理由に調査対象からはずれることを希望した教務スタッフの件などが含まれておらずリストは不完全なものであった。その前の報告書に見られるように、ニュートラとグレーザーは六件のがん（乳がん、子宮がん、卵巣がん）はいずれも生殖器官ということで生物学的関連性を認めていた。彼らは同様に高電流配電線の近くに住んでいる女性に乳がんと子宮がんが増えていることを発見した研究と、電力周波数の電磁場に被曝する職業に従事している男性に黒色腫、脳腫瘍、乳がんが増加していることを発見した研究について言及している。しかし科学者の大勢はこれらの発見を確定的とは考えていないとした上でニュートラとグレーザーは「スレーター小学校で観察されたさまざまなタイプのがんを引き起こしたと断定できる要因は一つとしてない」と主張している。

九月の報告書にあるように、ニュートラとグレーザーは、一九七二年以来これまでいずれかの時期にスレーター小学校で働いたことのある合計一四五人の教師、補助教員、教務職員ががんに罹る一般的な確率を割り出すのに、国立がん研究所の予想件数、つまり年齢が四十歳〜四十四歳のアメリカ人女性一〇万人当たり毎年二六八人にがんが発病するという予想確率を引き合いに出している。この時、州の保健担当官であるニュートラとグレーザーはスレーター小学校の職員間のがん発生予想数を四・二人から四・五人に修正できるように計算をしなおした。そしてカリフォルニアの腫瘍記録簿の予想件数である、セントラル・バレー地区に住む四十歳から四十四歳までの女性一〇万人当たり、毎年がんが発病するのは二〇五人であるという数値をまたしても使わなかった。もし彼らがセントラル・バレー地区の数値を使用していたら、スレーター小学校の教師や教務員の間に確率上がんが発生するのは、三人を少し上回るくらいで、彼らが計算したような四・五人という数値は出てこなかっただろう。そうすればスレーター小学校職員間の実際のがん発病率は通常の二倍であったということにはならず、三倍近くであった事実が引き出せたのだが。そしてまたがん患者の総数に乳がんに罹った補助教員と、子宮頚がんに罹った教務員と、大腸がんに罹ったカーティス・ハードの例が加算されていたら、スレーター小学校職員間の罹患率は全国の平均予想発生数の三倍であり、発生地域内で見たら四倍ということになったであろう。

最新報告書のまとめ欄では、ニュートラとグレーザーが通常の「二倍以上」と言っている九件の侵襲性がんについて「偶然発生したもの」と結論付けている。さらに現在までのところ彼らが把握しているがん患者数は、同校の総職員数からすれば「統計学上は通常範囲を超えるものではない」としている。がんに罹ったすべての教師は学校に勤務していたほとんどの時間をA棟かB棟にあった教室にいたという事実に関しては、最新報告書に付帯されている草案付録の中で、この問題を検討していると述べるにとどまっている。

ニュートラが執筆したことが明らかにされた草稿付記では、スレーター小学校のいずれの教師、職員とも、電力線からの異常に高い電磁場に被曝していた事実はないと明記している。この見解の裏づけとしてニュートラはスレーター小学校で行なわれた電磁場測定調査では、電力線から至近距離にある複数の教室で、ほとんど〇・五〜一・五ミリガウスの間であったことを上げている。彼が基にしたデータは八月下旬と九月初旬にPG&Eの技師が行なった二回の二十四時間測定の数値であることは間違いない。その時、当事者も認めていることだが、三台のうち少なくとも一台の携帯型磁場測定器（エムデックス・メーター）がエラーを起こしていたことがわかっている。

九月十八日の小委員会でPG&Eの技師が自らの測定数値は誤りがあるかもしれないことを認めた時ニュートラはそこに出席していたわけだから、スレーター小学校の誰一人として強い電磁場に被曝した人はいないという主張を補強するために欠陥のありそうな数値をもとにしたことは無視できない。少なくとも六月十日から七月五日までの二十数日間、ベリーマンと同僚たちがニュートラ自前のガウスメーターを使って環境電磁場を測定した時、一・五〜四ミリガウスが同じ複数の教室で測定され、それをニュートラに報告している事実と照らし合わせると極めて奇妙である。さらに不可解なのはニュートラが付記の五ページで主張するところの、ある時A棟の教室で電磁場を測定するとおよそ二ミリガウスが検出されたというのは、彼の十月八日の手紙の中でこの時の測定値を二〜三ミリガウスと言っていたことと食い違う点である。ニュートラが二・五ミリガウスの磁場を危険だと考えていたことは、彼がライリーに彼の事務所の蛍光灯の問題を解決させ、電磁場が軽減された事務所は以前より快適と考えていたことからも推し量られる。

エマーソン通りの送電線は、スレーター小学校の群発がんとは無関係だったことをなおも示そうと手を替え品を替えするニュートラは、配電線の影響による学校内のさまざまな場所での電磁場被曝の検査を行なうことになった。これはコロラド州ボールダーのナンシー・ワルトハイマーとエド・リーパーが十年以上前にすでに確認済の研究でもある。疫学者のワルトハイマーは一九七〇年代の後半にグレート・デンバー地域の子どもたちを対象に、高電流を流し強い電磁場を放射する配電線が住居の近くにある子どもたちは、近くに配電線のない家に住む子どもと比較した時にほぼ二倍の確率でがんで死亡するという結果を出した画期的な研究を行なっていた。物理学者のリーパーはワルトハイマーの調査に協力した。彼らが編み出した配線形状分類は研究対象となった子どもたちの住居が高電流配電線からどのくらい離れているところにあったかによって電磁場被曝を推測するものである。ワルトハイマーとリーパーは電磁場被曝量を実際に測定するかわりのものとして標準を設定した。というのも彼らがその研究を行なっていた時代は、まだよその家の中に入って実際の測定ができるような世間の認識ではなかったのだ。しかしその後の十年間で彼らに続く研究者たちが電力線障害について研究を進める中で、累積の被曝量を測るには配電線の形状から推測する方が電磁場の定点測定法より確かな目安になることがわかってきた。なぜならばデヤングとPG＆Eの技師たちも十月三十一日に認めたように、電力線の磁場は一日の時間帯によって、あるいは季節によってかなり変動するからである。ワルトハイマーとリーパーの配線形状分類は四つのカテゴリーに分類されている。高電流の配電線あるいは高圧送電線から一五メートル以内にある家は極高電流住宅、一六メートル～三九メートル以内にある家は通常の高電流住宅、四〇メートル～四五メートルの家は通常の低電流住宅、四五メートル以上離れている家は極低電流住宅と規定した。

そして今スレーター小学校の南側で働いていた人々の間でなぜ多くのがんが発生したかという問題を

説明する状況に追い込まれたニュートラは、これまでは配線形状分類はカリフォルニアでは適用できないとの考えを示していたが、結局それは適用できることを認めた。彼がそのように考えるのは電磁場被曝量の代用として配線形状分類表が使用されている何軒かの住居による研究では、がんの多発は主に極高電流の住宅に住んでいる子どもや大人に発生し、それよりは少ない程度で高電流住宅で発生していることをまず指摘した。それから彼はスレーター小学校を上空から見た図を取り出し、一二メートルを二・五センチで表わす縮尺で一五、三九、四五メートルの距離をそれぞれ測り、一番近い送電線の中央から学校敷地内のさまざまな場所までの距離を、四つの配電線カテゴリーの境界線を表す一五、三九、四五メートルの同心円を引いて示した。彼の計算ではキャンパス内で極高電流地帯に入るところは無く、運動場の一部とA棟の角が高電流地帯に入った。A棟の残りの部分とB棟全体と管理棟（そこはがんに罹った人達のほとんどが働いていた区画であった）は、通常の低電流地帯か極低電流地帯となった。これによってスレーター小学校の勤務者の大勢は「疫学上は『低リスク』地帯」で働いていたと分類される」という彼の主張を可能にしたのだった。

もしニュートラが被曝量換算として配線形状分類表が用いられた、いくつかの疫学調査で測定された電磁場レベルを考慮したら、上記のような主張を早々に発言することはなかっただろう。たとえばワルトハイマーとリーパーが十年前にデンバーで成人のがんの研究を行なった時、極高電流住宅でサンプリングしたわずか二・五ミリガウスを平均電磁場とし、一ミリガウスを通常の高電流住宅の平均電磁場としたからだ。ところでこれらのデータは強い電磁場を放射する高電流配電線のそばに住んでいる女性に乳がんと子宮がんが増加することを示すために、ニュートラとグレーザーが彼らの最新報告書で引用した研究からのものだが、磁場被曝したその女性たちの平均電磁場の数値は、スレーター小学校の南側の各教室で測定されたものとほぼ同等の強さだったという重要な事実を、この二人の保健担当官はつかんでいなかった。さらにデンバー地区の家で測定された磁場のおよそ半分の強さの電磁場が、南カリフォルニア大学のロンドンとピータースのチームがロサンゼルスの極高電流、高電流住宅で測定した時の電磁場の平均値であった。そのような家に住む子どもに白血病が急増しているという事態は、彼らによっても発見されている。

これら一連の測定と、ベリーマンと彼女の同僚がA棟にある教室で一・五~四ミリガウスの環境磁場を測定した事実からすれば、ニュートラは配線形状分類を過って認識していたか、それともワルトハイマーとリーパーが常日頃から「非常に大ざっぱな測定法」と判断している分類規準そのものがエマーソン通りの高圧送電線から放射される電磁場を正しく反映しなかったかの、どちらかの可能性があるということをニュートラは気づくべきであった。しかしニュートラは、エマーソン通りの送電線が学校の南側で勤務していた教師や職員に発病したがんとは関連がなく、スレーター小学校のがん多発は偶然の産物であることを証明するために、配線形状分類を使用しているのだと信じて疑わなかったようだ。

その週末、ベリーマンは最新報告書と付記を何度も読み返した。上空から見た図を調べていた時、送電線はエマーソン通りの方角へ走っているとニュートラが決めてかかっているのは間違いで、それによって上空図で示した被曝地帯も正しくないことにふと気づいた。彼女はこの付記を読むまではワルトハイマーとリーパーの配線形状分類については何も知らなかったので、なにがしかの知識を得ようと全米各地の研究者に電話で問い合わせた。その結果それは主に高電流配電線近くで測定されることを基本に設定されていて、その発案者は、問題となる配電を十分に下調べすることなく適用しないように警告していたことが明らかになった。さらに配線形状分類は改善されることが望ましいとロンドンとピータースが考えていたこともベリーマンの知るところとなった。

二月三日、月曜日。PG&Eのトム・デヤングはフレズノ空港から市の中心部のロータリー・クラブまでニュートラを送り届けた。そこで彼はスピーチをすることになっていたのだ。話の前段でニュートラは電気いすについてのジョークを飛ばし、出席していた二〇〇人余りのロータリー会員の爆笑を集めた後、電磁場について三十五分間話した。その話の中で彼はスレーター小学校のこと、あるいはそこの職員間の群発がんの調査をしていることにいっさい触れなかった。その三日前にベリーマンと同僚に送った最新報告書で引用した配線形状分類を裏付けるために彼自身が引用した、小児期のがん調査の方法論を終始批判し、三件の研究で小児期の発がん率が二倍になったことが明らかになったことを上げて「私が汗水垂らして調べることではない」と発言した。気楽なおしゃべりといった話し方で電力線障害を念頭からはずしながらニュートラは、小児期の研究で明らかになった二倍の危険率というのはどう見ても危険率を低く抑えているという事実を見逃してしまった。なぜならそれらの研究では電力線電磁場に被曝した子どもと被曝していない子どもとの危険率を比較しないで、高電流配電線近くに住んでいる子どもと、低電流配電線近くに住んでいながらかなりの強さの電力周波数のある磁場に被曝している子どもとを比較しているからである。『マイクロウェーブ・ニュース』誌が発行した一九九一年の記録は、疫学界で広く読まれているものだが、ナンシー・ワルトハイマーは小児期のがん研究の比較は、たとえて言えば肺がん危険率の研究で一日にたばこ二箱半吸う人と二箱吸う人とを比較するようなものだと指摘している。従ってニュートラが軽視した二倍の危険率というのは実際にはそれ以上(恐らく六倍に匹敵するものと思われる)で、どこの公衆衛生担当官も大きな不安を覚えたはずである。ニュートラはしかし電力線障害を軽く考えようと決めてかかっていたようで、なおロータリー会員に向けて「何事にも危険と代償は付き物です」と強調した。彼は電力線障害の研究は間違いなく莫大な費用のかかるものだと警告し、障害をめぐる論争で公判を受け持つ弁護士と新聞記者は「非常に忙しく」なるだろうと予見した。ニュートラの話はさらに続き、カリフォルニアの審議会は、その問題にはさらなる研究が必要ということで合意したことと、保健福祉局としては「電気毛布を買おうとしている人が、それがどのくらい危険なものか判断できるように」一般の人々に論争の賛否両論を知ってもらいたいとの話に及んだ。環境保護活動家はいつも決まって「誰かからむりやりに金を出させようとするものだ」と言った後でロータリー会員に向かって、いつの世にも新技術を巡る問題はあるもので、「我々はそんな技術社会で如何に生きるかを考えなければならない」と述べてスピーチを締めくくったのであった。

第17章　対決

ロータリー・クラブでのスピーチの後、小委員会のメンバーであるデヤングとPG&E技師と共にスレーター小学校へ向かったニュートラは、待ち受けていたベリーマンから先に彼が示した上空から見た図形の読みとり方の不正確さを指摘された。彼の誤りを修正すると、幼稚園の砂場を含む学校の敷地の大部分は極高電流分類地帯に入り、A棟のかなりの部分とB棟の一部は通常の高電流分類地帯に入ることになるという意見を、ベリーマンは述べた。

短いやりとりの末ニュートラは会議を終えてから、補足的な測定調査が必要かどうか、電力線を見て回ることを約束した。彼はまたそのような測定は学校の修繕職員で十分対応できるものだと言った。

ベリーマンは保健福祉局の職員が測定にあたれないかと提案した。そして配線形状分類が何千軒もの住宅に電気を供給している高圧送電線から放射される電磁場を正しく査定できるものかどうかニュートラに尋ね、ロンドンとピータースが配線形状分類の改善・改良を要求していたことを例に挙げた。

ニュートラは配線形状分類は、高電流、高電圧いずれもの送電線に対応できるとし、「これは周知の事実だ」と答えた。そして彼はベリーマンに「これに変わるものを提案してくれますか?」と言った。

ベリーマンはその質問がまともではないと思った。「私たちはあなたの報告書を先週金曜日に入手したばかりなのです」と彼女はニュートラに言った。「これを受け取るまでに非常に時間がかかりました。私たちが質問をお伝えしたのは十一月二十二日のことなのですよ」。そして同僚たちが報告書を検討できたのは週末だけであったと言った。

会議が終わるまでベリーマンとニュートラの対立は続いた。そのひとつは報告書二ページでニュートラとグレーザーが、教員、補助教員、教務職員の間で九件の侵襲性がんを確認したと記述してあるのに、報告書に付帯されていた表には一〇件のがん患者が確認されていたことをベリーマンは取り上げて、がん発病数の信憑性をニュートラに質した。彼女はさらに、その表では調査に協力したくなかった二人と、がんに罹っていることを認めなかった三人と、がん発病を報告されながらもそこに所在していなかった一人がいることが推し量られるので、優に一〇件以上の悪性がん患者がいたはずだと述べた。「誰が数に入っていて誰が入っていないのか、どうやってわかるのですか?」と彼女は質問した。

それに対してニュートラの答は、クラス写真に写っていなかったり、ベリーマンやロレッタ・ハットンが前年の八月にニュートラに届けた教職員年鑑に載っていなかったりの理由から、がんと確認されていながら調査に含まれなかった人が何人かいたかもしれないというものであった。

がんを発症した何人かは教師以外の学校職員だということをニュートラは初めからわかっていたはず

で、だからこそ彼が九月に出した中間報告書には推測した六人の職員を全職員数に加え、今回の最新報告書でも同じ数だけを全職員数に加えたのではなかったかとベリーマンはニュートラに念を押した。またがんに罹った三人の教務職員は、A棟からほんの一、二メートルのところで働いていたこと、及び四番目のがんはたった三～四・五メートルしか離れていないところで働いていた人に発病したことから、すべてのがん患者は彼の調査に加えられるべきであると発言した。「誰が教務棟のどこの部屋で働いていたかを示すことは簡単ですから、そうすればあなたにもわかっていただけますね」と彼女は言った。

それに対しニュートラは、彼の計算ではA棟の角だけが通常の高電流地帯に分類されたので、正式の正確な調査ではA棟の第二、第三教室で働いていた人だけが調査の対象になるのだと主張した。また配線形状分類については、電磁場被曝と発がん性とを結びつけるために「疫学者たちがたのみにしているたった一つのジブラルタルの岩山（訳注・絶対に動かぬ頑丈なもののたとえ）なのです」と表現した。

ベリーマンが、スレーター小学校に通っていた子どもたちに対して保健福祉局は何をしたのか尋ねると、ニュートラは通学している生徒たちの中に健康に関する問題を確認したという証拠はないと答えた。一九七二年以来、スレーター小学校に在校したおよそ一万三〇〇〇人の中で、二四件前後の侵襲性がんが発病する可能性があることから、これまで報告されているがん患者数は、通常の範囲内であるとニュートラは言った。またスレーター小学校ぐらいの規模の生徒数では、送電線の磁場が生徒の健康被害を起こすかどうかといった質問に答えを出すほど多くないので、全国レベルの調査が必要であるとも言った。そしてウィルソン知事の拒否権の行使で保健福祉局の電力線問題研究プログラムが妨害されたことに不満を述べてから、ニュートラはカリフォルニア州電磁場審議会のメンバーとして「十月以来一週間に十日」働く忙しさだとこぼした。もっともそれは公益事業委員会が召集したものだったが。さらにニュートラは審議会の検討の結果、スレーター小学校のように電力線近くにある学校に通う児童の白血病及び脳腫瘍と電磁場被曝との関連性を調査するために保健福祉局に資金が追加されることを期待すると述べた。「私の予想では来年の今頃までには我々は仕事に取りかかっているでしょう」と断言した。

ニュートラがベリーマンにカリフォルニア州審議会との関わりを口にしたのは、この時が初めてだった。小委員会でのこの時点でニュートラは「州政府が将来私たちのために実施してくれる数々のすばらしいことを口にしながら、議事を閉会の方向へ進めようとしていたみたいです」とベリーマンは言う。今スレーター小学校付近の送電線が通っているベルト地帯で、学校寄りの側で彼女が測定する電磁場レベルは、かつて一九九〇年十二月にPG&Eの技師が最初の調査のために測定した時の数値の約半分の強さなのに、送電線地帯で学校から遠い側の電磁場は当時の数値の約二倍になっているとベリーマンはニュートラに話した。彼女はかつてPG&Eの技師たちが測定した地点と同じ所を測定していたので、学校付近の一一万五〇〇〇ボルトの送電線は一九九〇年当時より少ない電流が流れ、送電線地帯で学校から遠い側にある二三万ボルトの送電線には以前より多くの電流が流れていることがはっきりわかるようだった。そこでニュートラが二本の送電線の容量が変わったかどうかをデヤングに尋ねると、彼は容量というのは絶えず変化しているもので、それ故に一定した測定値やそこから放射される電磁場の強さを推測することは不可能であると返答した。彼はまた件の送電線の容量がこれまでどうであったか、過去に遡って調べるにも記録がないので、結局、電磁場の強さの推移については知る術がないと言った。

会議の後ベリーマン、ニュートラ、デヤング、レイ・スピーナ（フレズノ学校連合区の業務責任者）は揃って幼稚園の運動場へ出た。ベリーマンは送電線がエマーソン通りのカーブに沿って曲がらないで、むしろ北西に向きを変え校庭の砂場の角の上を直接通って、スレーター小学校と地続きになっている市の公園に向かって伸びていることをニュートラ自身の目で確かめさせた。「それからスピーナと助手は一万五〇〇〇ボルト線の中央からA棟までの距離を巻き尺を使って測り、送電線はニュートラ博士が上空からみた図面で推測した距離より約三メートル学校に近いことを確認したのですが、数分の後、デヤングが帰路の飛行機の時間が迫っていることを告げると、ニュートラ博士は急ぎ足で帰ってしまったのです」とベリーマンは振り返った。

ニュートラが帰った後ベリーマンは幼稚園の運動場に立って、これまでのことを思い返してみた。「考えれば考えるほど、わけがわからなくなりました。ストールワース博士から七カ月前に調査を引き継いだニュートラ博士は、今になって突然A棟の隣の教務棟で働いていた教務職員のがんを数に入れないと主張するのです。八月にロレッタ・ハットンと私が彼に渡した教職員年鑑から拾い出したリストに彼らの名前が載っていなかったと言う理由で。なぜ彼はもっと前にそれを言わなかったのでしょう？それになぜ九月に渡してくれた報告書草稿には職員のがん患者も数に入れたのでしょう？　またもし配線形状分類が疫学上の〝ジブラルタルの岩山〟というなら、九月に遡って彼はなぜそれを使わなかったのでしょう？　彼の上空からみた図面で危険地帯を表わした時のおざなりのやり方を見るにつけ、内科医やベテランの保健行政官がそんなにも不注意であることが信じがたいのですが。結局発がん性の疑いのあるものと子どもたちの健康と安全ともども付き合っていくのでしょう。こんなことを考えていて、私はニュートラに研究の最も重大な欠陥について聞くのを忘れたことを思い出しました。それは彼がなぜスレーター小学校をすでに辞めてしまった教師、補助教員、教務職員たちの健康追跡調査をしてもいないのに、スレーター小学校の群発がんを偶然の出来事と決めてかかり、送電線をシロにしてしまったのかです」。

翌二月四日、ベリーマンとリン・ステンソンはニュートラに書簡で、A棟とB棟で働いていた教師や補助教員が実際に何年間も受けていた電磁場のレベルについて改めて問うた。「スレーター小学校の成人のがん患者は例外なく、これらの場所で働いていた人たちなのです。そこはすなわちエマーソン通り沿いの高圧送電線に校内では最も近い場所です。私たちはこの問題をなにより重要だと思っています」と、書簡に記されている。「また同じ理由で州の保健福祉局が、スレーター小学校に通っている子どもたちそして以前に通っていた子どもたちの間にがんが増加していないかどうか、あいまいにではなく、正確な判断を下すことが不可欠であると考えています」。

カーティス・ハードが二月二十七日に亡くなった。その四日後、『フレズノ・ビー』紙はエイミー・アレクサンダー記者の「またがん患者の死でスレーター小学校の不安も新たに」という見出しの記事を載せた。その直後ニュートラは学校区の役人との電話会議を設定し、ベリーマンとステンソンが二月四日付の手紙で取り上げた問題について検討した。三月三日の午後行なわれた電話会議は、一時過ぎに始まり、一時間半続いた。ニュートラの他にはグレーザー博士、アンナ・フィリップ、ベリーマン、八月にスレーター小学校の校長に就任していたテーニス・ディルオーシーが参加していた。

「電話会議の間、ニュートラ博士は私に危険性のある線を学校のどこに引けばよいのかと聞いてきました」とベリーマンは回想した。

「その質問は私にはまったく意味のないものでしたが、敵対しているように思われたくなかったので、私は電力線をどこか他に持っていってほしいのではなく、がんに罹ったすべての職員たちを調査の対象にしてほしいのだと言いました。なぜなら彼らは電力線にあんなに近いところで働いていたのですから。するとニュートラ博士は、カーティス・ハードの例も数に入れてほしいというなら、歴代のスレーター小学校の副校長の氏名を一人残らず上げるようにと言いました。また、A棟に隣接する厨房で働いていてがんに罹った調理師を調査に入れたいのなら、そこで働いていた調理師の氏名を一人残らず上げるように、さらに黒色腫に罹った用務員を調査に入れたいのなら、スレーター小学校に雇われていたすべての用務員、修繕員の氏名を上げるように言いました。つまりニュートラは私たちにこれまでスレーター小学校で働いたことのある教務関係者の名前を一人残らず示せと言うのでした。私は自分の耳を疑いました。本来ならば群発がんの研究を引き続き実行する条件として彼と保健福祉局の同僚たちが集めなければいけないデータを、なお私たちに集めさせるつもりでいたのです。しかもそれがまるで私たちの希望に添っているかのように仕立てたのです。私たちがとくに心配しているのは、これまでスレーター小学校に通っていた生徒の健康状態なのだと彼に言うと、彼はスレーター小学校の小児期のがんの研究の費用は、とてつもなく高額になるだろうと言いました。『フレズノ・ビー』紙に広告を出して、専用電話を設けて、卒業生に現在の健康状態を知らせてもらうような方法はどうかと私が提案すると、グレーザー博士は人々を無用に警戒させるやり方と言いました。私たちが長年にわたって被曝してきた電磁場の実際の強さに関する不安については、PG&Eが夏の終わりから秋の初めにかけて集めた平均電気容量のデータを元に、過去の被曝量を推定することになるだろう、というのがニュートラ博士の返答でした」

三月三日の電話会議に続いて、サンドラ・クラフトとロレッタ・ハットンはスレーター小学校の元職員の何人かに連絡を取った。彼らの話では副校長、調理師、調理助手、秘書を含む約二〇人の職員が過去に教務棟で働いていたという。彼らはこの数字をディルオーシーに伝え、そこからさらにアンナ・フィリップスを通してニュートラに知らせた。三月十三日、ニュートラはリン・ステンソンに宛てた手紙の中で（ベリーマンにはその写しが来ていた）ステンセンとベリーマンからの二月四日付の手紙を受け取って以来、直接ステンソンに会おうと思ったが、「しかし私たちのスケジュールは最後までうまく調整できなかったようです」。ニュートラはステンソン、コンリー、ベリーマンが前年十一月に彼に宛てた書簡での質問に対して、書面による返事が遅れたことを詫びながらも、「私の返答の要旨は、あの時スピーカー電話で話した通りです」と断言した。ステンソンとベリーマンが納得の行かなかった彼の最新報告書と付記に関してどんなことであれ「具体的な感想」をステンソンに求めた後ニュートラは、三月三日の会議の招集時にベリーマンが持ち出した問題について触れ、スレーター小学校の元生徒全員を対象とするがんの調査を行なうことは「まったく科学的な価値がない」と主張し、「内容がしっかりした現在実施中の数々の研究を下敷きに、学校内の電磁場被曝について信頼性のある研究を進めているところです」と明らかにした。

ベリーマンの指摘したエマーソン通りの一一万五〇〇〇ボルトの送電線に流れる電流に著しい低下が見られたという点に関して、ニュートラはステンソンに「PG&Eに対してシステム上の変化や、送電線に流れる電流の変化についても報告するよう申し入れました」と返答した。それに続く彼の手紙は以下の通りである。

私は本日ベリーマンさんに、信頼のおける第三者が電気容量の記録をチェックすれば、ＰＧ＆Ｅの査定が妥当なものかどうかわかるだろうと提案しました。それに対してベリーマンさんのご返答は、電磁場は過去の方が強く、それが現在のがん患者の原因になっているのだという確信を変えるような証拠はどこにもないというものでした。ベリーマンさんは先生方や生徒が再びＡ棟、Ｂ棟に戻され、現在推移している低レベルの電磁場の下で調査の判断が下されることを非常に心配しています。我々は過去の被曝に対する不安に精一杯の努力で対処する所存です。しかしご希望にかなう確定的なお返事は恐らくできないと思います。

スレーター小学校に直接下される決定事項にとくに関心が置かれていることはよく理解できますが、我々の調査結果というものは必ずしも皆様方のご希望に添った情報でなく、本件あるいはこれから先持ち上がるであろう同様の案件についての、信頼度の高い事実関係であり、折々に実施される調査に内容が反映される場合には、今後の政策の指針ともなりうるものなのです。

スレーター小学校で送電線に最も近い側で働いていた職員にこんなにも多くのがんやその他の病気がなぜ発生しているかという論争を、またしても曖昧にさせるねらいがニュートラの手紙にあるとベリーマンは理解した。「私や、あるいは小委員会の誰かが信頼できる第三者に頼んでＰＧ＆Ｅの送電線容量記録やデータの信頼性をチェックすればよいなどと、博士が口にされたことは手紙にある三月十三日はおろか未だかつて一度もありません」。ベリーマンはこの時こう語った。「博士自身が正確な過去の電磁場測定をしなかったことや、疑問のあるPG&Eの測定値の受け入れなど、博士が築いたカリフォルニア州の保健福祉局とPG&Eとの間の不当なまでの密接な関係から周囲の関心を逸らそうとするのでないのなら、博士がなぜこのように事実と違う主張をしたのか理解に苦しみます」。

四月三日金曜日、ニュートラはテーニス・ディルオーシーにスレーター小学校の上空からの図面のコピーを送り、一一万五〇〇〇ボルトの送電線の中央からA棟B棟までの正確な方向と距離を測るように頼んだ。ディルオーシーはベリーマンに協力を頼み、次の日曜日午後に学校で落ち合い、送電線までの正しい角度をどうやって表わすか考えた末、六〇メートルの巻き尺でA棟B棟までの距離を測った。彼女らの測定ではA棟までは送電線から三七・九メートル、B棟までは四三・九メートルとなり、どちらもニュートラが最新報告書の付録で示した距離より近いことを表わすものだった。ディルオーシーは上空からの図面にベリーマンとともに測定した記録を書き込んだ。そして一一万五〇〇〇ボルトの送電線が通る線の軌道が学校を越えて校庭の南西角にある砂場の上を走っているように引いた。その翌日ディルオーシーはニュートラにその図面を返送した。

四月二十八日、ニュートラはディルオーシーに電話で、測定の一つは正確ではないと思うかと尋ねた。わからないと答えたディルオーシーにニュートラは測定をやり直したほうがよいと言った。五月一日、ニュートラはベリーマンに電話で同じ質問をした。「私はニュートラ博士に、テーニスと私の測定が自分たちでできる最善のものだと言いました」とベリーマンは言う。「私がテーニスと会った時、スレーター小学校の健康問題の重要性を考えると、そもそもニュートラ博士が行なう事になっていて、州の公式報告書で使うような測定を、私たちが代行して、これ以上責任を負うべきではないと意見を述べました。テーニスも私の意見に賛成で、その日の午後、学校理事のボーリガードに電話をして私たちの考え方を伝えました」。

五月十五日、ディルオーシーはボーリガードの許可のもとに行なうスレーター小学校の教師向けの質問、つまり〝ニュートラ博士の調査結果の要旨は最終的なものではないとして〟あなたはA棟またはB棟の教室に戻ることをどう思うかについてのアンケートの大まかな案文をベリーマンに見せた。その週末になって、ベリーマンは同僚たちがそのようなアンケートに答えることは間違っていると思い立って、翌日の月曜日に同僚たちにそのアンケート用紙に記入しないようにとの注意書を回した。彼女はまたアンケートについては「このような重大な健康問題についてカリフォルニア州の保健福祉局からの最終報告書を検討する機会もないままに、この件についての意見を求められるのは適切ではない」という意見書をボーリガードにも送るとともに、一九九一年五月七日に合計四七名の教師、補助教員から学校機構の最高責任者であるオリビア・パラシオに送付された手紙、つまり八月十日以降はA・B棟で働かないことを伝える手紙は「まだ有効である」ことをボーリガードに念を押した。

五月十九日火曜日の職員会議で、ベリーマンは同僚たちに、パラシオへ手紙を送った理由を説明し、理解を求めた。それはスレーター小学校の教師と生徒の健康への不安からと、そうすることで学校担当官たちがエマーソン通りの送電線による健康障害を認識し、さらには送電線側にある校舎の一〇教室を閉鎖させるためであった。彼女は続けてA棟・B棟に戻らないことを決議して団結することは極めて重要に思うと述べた。

その翌日ベリーマンは何年にもわたってスレーター小学校で昼間ヘルパーをしていた女性が悪性乳がんのために乳房切除を受けたことを知った。それは学校の南側で働いていた職員の間で発病した一三例目のがんであった。「そのヘルパーは子どもたちの昼食時の世話と、昼休みに校庭で遊ぶ児童に眼を配るため毎日二、三時間学校に勤務していました」とベリーマンは語った。「通常そのようなヘルパーは五人いますが、二、三年前まで彼らは補助教員として勤務していました。子どもたちが校舎内で食事するのはたいてい多目的教室ですが、そこから高圧送電線までは二人の秘書ががんになった事務室と等距離でした。少なくとも毎日一時間、ヘルパーたちは屋外での仕事に就いていました。主に第一校庭で、そこは一年前に閉鎖されるまで一、二、三年生が休み時間に遊んでいたところです。そこの砂場にはジャングルジム、登り棒、懸垂棒があり、一角は一一万五〇〇〇ボルトの送電線の真下に当たるため、電磁場レベルは極端に高いものでした。実際に私はこれまで何回か、この砂場で電磁場測定をしたのですが、あちこちから一〇ミリガウス以上が出ています。強力な磁場が、今はもう閉鎖されましたがバスケットボールコートや正方形コートからも測定されました。これら三カ所の運動場は、ニュートラとパメラ・ロングが九月に九ミリガウスの磁場を測定した幼稚園の運動場と等しく、送電線からほぼ同じ距離にありました。このためヘルパーと世話をしていた児童はスレーター小学校の教職員や生徒の誰よりも強い磁場に被曝していたことは間違いありません。去年私たちが送電線に近接する、学校の南側にある教室や運動場の閉鎖を求めた時、父母がそれに賛同したことに何の不思議があるでしょうか？　長年にわたってこれらの運動場がほぼ毎日何千人という子どもたちに開放されていたことを考えると、私たちが調査の対象をスレーター小学校の元生徒にまで広げるように保健福祉局に要求したのは、もっともなことだと思いませんか？」。

第18章　抵触する利害

五月一日の電話を最後に連絡のなかったニュートラだったが、十月半ばのある日、ベリーマンは留守番電話に入っていた彼のメッセージを聞いた。群発がんに関する最終報告書の草稿をボーリガードへまもなく送るということだった。同じころカリフォルニアを初め全国あちこちの学校で生徒や教師が、スレーター小学校のA棟B棟閉鎖に至らしめた数値よりさらに強烈な電力線電磁場にさらされている実態がわかってきた。たとえば六〜一八ミリガウスの磁場が、サンディエゴのゴールデンヒル地区に建つブルックリン小学校の一画にある幼稚園の各教室で測定された。そこはファーン通りに沿って走る高電流配電線からほんの一、二メートルしか離れていないところだった。一方二〇ミリガウスを越えたレベルが測定されたのは、イリノイ州ボーリングブルックにあるインデペンデンス小学校の東側にある教室で、そこは二本の高圧送電線のある用地から三〇メートル以内に位置していた。これより以前、一九九一年五月にニュートラはブルックリン校の現状にどのように対処したらよいか検討していたサンディエゴ地区学校連合委員たちに向かって、電力周波数の電磁場を規制する科学的根拠というものは一切ないと説明していた。またインデペンデンス校の状況を調査するよう要請を受けていたイリノイ州公衆保健局担当官は、一九九二年三月に電力線の害に関するデータは確定的なものではないので、指導できる段階でないことを州の議員たちに報告していた。結局ニュートラもイリノイ州の担当官も同じ穴のむじなで、小児白血病の発病率が二~三倍になる件に関連した電磁場より、九~十倍も強い電磁場に子どもたちが日常被曝していることについて、何の対策も施そうとしないのだった。

同様の否定的な対応は、一九九二年コネティカット州の公衆保健担当官にも見られた。二月三日、厚生省長官、スーザン・S・アディスと、環境保護庁局長官、ティモシー・キーニーはオルレアリー上院議員に書簡を宛て、諸問題が山積しているため、思うように電磁波問題に取り組めないこと、そしてそれより一年以上前に、同上院議員から秋までに実施するよう求められていた、慎重なる回避策は取らない方が賢明であると伝えた。さらに二人の長官は、「この一年で得た知識から判断すると、電磁場問題は当初考えていた以上に複雑であり、それだからこそどのような注意を呼びかけるにせよ、とりわけ慎重を期さねばならない」と加えている。それより二日前に、アディスとキーニー両コミッショナーは、送電線による害について検討を重ねてきた特別調査委員会の中間報告書をコネティカット州議会に提出していた。二人の長官は「電磁場が引き起こす可能性のある人体への障害は、現時点では明らかになっていない」との結論を報告した後、議員たちに向かって「慎重なる回避策を積極的に展開することは、害があるかどうか解明されるまで待った方が適切と思われる」と結んだ。

二月二十一日、アディスはオルレアリー議員に、コネティカット州科学技術協会が答申した、電力線の被害に関する第一次報告書のコピーを送った。協会研究費負担に関する法制化の遅れにより、協会が任命した電力線特別調査委員会の一〇人の委員は一九九一年秋まで実働していなかったにもかかわらず、アディスは協会報告書について、「現在論議を呼んでいる複雑な問題を検討する上で優れた指針になる」とオルレアリー議員に述べている。さらにその報告書のどこを見ても、国レベルで電力線障害について調査すべきであるとの結論に導くものは何もなかったとも述べた。四月になってオルレアリー議員から報告書のコピーを受け取った『インクワイアラー』誌の記者のミカークは、それを基にして『インクワイアラー』誌に、『合衆国の電磁場研究、結論持ち越し』と題した記事を書いた。ミカークは報告書の以下の文を引用している。「通常状態での極低周波磁場が人体に悪影響を与えるとの絶対的な証明は現在までのところ不可能だが、同様に悪影響を与えないと断言することもまた現在揃っている証拠物件を持ってしても不可能である」。

四四ページからなる協会最終報告書は、六月四日になって初めて一般公開された。報告者の結論は、疫学調査では居住による被曝、あるいは職業上の電磁場被曝は「疑いなく」発がん率を高めるとは証明されなかったというものであった。そして人々の健康を管理する行政が磁場にあたらないよう注意を呼びかけることは「適切」ではないとしている。メドー通りの群発がんに関しては、「協会で詳細に調査された結果、人体への害の可能性について、発表するほどのことはない」と結んでいる。さらに学会ではメドー通りにある住宅の磁場のレベルは「異常ではなかった」ことを示唆する情報を得ていて、厚生省のデビッド・ブラウンのグループが出した、メドー通りの住人に群発がんは存在していなかったという結論の支持を表明するものであった。

六月五日、『ニューヘブン・レジスター』紙は協会の報告書に関する記事を掲載し、電力線特別調査委員会委員長で、エール大学医学部の疫学と公衆保健学の教授であるジャン・A・J・ストルウィジック博士の次のような言葉を引用した。電力周波数の磁場被曝で「人体に影響があるとする証拠は何もなかった。」「明日、隕石がニューヘブンに落ちることはないと証明することはできないが、かなりの確率で落ちることはないと確信している」という同博士の言葉を紹介している。同記事はストルウィジック博士と並び、協会報告書の中心人物であった、同じく電力線特別調査委員会委員の、エール大学医学部・疫学・産科・婦人科教授のマイケル・B・ブラッケン博士の言葉も紹介している。ブラッケン博士はメドー通りの群発がんの調査を即座にはねつけた人だ。「病気というものは雪の様にすべての町に平等に降りかかるものではありません。どんながんにも群発はあるものだし、あらゆる病気の群発は全国に点在しています。しかしギルフォードの件は群発になっていません。なぜならそこで発生したがんの数々は関連性がなく、個人的災難なのです」と博士は『レジスター』紙に語っている。送電線から放射される電磁場に関してブラッケン博士は、「人体への影響はまったくないか、あったとしても被曝量は極めて微量なために測定できない、それを裏付けるものが次々に明らかになっている」と語り、電力線の人体への害を懸念するのは正当性にかけると主張した。

『レジスター』紙に載った記事の大部分はＡＰ通信からのもので、ストルウィジック博士とブラッケン博士の声明はコネティカット州の他の新聞にも取り上げられた。その結果多くのコネティカット市民は電力周波数の磁場は人体に少しも影響を及ぼさないことがわかったような印象を受けたのだった。そうした考えは州最大の新聞である『ハートフォード・コーラント』紙の、六月二十七日付社説にも現われ、コネティカット州科学技術協会の権威者たちは、電磁場が人体に害を与えないこと、疫学調査では電力線からの電磁場の放射は健康へのいかなる被害とも結びつけられなかったという結論に達したと記載している。そして協会の権威者たちが「慎重なる回避」策を正当付けられなかったことから、被曝量を規制する必要はないと結んだ。

連邦の保健担当官は「慎重なる回避」についての討議を国連総会に提案せよ、というオルレアリー上院議員の長年の要望は権威ある協会報告書の影響をうけて、提出反対派をある程度正当化させることになった。報告書の一四ページには以下のような記述がある。「この調査の遂行にあたった協会の電力線特別調査委員会の委員たちは『慎重なる回避』について南カリフォルニア大学のジョン・ピータース教授と電話会議で討議した。当時同教授はロサンゼルス地域の小児白血病と極低周波被曝についての研究を完了していた」。「ほかの情報についても意見の一致があったように、この討議でも公衆衛生の権威者が一般人に『慎重なる回避』を勧めることは適切ではないという点で一致した」。

ピータース博士は、高電流電力線近くの家に住む子どもたちは、そうではない家に住む子どもたちと比べて、生涯にわたって白血病の発病率が二・五倍も高くなることを発見した、高い評価を得ている疫学調査の共同研究者なので、彼の「慎重なる回避」策についての意見にはかなりの影響力がついて回るのだ。ところが報告書が発行されてから数週間後に、十四ページの文章を提示されて、同博士は、「慎重なる回避」は不適切な方策だと発言したこともなければ、それをほのめかしたこともないと否定し、「それどころか非常に賢明な策だと考えている」と発言している。

この報告書に重大な欠陥があることは、この他にも報告書の三四ページに如実に現われている。報告者はメドー通りの群発がんについて、以下のように記しているのだ。

ギルフォードにあるメドー通りの群発がんは、州科学技術協会によって事細かに調査されたが、極低周波磁場と人体への影響の一般的な関連性は、公表するほどのものではないと判断された。メドー通りに住む個人の資質がもたらした災難とするのが妥当である。協会に寄せられた情報では、メドー通りの磁場のレベルはある程度高いものだったが、住居から通りをはさんだところにある配電線の効果で、住居の中で測定された磁場のレベルに異常は認められなかった。メドー通りで報告された疾病の数々は複合的なもので、合衆国疾病管理センター方式で査定できる、既知のあらゆる病気の群発の可能性も当てはまらなかった。したがって協会はコネティカット州厚生省の出した結論に同調するものである。つまり問題視されたいかなるがんの群発の存在をも認める要素は何もなかった。

この査定が協会の電力線特別調査委員会に提出されていた、メドー通りの状況に関する情報を正しく反映しているかどうかは疑わしいものがある。ニューヨーク州立大学オルバニー校の公衆衛生学部長で、電力線特別調査委員会の二人の内科医のひとり、デビッド・O・カーペンター博士が三月十七日付でストルウィジックに宛てた手紙がそれを物語っている。彼の手紙では、協会報告書の第一次草稿の改定にむけて、いくつかの提案をしているのだが、カーペンター博士はメドー通りの群発がんについて以下のように書き記している。

委員会の任務を引き受けることになった私は、メドー通りの状況についてのデータがそれ以上一向に提示されないことに少なからず驚いている。提出された情報からの記憶では、草稿の第一段落の記述にある「協会に提出された情報からは、メドー通り沿いにある家の磁場レベルは、他のどの地域と比べても異質ではなかった」という記述とは、相入れないものがあった。提出された情報では路上の磁場と、恐らくは住居の磁場もかなり高いと聞かされたように思う。提出された情報では路上と住居での磁場測定値を含むもっと多くの詳しいデータを揃え、それと比較するための「その他地域」の磁場を測定することが望ましいように思う。加えてなぜメドー通りの状況が「群発」ではないのかについて、もっと闊達な議論を展開するのが望ましい。つまりほとんどの種類のがんが、居住による、あるいは職業上の電磁場と関連性が指摘されている種類ではなかったことを説明すると共に、そこではどんな種類のがんが見られたのかを知らせるべきである。

メドー通りの高電流配電線及び変電所のそばに住む一握りの数の住人の中から、二件の脳腫瘍、二件の良性脳腫瘍、一件の眼の悪性腫瘍（脳神経組織を含む）が発生した事実を考えると、ストルウィジックと協会報告書の著者たちがカーペンター博士の提案を心に留めなかったことと、そこの住人たちを苦しめてきたがんのタイプについて討議しなかったことは、どう控えめに言っても腑に落ちないことである。彼らが断定した「いかなる種類の群発がんの存在も認める要素は何もなかった」という結論もまたおかしな話だ。ことに一九八五年から一九九一年にかけて発表された一二件を越える研究論文で、住居や職場で電磁場からの磁場被曝を受けた人々には、予想件数を越えた多くの脳腫瘍が報告されていることには一言も触れずにいることと合わせて、なおさら妙である。

六月に発行された協会最終報告書に、カーペンター博士が自分の名を載せるのを承知したことに多くの人々は驚いた。同博士がニューヨーク送電線研究プロジェクトの代表をしていたことは衆知のことだったからだ。それは五年間で五〇〇万ドル規模の調査計画で、ワルトハイマーとリーパーによる第一次的な調査結果をさらに確立させたサビッツ研究の財源となったものである。また同博士が電力線の磁場による被曝と発がんとの関連性を認める意見を繰り返し述べていたことも広く知れ渡っていたからだ（実際カーペンター博士は、すべての小児がんの三〇パーセントぐらいは電力線からの被曝に起因しているかもしれないとまで言っていた）。ところが協会報告書が発表された数週間後、彼は報告書を自ら認可したことを明らかに後悔していた。なぜなら七月二十八日、その日は政府関係諸機関の主催で、コネティカット州メレディンのラマダ・インの会議場で三日間にわたって開催された、電磁場に関する討議会の初日だったが、カーペンター博士は討議会の基調講演で、協会報告書が出した二つの基本的な結論に関与していないことを明らかにしたのだった。博士はブラウン、ガルブレイス、ストルウィジック、ブラッケン諸氏も列席している聴衆に向かって、電磁場ががんを誘発すると結論を出すだけの十分な科学的証拠がないと、協会が発表したことは間違いであると述べた。いくつかの小児がんに関する調査と二四件を優に越える職業別の調査結果との整合性を指摘しながら、住居内で、あるいは職場で電磁場による被曝を受けた人々は、白血病や脳腫瘍の発病率が明らかに高くなることを示す事実の重みを訴えた。彼は最近の調査結果が示している、職業上で電磁場を受ける男性に乳がんが増えている事態はとりわけ憂慮すべきことだと言い、乳がんやその他の女性性器のがんが電磁場被曝と関連づけられるとなると、国家的に深刻な事態に直面することになると警告した。さらに協会報告書が出した結論とは相反するが、コネティカット州の保健専門官は人々に慎重なる回避策を呼びかけ、たとえば電気毛布の使用を避ける、あるいは住居を購入、借用する際には、電力線と接近していないかどうかを考慮するなど、なるべく電力周波数の電磁場に被曝しないように注意すべきだと述べた。彼はこの問題に関して無策でいることは許しがたいとし、以下のように述べている。「今の私たちは二十五年前に喫煙問題を考えた時と同じ状況にあるのです」。

講演の後カーペンター博士は、彼を取材した記者たちに向かって、連邦政府並びに州政府が電力線による人体への影響について適切な対応が取れないでいるのは、調査に携わった多くの科学者が電力会社と癒着しているか、資金提供を受けているためで、現状維持政策を支持したのも、利害関係があったからだと述べた。その日のうちに彼はそのあたりの事情を強調するため、電力線の害についての研究にあたった科学者たちに、その研究助成金並びに顧問料の出所を明らかにするよう要求した。これにより討議会に出席していたドン・ミカークなどのジャーナリストは、協会の電力線特別調査委員会の一部の委員には利害関係の抵触があったのではないかという疑惑の調査に早速取りかかった。彼らの取材でストルウィジック教授ならびにブラッケン教授は、委員会に加わる以前から電力会社との癒着があったことが明らかになった。

ストルウィジック教授はこの点を討議会第二日目に聴衆の面前で尋ねられて、オーストラリア国営電力会社のために裁判で、電力線の電磁場に被曝しても人体に害のないことを証言したことを認めた。しかし彼はこの証言で金銭の請求も受諾もまったくなかったから、これは利害の抵触には当たらないと主張した。ストルウィジックはまたメドー通りの群発がんについての協会の調査は、主にブラウン教授の行なった報告を基にしたものであること、またメドー通りの群発がんについての見解は、特別調査委員会が独自見解を発表するように求められていた論点の一つだったにもかかわらず、群発がんは存在しないというブラウンの説を通したことなどを明らかにした。しかしこれらの暴露はストルウィジックを動揺させた様子はなく、同教授は新たな調査提案書を九月に保健省サービスに提出し、コネティカット州の子どもたちに発症したがんの例と、その子たちの家と電力線の近さとの関連を調べる資金として三七万四八八九ドルを申請した。

ブラッケン教授に関しては、エール大学で彼が指導した疫学のグループが、電力研究所から、妊婦への電磁場の影響についての研究助成金を受けたことを認めた。しかし彼に提供されたのは、州政府が資金提供するさらに大きな計画のほんの一部に当たる助成金だったと主張した。いずれにしても、電力研究所の広報担当はミカーク記者に、助成金という名の契約のもとに、一九九三年末までに二五〇万ドルが電力研究所からブラッケンとそのグループに渡っていたと語った。さらにミカーク記者は電力線特別調査委員会の第一回目の会合の時から、言わず語らずのうちに利害の抵触に当たる可能性がストルウィジック教授の活動や、ブラッケン教授の資金調達に関して内在していることに公衆保健省では気づいていながら、世間に知らせないでいたことを公衆保健省の役人の口から、つきとめている。

第19章　疑う余地のない証拠の数々

残念なことに、コネティカット州やカリフォルニア州の保健担当官の対応や行動は例外的ではなく、ここ数年間に電力線問題が持ち上がったほとんどすべての州で共通して見られる現実である。その結果、どの州の市民も人体への害に対しては自己防衛策を取るしかなかった。しかも電力会社は大々的に資金をつぎ込んで広報活動を繰り広げ、電力線から放射される電磁場については心配ご無用、防護対策など講じる必要はないと世間に喧伝している風潮の中での自己防衛だった。一方、電力会社がこのようにすったもんだするのは、歴史上これまで発がん作用の疑いのあるどんな誘因物に対して出された証拠より、電力線電磁場の発がんの可能性を示す証拠の数々はすでに多く集まっているのだが、それをその都度無効と世間に知らしめて、問題の因子を結局シロにしてしまっていたという事実をはぐらかすためなのである。しかも先例を残そうともしていなかった。ところが、一九九二年九月三十日、電力会社を根底から揺るがすような旋風が巻き上がったのだ。スウェーデンの産業・技術省当局が正式に、今後「電磁場とがん、ことに小児がんには因果関係があるという仮定のもとで対応する」方針を発表したからだ。

衝撃的なスウェーデンの新政策の発表は二つの主要な疫学調査（ひとつは住居主体の、もうひとつは職業別）の結果によって早められた。それらは住居内であるいは職業上で電磁場に被曝することと白血病の発病との関連性を如実に示すものだった。いずれの調査も一九八七年に始まったが、アメリカで同じ立場にある行政官とは雲泥の差がある。スウェーデンの厚生省当局は、電磁場に被曝した子どもと大人は白血病及びその他のがんの危険率が高まることを指摘した過去の調査を再確認したような、二件の調査結果を真剣に受け止めたのだ。住居での調査はストックホルムにある世界的に有名なカロリンスカ研究所の環境医学研究室のアンダース・アールボム疫学教授と、同研修所の博士候補生で、研究助手のマリア・フェイチングが行なったものである。仲間の科学者の協力を得て、アールボム教授とフェイチングは、スウェーデン中に張りめぐらされている全長一万四八八〇キロもの、二二万〜四〇万ボルトの送電線から三〇〇メートル以内に建っている住宅に、一九六〇年の初めから一九八五年末にかけて、少なくとも一年以上住んだことのある人、四三万六五〇三人を対象にがんに罹った人を調査する「症例／対照比較（ケース／コントロール）調査」を実施した。子どもの場合は全がんについて調査し、一年以上居住という制限をはずした。成人の場合は調査は白血病と脳腫瘍に限った。がんの事例はスウェーデンのがん記録簿に残されていた記録から割り出し、比較対照群については（小児がんでは一人の患者につき四人、成人のがんの場合は一人の患者に二人）がんに罹っていない子どもと大人を、予め決められた領域に住んでいる全人口の中から無作為に選び出し、診断の時期、年齢、性別、行政区、そして送電線の種類などに応じて、然るべきがん患者に対応させた。

アールボム教授と助手のフェイチングは、高電圧送電線の近くに住み、長期間被曝した人を調べるために、患者と比較対照群一人一人についてそれぞれの住居の中で定点測定を行ない、磁場の強さを測った。そしてそれを、それぞれの送電線ごとに送電線からの距離、配電のしくみ及びその送電線が流している電流の容量からコンピュータで計算された放射磁場の強さの数値が正確かどうかを確かめるために比較使用した。次いで送電線ごとにバテンフォール（国営電力会社、以前はスウェーデン国立電力委員会として知られていた）の各変電所が管理していた過去の電流容量の記録をコンピュータプログラム化した。暦年の容量の記録によって調査期間全体の二十六年間を網羅し、がん患者一人一人とそれに対応する比較対照群の年間平均電磁場被曝量を、診断の下りた時点、診断の下る一年、五年、十年前の期間ごとに、非常に高い正確さで類推することが可能になった。

それらのデータの分析から、アールボムとフェイチングは、磁場の被曝量の増加と小児白血病には、はっきりと線量効果関係があることを読み取った。平均電磁場被曝量が一ミリガウス以上の家に住んでいた子どもは、一ミリガウス以下の被曝を受けていた家に住む子どもに比べて、白血病にかかる危険率が二倍であった。また二ミリガウス以上被曝する家に住む子どもについては危険率はほぼ三倍で、三ミリガウス以上の家の子どもの危険率はほぼ四倍であった。アールボム、フェイチングの両科学者は二ミリガウス以上の被曝を受けた大人の場合は、一ミリガウス以下の大人と比べて急性骨髄性白血病と慢性骨髄性白血病の危険率が七〇パーセントも高いことを読み取った。しかしこの増加分は統計学上で有意ではなかった。意外にも磁場の被曝と脳腫瘍との因果関係は子どもの場合も大人の場合も見いだされていなかった。

職業に関わる調査では、同じように症例患者と比較対照群の方式が起用され、ストックホルム郊外のソルナにある国立職業保健研究所・神経医学部の疫学者ブリギッタ・フロデラスとその協力者によって行なわれた。それには白血病と診断された二五〇人の成人と脳腫瘍と診断された二六一人の成人、そして比較対照群の一一二一人の健康な労働者が含まれている。白血病を誘引するとして知られるベンゼン、あるいは電離放射線を受ける労働者はこの調査から除外された。フロデラスのチームは一六九の職種から、一〇〇〇件以上の継続性測定を行ない、対象者たちの磁場被曝を測定した（それぞれの平均継続測定時間は六・八時間）。データを分析すると、職業に伴って平均二・九ミリガウスもしくはそれ以上の電磁場の被曝を受ける人は、一・六ミリガウス以下の被曝を受ける労働者と比べて慢性リンパ球性白血病の危険率が三倍であった。また平均四・一ミリガウス以上の労働者の場合は、それ以下の人と比べて四倍の危険率であった。同様に、電磁場の被曝量が高い労働者は低い労働者に比べて脳腫瘍にかかりやすい傾向があるが、この関連性は白血病の場合ほどはっきりしていなかった。

スウェーデンの二つの研究が極低周波の電磁場被曝と発がんとの関連に明確な線量効果関係を見いだしたことで、アメリカの電力業界の自信は見事にくじかれてしまった。それ以前の研究では発がん危険率を高める誘因とされていたのは農薬、化学物質、その他中毒性物質であったことから、他人事の感があったのだ。二つの研究が示した、磁場被曝を長期に恒常的に受けると発病の危険率が高まるという事実は、それ以前のさまざまな研究結果は疑わしいとしていた企業側の論理を打ち砕いた。なぜならこれまでは現時点の磁場の強さを測る定点測定値を見るかぎりでは、発がん危険率の増加との相関関係を見いだせなかったからだ。それに加えて、もちろんこの二つの研究はスウェーデン国立産業・技術省、スウェーデン厚生省、スウェーデン電力業界の協力と財政援助を受けて実施されたという事実からして、アメリカの電力業界に見られる電磁波の人体への害を否定しようとするくどくどしい努力、及び合衆国政府や州政府の保健機関の及び腰の対応ぶりとはまさに天地の差がある。

スウェーデンの調査結果が発表されて間もなく、電気安全管理委員会会長のジャーク・ヌーが『マイクロウェーブ・ニュース』誌のルイス・スレシンに語ったところによると、スウェーデンは近々送電線近くに建つ新築家屋及び新しい電力施設に対して被曝基準を設定し、その地域の年間平均被曝量の上限を二ミリガウスとする模様だ（『マイクロウェーブ・ニュース』九・十月号――この基準は類似の制限を設置したアメリカでただ二つの州である、ニューヨークやフロリダで採られている高電圧線の放射基準より一〇〇倍も厳しいことをスレシンは指摘している）。電気安全管理委員会はスウェーデンのすべての自治体に向けて高圧送電線近くに所在する学校に対し、何らかの対策を採るように要請することも計画中である。さらにスウェーデンの監視官は高圧送電線から九九メートル以内に家を建てることを禁止するよう提案することをも明らかにしている。最も困難な問題は現存する送電線近くにある家をどうするかということだろう。既存の電力線から放射される磁場を減らすには、莫大な費用がかかるからである。

ここアメリカ合衆国でも同様に放射量を減らそうとすれば、その費用は莫大なものである。問題はアメリカ政府の公衆衛生管轄の役人と電力事業行政の役人が、スウェーデンの同じ立場の人達の取った例に倣い、電力線による害の存在を認めるか、あるいはあくまでもそれを否定し続けるかだ。被害を認めたとなれば、政府と電力会社は一体どこにその害が最も深刻、かつ集中して潜むのかをつきとめることを要求されるであろう。手始めには高電圧、高電流の流れる電力線に極めて危険なほど近接している何百という学校、保育園から検討を始めるのがよいだろう。その後、被害の軽減に取りかかるために電力線経路を設定し直したり、磁場の放射を激減させる方式で電力線を地中化するなどの策を講じなければならない（技術的には電力業界によって数年前に開発され、実験が実施されている）。しかしこれまでのところ電力線問題に関する政府並びに電力会社のどの記録を見ても、事態を憂慮して行動に出る市民が団結して行政に働きかけない限り、今すぐそのような対応策が実施されることを期待するのは無理のようだ。

とはいえ意志の強い先見の明のある全国あちらこちらの市民たちが、何年間も電力線と健康問題に取り組んでいる。初期の実質的な高圧送電線反対運動は一九八七年から一九八八年にかけて結成された「頭上の電力線反対市民の会」で、ワシントン州南シアトルのハイライン地区にある家主のグループだった。シアトルシティ電力が国道五〇九号線の両側、南九八通りから南一三六通りにかけて広がる住宅に強力な電磁場を放射する、一組の二三万ボルトの高圧送電線を建設するのを差し止めた。一九九〇年には、「巨大電力に反対する市民の会（ＲＡＧＥ）」という、送電線からの放射によるがんの影響を懸念したニュージャージー州モンマス郡の市民グループが、ジャージーセントラル電力会社の計画でレッドバンク、ミドルタウン、ホームデル、ヘイズレット、アバディーンの町々を貫通する一組の二三万ボルトの高圧送電線の建設を撤回させた。同じ年には「安全な電力を願うロードアイランド州民の会」という市民グループが、ロードアイランド州イーストグリニッチの町会議員に働き掛けて、町内に六万ボルト以上の送電線の建設を三年間停止させた。さらにワーウィックからノースキングスタウンまで延び、途中イーストグリニッチを貫通している、一一万五〇〇〇ボルトの送電線が近在するために、四ミリガウスを越える磁場が測定されていたイーストグリニッチ高校のサッカー場を閉鎖した。イーストグリニッチの一時停止（モラトリアム）や近隣の町フォスターやコンベントリーで制定された同様の禁止措置は、ナラガンセット電力会社が計画した、ベリルビルからワーウィックまで全長七〇キロ、三四万五〇〇〇ボルトの高圧送電線建設を撤回させる圧力になった。それにもかかわらず同社は、ワーウィックからノースキングスタウンにかけての送電線用地に一一万五〇〇〇ボルトの送電線延長計画を進めている。そしてロードアイランド州保健省担当官は、この送電線ベルト地帯に隣接する家に住むイーストグリニッチの住民間に広がっている、群発がんの疑いのあるがん多発の調査を拒否している。

一九九〇年から一九九一年にかけて、バージニア州アレキサンドリアの歴史町並み保存地区の住民は、町のビジネス街に電力を運んでいる高電流配電線のために多くの住宅で最高四〇ミリガウスの電磁場が発生していることをつきとめ、市の担当官に対しバージニア電力会社と管轄権と運用権について交渉を始め、はた迷惑な配電線を地中化する工事と市の中心部にある第三六地区の配電線再設工事にかかる費用を市と電力会社が応分に負担して行なうよう要請した。一方ニューヨーク市では結集した市民グループがマンハッタン区評議会の委員に働きかけて、コンソリデイテッド・エディソンとニューヨーク市の運輸行政当局が進めていた変電所の建設と拡張工事の一時凍結を求める市議会決議を可決に持ち込んだ。以上のような政策決定こそ適切な政策であることは間違いない。なぜならニューヨーク中にくまなく分散している三百いくつかの変電所の多くは、アパートやオフィスビルに隣接しているし、中には学校と隣り合ったものさえあるからだ（市の運輸行政当局は管轄下にある二〇七の変電所の所在地を示したリストを公表しているが、コンソリデイテッド・エディソンは地上にある変電所の所在地を、テロリストの攻撃目標になる恐れがあるとして公表していないものもある）。その上これらの変電所に出入りする高圧電力線のうち電磁場放射を軽減する方式で地中に埋められているのはほんの数本で、市の端から端の歩道を測ってみれば、非常に強力な磁場が測定されるだろう。実際、最近になって調査官が無作為にマンハッタンのあちこちを測定し歩いたところ、レキシントン通りと七八丁目の南東の角では八〇ミリガウスが、四四丁目にあるハーバードクラブの東側何軒かの玄関口では九五ミリガウスが、一四丁目近くの六番街の西側にある店の前では一八ミリガウスが、そしてその他一二カ所以上で一〇ミリガウスを越える磁場が測定された。

一九九一年、ミシガン州の一〇〇〇人余りの土地所有者、会社社長、地方自治体が、ミシガン州公共福祉委員会に集団訴訟の申し立てをし、コンシューマー電力会社が提案していた、ミシガン州とインディアナ州の高圧送電線網の一端を担うことになる三四万五〇〇〇ボルトの送電線建設は、不必要であるうえ送電線用地沿いの住人及び家畜に被害が出るものとして白紙撤回を求めた。一九九二年秋、行政法判事委員会は、委員たちがコンシューマー電力は送電線を必要としていないという報告書を提出していたにもかかわらず、建設を推奨した。一九九三年一月二十八日、委員会は二対一で提案されている送電線はミシガン住民の利益となり、人体への害はないものと評決した。しかし一九九三年二月十九日、カルホーン郡の巡回裁判判事はコンシューマー電力は送電線の必要性を証明していないこと、したがってその計画のために私有地を没収することはできないと裁定を下した。全国の環境保護派は、この裁定は住宅地域に新しく建設予定の送電線阻止に向けて活動している草の根運動を勇気づけるものであると、これを歓迎した。

ペンシルベニアでは州の西部から東部とニュージャージー州に電気を運ぶために、ピッツバーグのデューケイン電力会社と、ニュージャージー州パーシパニーのゼネラル・パブリック電力（スリーマイル島原子力発電所の所有会社）が計画していた、一四郡にまたがる全長四二九キロ、五〇万ボルトの送電線の建設に対して、九〇〇〇人近くの市民が反対を表明した。

イリノイ州では、この二年間に電磁波による人体への悪影響に、極めて強い懸念が高まり、州最大の電力会社であるコモンウエルス・エジソン社の計画や政策に反対する運動が複数の地域住民や、草の根市民グループの間で巻き起こった。中でも「コモンウエルス・エジソンに反対する母親の会（ＭＡＣＥ）」は、新しい送電線と変電所が住宅地域と学校の近くに建設されるのを阻止しようと激しく抵抗した。一九九一年にシカゴ市長のリチャード・Ｍ・デイリーは、コモンウエルス・エジソン社が申請していた三四万五〇〇〇ボルトの送電線を二三丁目から六一丁目まで、メトロポリタン鉄道の線路沿いの地上に建設する申請を、送電線から放射される磁場が近隣の住民及び近隣の労働者の健康を害する恐れがあるとして却下した（シカゴの住宅供給公社は、線路から半ブロック以内の地区の四万人が住むアパートを管理しているが、エジソン社が何の相談もなしに送電線建設計画を立てたことに激怒した）。フィートン、エバンストン、アンティオークでは変電所の規模や立地に関する規制がしかれ、州内の何十という市や町にあるコモンウエルス・エジソン社の送電線から放射された磁場を制限する努力が続いている。シカゴ北部郊外の一万二〇〇〇人を抱えるリンカーンウッド・ビレッジで、コモンウエルス・エジソン社の、高圧送電線一本と数本の高電流配電線が通る用地から三〇メートル離れたところで、七・五ミリガウス以上の電磁場が放射されていることを示す調査結果に追い立てられて、ビレッジの担当官はエジソン社に、用地内にあるすべてのビルのセットバック（訳注・建物の上階を下階より引っこめること）ラインで、磁場の放射を上限一・五ミリガウスに削減する手立てを講じるよう要求した。シカゴの南東およそ六四キロに位置する、人口八万五〇〇〇人のオーロラ市では、「高電圧下の教育に反対する親の会」というグループが、学校区の教育委員を説得して、新設の学校用地を高圧送電線の近くから他所へ移させた。

イリノイ州のその他の地域では、シカゴの南西約四八キロにあり、人口四万人のボーリンブルックにあるインディペンデンス小学校の場合を見ると、似たような状況下でも所変われば人々の反応も大きく変わることが伺える。一九九一年春、スレーター小学校の教師と保護者たちがフレズノ教育委員会に対して、エマーソン通りにある高圧送電線から放射される磁場のため、学校の南側を閉鎖するよう要求していたころ、インディペンデンス小学校に子どもを通わせている親の有志は、学校が三四万五〇〇〇ボルトの送電線と、一三万八〇〇〇ボルトの送電線を含むコモンウエルス・エジソン社の用地から二一～三〇メートル以内にあるため同様の危惧の声を上げ、学校区の教育委員にこの問題を調査するよう求めた。教育委員からの要求を受けて、コモンウエルス・エジソン社の技術者が四月三十日にインディペンデンスを訪れ、校舎の磁場を隈なく測定した。予測されたことではあったが、最高値は送電線から最も近い、校舎の東側にある二年、四年、五年の各教室から測定された。そこでは二・五から八ミリガウスという高い磁場が測定された。

五月十七日、インディペンデンス小学校のエドワード・P・カーリー校長は「学年末まで『心の平和』を保つために『慎重なる回避策』を取り」、某クラスの教室を移動したことを保護者にむけて通知した。しかし、校長は該当するクラスが学校の北西の角にある四年生の一クラスで、コモンウエルス・エジソン社の技術者が八ミリガウスの磁場を測定した教室であること、また教室の移動は一九七六年の開校以来インディペンデンス校で教えていて、がんに罹った四年生担任教師の申し立てによるものだということを通知の中に明記することはしなかった。校長は一方で、科学者たちは電力線による発がんの影響という〝物議を醸す〟研究を多数手がけているが、頭上の送電線が危険であると結論を出した連邦あるいは州の機関は一つとしてないとも保護者に伝えた。さらに続けて「科学的社会というのは、結果を見ただけで断定することができないので、何が正しくて何が間違っているかを決定するのは非常に難しい」とも述べている。校長は、電力線の被害は「現在も今後もインディペンデンス校の最重要課題であり」、逐次状況を知らせ続けていくことを保護者に確約して手紙を結んでいる。

カーリー校長が手紙を出した四日後、イリノイ大学電気電子工学研究所・電磁場測定プログラムの技術者がインディペンデンスを訪れ、閉鎖されていた四年生の教室から一八ミリガウスもの電磁場を測定した。彼らが学校じゅうで測定した値は、コモンウエルス・エジソン社の技師が測定した値より二〜三倍高かった。イリノイ大学の技術者たちは二四教室中一三教室から五ミリガウス以上のレベルを測定した。また二ミリガウスに近い値が、同校の建物で送電線から最も遠い角に位置する、幼稚園の教室からも測定された。同じ日にイリノイ大学の技術者たちは、インディペンデンス校と同じ設計、教室配置をしているジョナスサーク小学校の磁場も測定した。この学校はインディペンデンス校から五、六キロ離れたボーリンブルックの東部にあり、高電圧、高電流の電力線は近くになかった。ジョナスサーク校周囲の磁場は〇・一〜〇・四ミリガウスであった。五月二十四日、カーリー校長は保護者に宛てて再び手紙を出し、インディペンデンス小学校で行なわれた二回の磁場測定のあらましを説明した。校長はジョナスサーク校で行なわれた測定のことにはいっさい触れなかったが、学校区の教育関係者で引き続きこの問題を監視していくことを保護者に強調した。五月二十八日、イリノイ大学の技術者たちがインディペンデンス校を再訪し磁場を測定したところ、閉鎖されていた教室からは二〇ミリガウスが出るなど、さらに高い値が出た。その夜、インディペンデンス校を管轄しているバレービュー教育委員会は同校で会合を開き、心配を募らせていた保護者たちに現状を説明した。会合の席上、環境問題コンサルタントが保護者に説明した話は、電力線の磁場ががんを引き起こすという確かな証拠はなく、この問題に関して「陪審員は未だ別室で審議中」とした。その二日後、『シカゴ・トリビューン』紙の記者ウイリアム・ハームは、学校関係者の話として、インディペンデンス校の電磁場のレベルは「低い」ので「校舎内の子どもにも大人にもまったく危険はない」と書いている。

六月末、カーリー校長、地域の内科医二人、コモンウエルス・エジソン社の代表一人、及び学校区の住民数人からなる対策委員会が、イリノイ州公衆衛生局に、電力線からの放射の害について調査するよう申し入れをした。その年の夏、「安全な環境を求める親の会」という名のグループ（スレーター小学校の父兄が選んだのと同じ団体名）が、教育委員会に対しこの問題の調査続行を求める陳情書を配布して回り、一〇〇名以上の保護者の賛同署名を集めた。彼らはまたアメリカ教員連盟の地区代表（インディペンデンスの教員を代表する労働組合）とも接触したが、電力線は人体に有害であると確実に証明されるまでは、「いたずらに同僚を不安に陥れる」つもりはないと返答された（同校の教師のなかには電力線の害についての報道で、職を失うことになりかねないと懸念をあらわにした人も少なからずいる）。八月二十九日、「安全な環境を求める親の会」のメンバーはインディペンデンス校の父母会（ＰＴＡ）で、ＥＰＡの報告書に収録されている小児がんの調査結果について説明した。しかし学校で測定された電磁場は人体に危険であるということを、その場にいた保護者と教師の誰一人として、納得させることはできなかった。このころになると「安全な環境を求める親の会」が、電力線が誘引するがんに関してボーリンブルックの住民に積極的に注意を呼びかけることに対し、地域の持ち家の住民から厳しく非難されるようになった。この問題が報道され続けることで家の不動産価格が落ちたり、地所の価格が下がったりするのを恐れたためである。

一方がんに罹っていた四年生担任の教師で、彼女のクラスは移動するべきだと主張していた本人は、別の学校へ移っていた。そして一九九一年の学年度始めの九月、インディペンデンス校の四年生は再び送電線用地と隣り合った教室をあてがわれた。そこは二〇ミリガウス以上が測定された場所だった。その秋、「安全な環境を求める親の会」のメンバーは、電力線問題解決にむけて努力することを諦めた。それ以後、同校で誰にせよ公式にこの問題が話されることはほとんどない。

一九九二年三月、イリノイ州公衆保険省担当官は、電力線の害についてのデータは決定的なものではないので、この問題への対応策をアドバイスできないと州選出の議員に語った。とどのつまりは公衆衛生の専門家たちはインディペンデンス校の教師と生徒の健康調査をしようともせずに、ボーリンブルックの住民の中で白血病と脳腫瘍に罹った人の住居の位置を特定しただけで、それらの種類のがんは、送電線から二五五メートル以内に住む人達には発病していないと結論を出しただけだった。この調査の正確性が疑問視されたのは、一九九三年の冬から春にかけて、インディペンデンス校の複数の教師が、送電線から最も近くに当たる、校舎の東側で教鞭を取っていた彼らの同僚に、がんやその他の腫瘍に罹る人が不自然に多いことに気づいた時だった（インディペンデンス校には常時約四〇人の教師と助手がいて、一九七六年に創立されて以来、延べおよそ一〇〇人の教師が教えていた）。実際、非公式の調査では、ここ数年間に校舎の東側で教えていた教師のうち少なくとも七人ががんに罹っていた。脳腫瘍が二人、子宮頸がんが二人、乳がんが一人、大腸がんで苦しんでいる人が一人、そして喫煙経験のない一人の教師が肺がんで死んでいた。さらに校舎の東側にある教室の教師二人に副腎の異状が見られ、それも電磁場被曝との関連性が疑われている。そして同校のいずれかの場所で教えていた複数の教師が子宮がんか子宮の腫瘍に罹っている。その上インディペンデンス校に通っていた子ども一人が脳腫瘍で亡くなり、送電線に近い場所で十六年間教えていた某教師が産んだ子どもは免疫異常の病気で亡くなっているという事実もある。

第20章　この先どのくらいの人ががんに罹ればよいのか？

ボーリンブルックに持ち家のある人が恐れていたように、高電圧、高電流の電力線が近くにあることで住宅の不動産価値が紛れもなく下がる傾向は、電力線周波数の障害が知れ渡った全国あちらこちらですでに始まっている。しかも最近のスウェーデンの調査結果や電磁場問題に関する情報がしだいに広まるにつれて、今後、下落現象は加速度的に進むであろう。健康の被害に留まらず、不動産価値の値下がりは広く一般の関心を集め訴訟にまで及ぼうとしている。過去数年間を見ても、数多くの訴訟がメイン州からカリフォルニア州、ワシントン州からフロリダ州までの各州で電力会社に対して持ち込まれているし、これから先さらに何百、いや何千もの訴訟が確実に見込まれている。一九八五年に話はさかのぼるが、テキサス州ヒューストンの陪審員は電力線による健康被害の「揺るがぬ証拠」をつかみ、ヒューストン電力会社が学校の所有地に高電圧送電線を設置したことに対して訴訟を起こしていた学校区に、被害を認める裁定を下した(ヒューストン電力は結局八五〇万ドル以上の経費をかけて送電線を移動した)。一九八八年、フロリダ州ウエリントンの送電線用地に隣接したおよそ一〇〇軒の住民がフロリダ電力会社に対して所有地の不動産価値が下がる被害を被ったことと、同社が一組の二三万ボルトの送電線を用地に増設しないよう集団訴訟を起こした。三年間法廷での争いが続いた後、原告側と電力会社は法廷外での合意を果たし、会社は電磁場が起こす被害の性質と程度についての科学的証拠がさらに明らかにされるまで、送電線の増設を延期することに合意した(最近のスウェーデンの調査結果が貢献したことは確かだ)。

ボカレートンの近くにある、サンドパイパーショアズ小学校という、フロリダ電力会社が所有する高圧電線に接近している小学校の保護者たちは、子どもたちを他の学校に転校させる権利を得て、パームビーチ郡の教育委員会に対して行なっていた三年間の訴訟に和解することにした(パームビーチ郡の巡回裁判所の判事は、送電線から発せられる磁場によって被害を被る可能性があるため、サンドパイパーショアーズ小学校に通う一〇〇〇人の子どもたちに対して、校庭の広範囲を立入禁止とする決定をそれ以前に下していた)。

フロリダ州ではこの他の地域で、フロリダ電力会社が五万ボルトの送電線建設を計画していたヒルスボロー郡の弁護士たちが、フロリダ州環境保護局に対し、送電線用地の隅で最高二五〇ミリガウスものレベルに達している磁場を認めている基準を世間に公表するよう訴訟を起こし、最高二三万ボルトが流れる送電線用地の隅では上限三ミリガウスの規制を設定するよう求めた。

電力業界側の論理でいくととりわけ気にかかるのは、過去二年間に提訴された個人の権利侵害を問う画期的な訴訟の数々である。中でもノースイースト電力とコネティカット電力に対して、メドー通りの脳腫瘍患者が起こした訴訟と、アトランタのジョージア電力会社とジョージア州タッカーのオグレソープ電力会社に対しての訴訟で、両社所有の高圧送電線から放射される電磁場に被曝した結果、非ホジキン性リンパ種に罹ったと申し立てをしている三十五歳の女性の起こした訴訟だ。またサンディエゴ・ガス・電力会社に対して提訴された四歳の子どもの訴訟は、その子が同電力会社所有の高電流配電線と隣り合った家に住んでいて、四・五から二〇ミリガウスの電磁場に被曝し続け、すい臓がんに罹ったと申し立てをしているもので、一九九三年四月に裁判にかけられた。四週間の審議の末、該当の電力会社は二〇〇万ドル以上を自らの弁護のために使っていたのだが、その裁判の陪審員は件の電力会社が一九八七年初頭、それはその子どもが母親のおなかに宿った時だが、送電線の磁場が起こすかもしれない被害について顧客に警告しなかったのは、警告し損ねたからではなく、その家の隣にある高電流配電線は当時はまだはた迷惑な代物という認識がなかったことをつきとめた。この結論は他の裁判でも法廷外での解決よりも陪審員制度を求めていた被告人としての電力会社を間違いなく勇気づけた。いずれにせよ電力業界は、全体として、法的には悪夢のような現状と直面しているといえよう。なぜなら主な和解や原告側勝訴の判決は、同様の裁判での同様の判決の雪崩現象を呼ぶからだ。

責任問題を喚起するような発言をしたり、行動したりすることを恐れて、電力会社はこれまで電力線の磁場は発がんと関連性があるとする医学的あるいは科学的な証拠にはできうる限り知らん顔を通してきた。典型的な事例はノースウエスト電力とコネティカット電力会社のように、「消費者ニュース」というパンフレットを一九九二年十月に、何千人もの顧客に向けて発行したものもある。それはちょうどスウェーデンの調査結果が公表された直後のことだった。そのパンフレットの記述は「科学的な調査では依然として、電磁場からの磁場による健康への被害は一般的には結論が出ていない」が、「数多くの統計調査では、電磁場の被曝とある種のがんの発生とに、わずかではあるが間接的な関連性が認められる」と説明し、顧客に対して、「研究の最新情報をいつも入手している」ことを確認した。そしてより詳しい情報を求める顧客には、コネティカット州科学技術協会が行なった、例の疑惑付き調査結果を送ると知らせている。

送電線の磁場に関係付けられる病害で、そのほかの灰色要因も巻き込もうと電力業界は、ヘアドライアー、トースター、電子レンジ、掃除機などの家電製品も強い磁場を出し、主な被曝原因になっている可能性を示唆するパンフレットを次々に作った。これらの業界パンフレットの執筆者が例外なく書き落としたのは、ほとんどの家電製品から出る磁場は、器具からほんの一〇センチ離れれば極端に減るという点と、その種の器具は断続的に使用されることが多く、慢性的な、長期にわたる被曝原因にはなりにくいという点だ。実際、九八種類の家電製品から出る磁場を測定したカナダ人研究者は、それらの磁場は人体の四肢などの末端部では強い被曝を与えることがあるかもしれないが、体全体としてみれば重大な被曝源ではなかったと報告している。

家電器具よりはるかにに大きな心配は、欠陥のある家庭内配線、商業ビルや、大型ビルの壁、天井、床などに埋め込み式になっている高電流の配線、大型ビルにほぼ例外なく見られる高電圧変圧器などから放射される磁場である。軽く一〇〇ミリガウスを越える磁場が最近測定されたのはたとえば、ウイスコンシン州マディソン市の州会議事堂ビルとマンハッタンにある銀行のビルである。この二つの例では、高磁場は階下にある変圧器から出ており、頭上の階のビデオ端末機器（ＶＤＴ）に重大な不具合が起こったことによって明らかになった。ビデオ端末機器（ＶＤＴ）に関して言えば、およそ五〇〇〇万台が全米で使用されているものとの思われるが、それらも極低周波の磁場を発している。そのため新たに長期的、慢性的磁場の被曝源が付加されてしまうことは無視できない。一から五ミリガウスのパルス化された磁場が多くのＶＤＴの画面から三〇センチのところで日常的に測定されているが、それよりさらに二、三倍も強い磁場が、同じ距離で見た時のＶＤＴの両サイド、背面、上部から測定されている。

ＶＤＴの仕事をしている女性は流産する確率が高い、あるいはＶＤＴからの放射が動物実験で胎児に害を与えることを示唆する調査がいくつもあるにもかかわらず、米連邦政府厚生省は一連の機材から放射される磁場を制限する動きを見せなかった。しかし一九九二年の初めにヘルシンキの産業衛生研究所の研究員が行なった調査で、平均三ミリガウスの磁場を放射するＶＤＴで働く女性が流産する確率は、一ミリガウス平均の磁場を出すＶＤＴを使用する女性の三・五倍に近いというものだった。この線量効果関係は、電力線の磁場被曝と白血病の発病の関係を調べた最近のスウェーデンの調査結果と同じ傾向にあるという事実は、深刻な懸念を呼んでいる。さらに心配なことは、アデレード大学の地域医療部の行なった最近の調査で、コンピュータのモニターを使って働く女性が原発性脳腫瘍にかかる確率は通常より五倍も高いというものだった。職業上磁場に被曝する男性の乳がん危険率が高まること、及び乳がんに罹る女性の急増は、ＶＤＴに携わる圧倒的多数は女性ということを考えると、厚生省関係機関はどことしてＶＤＴで働く女性の乳がん危険率の高さに関する疫学調査をなぜしないのかと素朴な疑問を抱いてしまう。

磁場の害を全面的に認めるにはさらに調査が必要だとしても、だからといって米連邦の公衆衛生担当官たちが、電力線からの電磁場被曝を軽減するような対策をいまだに引き延ばしする口実にすべきではない。本来国民の健康を守る役目の公衆衛生担当官に対し市民は、電力線の害を速やかに包み隠さず認めるよう要求すべきである。国民の健康を守れないとしたら公衆衛生担当の高官も、彼らを任命する政治家もまた責任を逃れられない。磁場の発がん性についての決定的な証拠がないからといって、厚生行政が電磁場に対して楽観的見方をし続けているうちに、未然に防げたかもしれない何千もの人が悪性の病気にかかる危険性にある状況を、無為無策のままやり過ごしてきたことを国民は認識すべきである。実際九月十五日にカリフォルニア公益電力委員会で証言に立った（スウェーデンの研究結果が公表される二週間前にあたる）、ニュートラは以下のように表明している。「小児がんと職業病としてのがんに関する疫学調査の結果が実証されることにでもなれば、毎年、未然に防ぐことのできる何百人ものがん患者の話が話題になるだろう」。

この発言から一カ月余り経った時、ニュートラは『スレーター小学校における被曝』と題した三二ページの報告書草稿をまとめ、ドナルド・ボーリガードに送った。ボーリガードはそれをスレーター電磁場調査小委員会のパトリシア・ベリーマンと同僚に回した。十月二七日付の送り状でボーリガードは小委員会委員に対して、草稿を読みどんなコメントでもいいからそれに書き記してほしいというニュートラの意向を伝えた。十一月末に開催される小委員会の会議で、調査結果を審議する時の参考にするためのもので、ほとんどがＱ＆Ａ方式で書かれていた。パシフィック・ガス・電力（ＰＧ＆Ｅ）の技術者がさまざまな機会に同校で測定した電磁場測定値についてと、ＰＧ＆Ｅが開発したコンピュータモデルを基にはじき出した予測電磁場の数値の説明に、草稿のかなり多くを費やしていた。そしてＰＧ＆Ｅの測定値と予測値を比較してニュートラは、スレーター小学校の電磁場（送電線から最も近くにある教室の磁場を含む）は、一般的な住宅地にある家の電磁場と通年で大差ないことを述べている。この記述のあったページの余白にベリーマンはPG＆Eがこの件に関して利害の抵触に相当するものがあったと考えられるかどうか、また一般的な住宅地の住居というのが、高圧送電線に隣接していたのかどうか質問を記入した。

報告書の末尾に、ニュートラはスレーター小学校の電磁場被曝の実態が群発がんを発生させた原因になり得たのかどうかの質問を取り上げているが、それに対して四ページ半にも渡り初めから終わりまで漫然とした答ではぐらかしている。つまり断定的なイエス・ノーは言えないとしながら、エマーソン通りの送電線から放射された磁場と、送電線側にある教室で教えていた教師と職員に発病したがんとは恐らく何の関連性もないことを暗示するような表現であった。

ベリーマンはエマーソン通りの電力線からの電磁場が同僚たちを襲ったがんと関係があるかもしれないとの疑いが、肯定も否定もされなかったことに落胆した。十一月五日には、またしても別の同僚の教師ががんに犯されていたという悲惨なニュースで疑惑はさらに深まった。一番最近の犠牲者は、彼女の勘定では一四人目であるが、少なくとも二年間B棟で働いていた五十代前半の四年担任の教師で、大腸の悪性腫瘍の手術を受けたばかりであった。

その翌日ボーリガードはニュートラから来た補足的な資料を、同じくコメントを求める注意書きの付いた送り状とともにベリーマンに送った。新しい資料の中にはニュートラとグレーザーが書いた、一三ページに及ぶスレーター小学校のがんの事例についての報告書も含まれ、同校の過去及び現在の教師と職員の中から一一人の患者を確認した記述があった。確認された一一の事例は乳がんが三例、子宮がんが二例、卵巣がんが二例、黒色種が二例、そしてケイティー・アレクサンダーの死亡原因である脳腫瘍と、カーティス・ハードの死因である大腸がんが加わる。それでもリストは不完全だった。なぜなら調査への協力を辞退した職員のがんの二例を含まず、手術を受けたばかりのB棟の教師の大腸がんの例も含んでいないからだ。一一の事例を取るか一四の事例を取るかでは大きな違いがある。カリフォルニア州にある八〇〇〇校の中の一〇〇〇校は電力線に隣接しているとの推論を再度採用したうえで、ニュートラとグレーザーはこの一〇〇〇校のうち教師と職員間に一一件のがん事例が偶発的な理由だけで発生するというのは五六校であると発表している。しかし二人の厚生官吏が報告書に添付したポアソン分布をみると、一四件のがん事例が見込まれるのは一〇〇〇校のうちのたった五・五校で、一六件の事例がでるのは一〇〇〇校のうち一校にも満たないことになっている。

あとわずか二例のがんの事例が多くなれば、スレーター小学校はカリフォルニアの学校のなかで特殊な枠に入るだろうという事実をベリーマンは無視できなかった。彼女は同僚の間に発病したがんについての報告が中途半端であることに一月から疑いを持っていたからだ。

その頃彼女とドリス・バッフォはフレスノ地域に住む元スレーター小学校の一五～二〇人の教師に電話したところ、そのうち誰一人として厚生省から話を聞かれていないことを知った。ということはニュートラとグレーザーはスレーター小学校の教師と職員（すでに同校を退職している八五人余を含む）に起きたがん発生率について、自ら出向いて完全な調査をしないで、彼らのもとに報告されたがん事例のリストを作成したにすぎないことがわかった。つまり言い方を変えれば、調査されなければならない人の半分を優に越える人々のがん発症例を調査網から外していたのだ。報告書草稿の第一ページ余白にベリーマンは以下のようなコメントを書いている。「スレーター小学校を辞めた教師、補助教員、その他の職員の追跡調査、及びかつて同校に通っていた生徒の間でがんが増加した事実があるかどうか調査しなかったためにこの報告書の信憑性は著しく低下しています」。さらについ最近報告されたB棟の教師の大腸がんの事例に留意し、がんの事例数は二人の厚生官吏が一年半前に調査を始めて以来二倍になったという事実も記した（がんはすべて、学校の中で送電線に最も近い側で働いていた人々に発病していた）。そしてひとつの疑問を提示している。それは規制措置が取られない限りアメリカ中の「メドー通りの住民」や、送電線と隣り合った学校に勤務する人々から、この先何年も繰り返されるであろう質問だった。「いったいあと何人ががんに罹ればいいのですか？」

第21章　修正される見解の数々

カリフォルニアの電力会社が電力線の放射による健康障害をどこまで否定し続けられるか、あるいは懸案を丸ごと当て推量や今後の研究を待つという砦のうちに留めておくために、州の保健サービス部にどれほど頼っているのか、はっきり浮き彫りになったのが十二月七日の週であった。それは電力会社とカリフォルニア電磁場審議会のメンバーが、公共電力委員会の行政法判事、マイケル・J・ガルビンを前にして、サンフランシスコで開かれた証拠固めの公聴会で証言した時だった。電力会社の人間にとってまず大事なことは何であるのか、公聴会の冒頭サンディエゴ・ガス・電力の弁護士であるE・グレゴリー・バーンズによって明らかになった。彼は以前、地震区域に承知して住んでいる人の任意のリスクと、送電線から放射される電磁場にあたるという無意識のうちのリスクとを同等に考えようとしていた人である。バーンズはガルビン判事に電力線訴訟に関係している弁護士やコンサルタントは、その身分と関わり方を明らかにすることを要求した。判事がバーンズになぜそのような要望を出すのかと尋ねると、彼はすべての電力会社は現在告訴されているか、あるいは訴訟に怯えているので、「この場で発言されたことが、ほかの場所では承認されたものとみなされるかもしれないからだ」と答えた。バーンズの動議に対する反論を聞いた後、ガルビン判事は動議を認めず、バーンズに言った。「これは公共性のある訴訟手続きなのでそれ相応に対処されるべきである」。

公聴会の最初の証人として、南カリフォルニア・エジソン社の研究専門科学者であるジャック・サールが立ち、電力線からの電磁場放射と人体への害を関連づける証拠は余りにも不確定でその防護策を認定するわけにはいかない、また最近発表されたスウェーデンの調査は公式に出版されたものではないので重要視していないと証言した（そのすぐ後で、件のスウェーデンの小児がんについての調査は『アメリカン・ジャーナル・オブ・エピデミオロジー』から翌年の夏に出版されることになった）。サールは南カリフォルニア・エジソン社は最近同社の従業員健康調査を終えたところで、高レベルの電磁場を受ける仕事に就いている労働者の白血病、脳腫瘍、リンパ腫による死亡率は、低レベルの磁場にあたる労働者と比べて高いわけではないことがわかった、と証言した。たまたまサールは、その調査をした張本人で、調査結果は一九九三年三月号の『エピデミオロジー』誌に発表され、カリフォルニア大学ロサンゼルス校（ＵＣＬＡ）の公衆衛生学部の疫学者であるサンダー・グリーンランドと、ＵＣＬＡで働いているマイケル・ケルシュ、及びエコ・アナリシス社の協力を得て実行されたものであった。

三月十五日付『ロサンゼルス・タイムズ』紙でサールはその調査結果から「電磁場に関しては深刻な問題はないとさらに確信を強め、職場での電磁場問題も存在しないとする考えを支持するものだ」と語った。サールの楽観論はスウェーデンでは通用しないだろう。なぜならスウェーデンではその数カ月前に、労働者のための賠償委員会が電気技師の脳腫瘍を労災として認定したからだ。加えてサールとグリーンランドの行なった調査結果の信頼性に対して、最初に職業上の電磁場被曝とがんの危険性の増加との関連性を指摘した疫学者のサミュエル・ミルハムは疑問を投げかけた。サールとグリーンランドの研究は、一九六〇年から一九八八年の間に少なくとも一年以上南カリフォルニア・エジソン社で働いたことのある三万六二二一人の健康記録を調査したものだが、雇用したばかりの若い労働者が数年以内にがんで死ぬどころかがんに罹ることもまずないはずだから、そのような前提にたって、調査対象日は一九八八年より以前にするべきだったと、ミルハムは指摘した。彼はまた、企業内比較の結果を公表するより——たとえば社内で極度に磁場にあたる労働者間のがん死とそれほどあたっていない労働者間のがん死の比較など——むしろカリフォルニア・エジソン社の労働者内のがん死と、全米あるいはカリフォルニア州の年齢別の死亡率に基づいた推定死亡率との比較を公表すべきであったことをも指摘している。実際ミルハムがサールとグリーンランドのデータを分析したところ、南カリフォルニア・エジソン社の労働者の全がん死の中で、白血病、脳腫瘍、リンパ種による死は、同種の統計で通常見られるより高いと言っている。

公益電力委員会の公聴会で、電力線周波数の磁場による被曝と発がんとの関連を認めるスウェーデン政府の決定は、カリフォルニア・エジソン社にとってはどんな意味があるのかと質問されてサールが答えたのは、スウェーデン人がこれから行なおうとしている計画のために「我々のやり方までどうのこうの変えてしまうのも何かおかしなものだ」であった。彼はさらに「スウェーデン人は、ここカリフォルニアに裁判権を持ってはいない」とも言った。またスウェーデンの調査はどの程度科学的な価値があるのかという質問に対しては、カリフォルニア・研究プログラムの中に電力線による障害問題を取り入れ、それについて一般人を啓蒙する責任がある部署ということで、カリフォルニア保健福祉局が決定すべきであると答えた。

それより六年半もさかのぼる一九八六年七月、サールは『低周波電磁場をめぐる科学論文の批判的総括：人体へ及ぼし得る影響とその調査の奨め』と題した九四ページに渡る報告書のプロジェクト責任者であり共同執筆者であった。その報告書は就労時及び住居で被曝する六〇ヘルツの電磁場とがん、ことに白血病との関係性について、「無視できるものでなく、現在あるデータを集めて真剣に検討されねばならない」と述べている。また以下のような記述も見られる。「がんについての疫学調査結果は、被曝の状態が広く一般性があり人体への直接影響があることからも、とりわけ重要である。影響の程度が小さくても、それが確実にあると認められるならば原因と結果の関係性を裏づけることの重要性が小さいとはいえない」。なぜなら「被曝は一生受けるもので、しかも範囲が限定されないものだからだ。」「たとえ事象の『割合』が低くても、それに影響を受ける人は大きな『数』になることもある」。

公聴会の二日目、三日目は、ニュートラの証言に大きく当てられた。彼は保健福祉局が群発がん調査に対して、即応するだけの方策を揃えていなかったことに不満を述べた。たとえばモンテシト・ユニオンスクール校やスレーター小学校でニュートラが対応を迫られていたものである。そしてそのために関係者に「かなりの不安」を与えたばかりか、関係電力会社に不必要かつ費用のかさむ運用の変更を余儀なくさせる状況を作ることになったと発言した。彼が法廷に持ち込んだ文書による証言、それはもし小児がんと職業病として罹ったがんの調査が真実と確証されたら、「毎年同州で未然に防ぐことのできる何百ものがん患者の話が話題になるだろう」と謳ったものだが、それについて尋ねられたニュートラは、電力線による子どもへの発がんの影響が事実であると証明される時がきたら、電磁場による被曝は化学物質による被曝より、環境被曝リストで上位にくるであろうことを認めた。

その後の証言では、ニュートラは以前からの主張を繰り返したにすぎなかった。カリフォルニアにある八〇〇〇の学校中の一〇〇〇校は恐らく電力線の近くに位置している、そして少なくともそのうちの五〇校は「偶然というだけで」群発がんが起こり得たという主張である。ニュートラ流に言うなら「何か異常事態が確認されるためには、同じような学校を五〇校捜し出さなければならない」ということになる。さらにニュートラは、スウェーデンの小児がんの調査に関しては、研究者たちが過去からの累積被曝量を正確に査定できたことを認めた。しかしサールと同様、がんの事例が少ないことを指摘し、従ってこのスウェーデンの調査は応用性に欠けることを示唆した。すでに提案されていながら未だに実施されていないカリフォルニア・研究プログラムで行なわれようとしている調査の事例もまた少な過ぎるのではないかと聞かれて、彼はその可能性もあることを認めた。しかし四〜五年のうちにその計画が実施されて、送電線が人体に害を与えるかどうかという疑問に恐らく答が出るような重要な研究がいくつも完了するであろうと述べた。もっともそれより二年半前、モンテシト・ユニオンスクール校の父母に対して彼が答えたのも、後二年たてばその答が出るだろうということであったが。

電磁場の被曝とがんとの関連性を認めたスウェーデン政府の決定は、カリフォルニア保健福祉局にどんな影響を与えたかという問いに対してニュートラは、スウェーデンの決定を「科学的な評価の発表というより、危機管理理論の発表」と理解していると答えた。スウェーデンの調査は電磁場被曝と発がんとに因果関係があると認めたことになるかとの問いには、「現時点では、そうは思わない」と答えた。

その後の証言中に、サンディエゴ・ガス・電力の代理人が、カリフォルニア大学ロサンゼルス校の公衆衛生学部長で、EPRIの科学諮問委員会の委員、及び元保健福祉局の諮問委員会委員であったA・A・アフィフィ博士が書いた新聞記事をニュートラに見せた。その記事は『サンディエゴ・ユニオン・トリビューン』紙十二月二日付の署名入り特集ページに載ったもので、見出しにはこう書かれてあった。「コワーイ話は根拠のない電磁場恐怖を引き起こす」。その中でアフィフィは、送電線を迂回させたり地中に埋めたりする健康上の理由はどこにもないと断言し、「現在電磁場被曝を制限する動きは例外なく、生物医学的根拠のない危険論に基づくものだ。」とアフィフィは述べている。また、公衆衛生担当官や科学者が電力線の被曝に関する一般政策に踏み切るほど理解するまでには、調査に「この先数年かかる」だろうとも言った。

サンディエゴ・ガス・電力の代理人が、アフィフィは公正かつ客観的な公衆衛生の専門家であると思うかと尋ねると、ニュートラはEPRIに関与しているからといって偏見を持っている人物だとは思わないと答えた。後にニュートラは、審議会のメンバーで、南カリフォルニア環境保護団体の環境基金理事長のエレン・スターン・ハリスから反対尋問を受けた。ハリスは科学的証拠で完璧に裏付けが取れるのを待たずに公衆衛生の政策が決まった事例がこれまでにあるかとニュートラに尋ねた。ニュートラが答えに出したのは、一八四〇年（訳注・正しくは一八五四年）ロンドンでのコレラ大流行の時、ジョン・スノウ博士がテムズ川下流の下水口から取水した水を飲んでいる人はその他地域の人々に比べて驚くほど発病率が高いという疫学的証拠をつかんだ後、病気に罹った人々が飲んでいた水道ポンプからハンドルをはずし、それによって伝染病を減らしたという最も有名な事例をあげた。彼はさらに続けて、科学者はいまだに喫煙の多くの要素のうち、どれが発がんと心臓血管に悪影響を及ぼす元になっているのかわかっていないことも一例に出した。

証人席での最後の証言で、ニュートラはカリフォルニア地方電力事業体の代理人から、電力線の磁場被曝とがんとの関連性は事実認定されていないとする疫学的調査報告をまだ信じているかと尋ねられた。「現在自分の見解を再検討しているところです」とニュートラは答えた。

同日引き続き、サンディエゴ・ガス・電力の環境衛生責任者のジョン・ドーシーが証人席に立ったとき、電力料金支払者グループの代理人から、もし電磁場被曝問題に関連した総合的な調査が人体への悪影響の可能性を肯定も否定もしないと、公益電力委員会にわかった時、彼はどのような立場を取るのかと聞かれた。

ドーシーは以下のように答えた。「通常の科学的プロセスは、まず仮説を立てそれからそれを実証していくのが有効です。これまでのところ科学は電磁場が人体に害を与えるとは断定していないし、どんな成分のどんな要素への照射が人体への危険物になり得るものなのかも特定していません。したがって世間に最新情報を隠し立てすることなく知らせ、これは警告であることを伝えます。人体への害はこれまでのところ実証されてはおらず、どのような磁場の規制政策（たとえば新しい電力線からの磁場を削減するような方策）にどれだけ余分なお金をつぎ込んでも、市民にとくに利益をもたらす根拠は何もないことを知らせます。みな警告に過ぎないのだと」。

一方、一九八六年八月に戻ると、ドーシーの電力線問題に対する考えは今のように紛らわしいものではなかった。当時彼はサンディエゴ・ガス・電力のために報告書を書き、その中で彼は確証はまだないものの、職業上で、あるいは住居においての電磁場被曝と発がんとは関連があると断定していた（そこで彼が引用した言葉は明らかに、サールがプロジェクト責任者をしていた南カリフォルニア・エジソン社の報告書から借用したものだった）。「その可能性は無視できないし、現在あるデータを基に真剣に取り組まれなければならない」と。

余りにも素朴ゆえに胸のすくような場面を飾ったのは、十二月十日の公聴会でのエレン・スターン・ハリスだった。彼女は文書による証言で、電磁場被曝について人体の健康に関わる政策を採るのに、完全な科学的証拠による裏づけを待つべきでないと、これまでも主張していた。ハリスはグレゴリー・バーンズから反対尋問を受け、「あなたが連帯証言で提案した計画を実施するための資金を、誰が負担すれば良いか何か名案はありますか?・」と聞かれた。「それは料金支払者が負担するのか株主が負担するのかを決めるのは、公益電力委員会に依るところが大きいと思います」とハリスは答えた。

バーンズは尋ねた。「ハリスさん、当面の割り当てはどうであれ、結局は料金支払者が電力会社の取った電磁場対策費のほとんどを負担することになるのですよ」。ハリスは答えた。「しかしたぶん、結局は白血病や脳腫瘍や、その他電磁場被曝によってもたらされた危険性の増加という負担を強いられるのもまた同じ人々ではありませんか」。

第22章　人が急死するなら

一九九三年一月、ガルビン判事にスウェーデンの調査結果を証拠として認めるよう動議が出された。しかし四月二十日、彼はこれを拒否した。動議が公聴会終了後に持ち出されたことと、記録の中にその調査を入れる必要性は承認されなかったというのが理由だった。一方予想されていたことではあったが、スウェーデンの調査結果によってアメリカの電力業界とその調査機関である電力研究所（ＥＰＲＩ）に動揺の輪が広がった。何しろ二十年間も電力線の磁場が人体に害を及ぼすことを示す証拠は何もないと主張し続けてきたからだ。一九九二年十月八日、電力研究所は「スウェーデンの住居内電磁場調査結果に関するＥＰＲＩ見解」と題した会報を発行したが、方法論での研究批判に終始し、調査結果についてはサラリと触れただけだった。十一月五日、ノースイースト電力のコンサルタントが提出した報告書が言及したのは、幼少時の住まいを対象にしたスウェーデン調査の優れている点として、研究者が過去の電磁場被曝量を累計して計算したこと、反対に主だった欠点としてそれが網羅したがんの事例数の少なさであった。ノースイースト電力の報告書は電力線の磁場に被曝した動物に対する生涯研究がひとつも行なわれていないことを指摘しながらも、電力線の害について電力会社から調査費用の後ろ盾を得られる立場にありながら、ＥＰＲＩがなぜ二十年間も、電力線の磁場被曝について動物の生涯研究を行なおうとしなかったのかについては何の説明も試みられていない。

おおかたの予想通り、スウェーデンの調査はアメリカの報道機関を興味のるつぼに引き入れた。十月二六日号のタイム誌は、「電気とがんを関連づけた現在最高水準の証拠」を提示したという記事を掲載した。十一月八日付『ロサンゼルス・タイムズ』日曜版には「調査で子どものがん危険への不安が湧き上がる」という見出しの長文記事が掲載された。その翌日『フレズノ・ビー』紙は『タイム』の要約記事と合わせて、スレーター小学校近くの高圧送電線は「教師、職員、生徒を襲った異常に数多くのがんを引き起こしたかもしれない」との囲み記事を掲載した。十一月十二日付の『ボストン・グローブ』紙は一面記事で、スウェーデンの研究者が電力線の磁場を受けた子どもたちは、白血病の危険率が通常のほぼ四倍であることを示す調査結果を発表したこと、またスウェーデン政府当局が磁場被曝と発がんとの関連性を公式に認める見解を発表したことを掲載した。一日遅れて、『サンディエゴ・ユニオン・トリビューン』紙はスウェーデンの調査結果ばかりか、コペンハーゲンにあるデンマーク・がん対策機関のがん登録部の疫学者であるジャーガン・Ｈ・オルセン博士の行なった、幼少時の住居における調査結果もふまえた記事を掲載した。『ユニオン・トリビューン』によれば、オルセン博士とそのチームは高圧送電線近くに住むデンマークの子どもたちは、リンパ腫にかかる危険率が五倍も高いことを発見したという（そのデンマークの調査では五倍という危険率の高さは、通常平均一ミリガウスないしそれ以上の送電線電磁場に被曝している子どもたちに見られ、同じく通常平均四ミリガウス以上の電磁場に被曝している子どもには、白血病、脳腫瘍、リンパ腫を合わせて危険率は五・六倍であった。さらにデンマークの職業別の調査では慢性的に三ミリガウス以上電磁場被曝をする仕事に就いている人は、それ以下の強さを被曝している人より、白血病についてなんと六四パーセントも高い危険率であったことが明らかになった）。『ユニオ・トリビューン』の記事は、ニュートラの以下の言葉を引用している。幼少時を対象にしたスウェーデン調査の功績は「金字塔もの」で、「一九六〇年まで逆のぼったうえで、一人の子どもの年間平均被曝量が測れるというのは、まさに疫学者の夢です」。スウェーデンの調査は電磁場ががんを引き起こすことを裏づけたものかどうか聞かれたニュートラは、次いで以下のように答えている。「我々をそういう方向づけさせたことは確かです。どのくらい――一センチか、一〇〇メートルか、一キロかを言うつもりはありません。今のところまだ自分で結論は出せませんが、そのうちにだんだんはっきりしてくると思います」。

十二月十一日、『サイエンス』誌はリチャード・ストーンの書いた電磁波問題の総括的な記事を発表した。スウェーデンの調査結果は先頃発表されたホワイト・ハウスの見解と矛盾するという見出しである。「世界中いたるところで裏庭に潜む電磁場が、健康への見えざる魔手を広げていると、まだ出版もされていないスウェーデンの調査結果を新聞も雑誌もこぞって証拠として引き合いに出している」とストーンは書いている。「しかし果たして証拠になるだろうか？　また別の権威筋である、ホワイト・ハウス科学技術政策局（ＯＳＴＰ）管内の、放射線調査及び政策調整のための合同委員会（ＣＩＲＲＰＣ）からの報告書ではこれが否定されている」。そしてストーンはテネシー州オークリッジのオークリッジ連合大学が選出した一一人の専門家グループが答申したホワイト・ハウスの、次のような見解を引用した。「すでに発表されている論文で、家庭電化製品、ビデオ端末機器及び一般の電力線から放射される極低周波の電磁場（ＥＬＦ／ＥＭＦ）が、人体に障害を起こすという説を確実に裏づける証拠はどこにも見当たらない」。

ストーンの記事中には、ホワイトハウス報告書の疫学に関する章の執筆者でもある、ハーバード大学公衆衛生学部・疫学部長のディミトリオス・トリコポーラス博士の言葉として、「スウェーデンの調査結果がホワイト・ハウス報告書の審査対象に入れられたとしても、ホワイトハウス報告書の結論は変わらなかったろう」と引用している（トリコポーラスの調査研究員は、後にサイエンス誌に掲載された書簡の中で、彼の主張を支持した）。トリコポーラスはもし彼が送電線の磁場問題に関する正式な調査の監修を引き受けることになれば、「それは絶対に否定的な調査結果になる」とまでストーンに言っている。しかし一方では、一九九一年冬に開かれた科学諮問委員会の公聴会でトリコポーラスが電力業界の強力な弁護士事務所であるクロウエル・モリングのコンサルタントとして証言したことなど、ストーンの記事のどこを探しても見当たらない。また一九九〇年秋、ブッシュ大統領の科学顧問だったＤ・アラン・ブロムリーが、環境保護局の担当官に、電力線の磁場が発がん物質となる「可能性」を認める報告書草稿の発表を遅らせるよう圧力をかけてきたことも言及していない。それはブロムリーが指揮するホワイト・ハウスの科学技術局の傘下にある放射線調査と政策調整のための合同委員会（ＣＩＲＲＰＣ）で、前もって草稿を検討したのちに発表せよという圧力であったのだが。

放射線調査及び政策調整のための合同委員会（ＣＩＲＲＰＣ）の少なくとも委員の一人が電力線の害に

ついての調査から手を引こうとしているのが露骨に表われているのは、委員会の議長だったアルビン・ヤングという、農務省の農生物工学局の局長だった。彼は子ども大人を問わず家庭や職場で電力周波数の磁場に被曝した人は、そうでない人よりはるかに高い確率で白血病や、脳腫瘍やリンパ種に罹り死亡することを記した、専門家向けの医学論文として発表された何十とある論文を読んでもいないし、信じないと確信しているわけでもない。ホワイト・ハウスの見解が発表されて間もないころ、ヤングは『マイクロウェーブ・ニュース』誌に電磁場に関する研究は再優先されるべきものではなく追加の資金をつぎ込むものでもないと、以下のように述べた。「もし人々がこれで急死するなら、事態は変わってくるだろうが——」。

奇妙なことにスウェーデンの住居内及び職場での調査は何十もの新聞記事となって、一九九二年秋から一九九三年冬にかけてこぞって紹介され、同じく全国放送のテレビ番組でも何回か取り上げられたにもかかわらず、それと同じ期間に『ニューヨーク・タイムズ』は一切報道しなかった。同紙が電力線の健康障害をこれまでに取り上げたのは、せいぜいスポット的なもので、その他はほとんどない（おもしろいことに、一九九三年五月二日、日曜日、『ニューヨーク・タイムズ』紙はAP通信によるサンディエゴの電力線裁判の結果を記事にしたのはよいが間違った見出しがつき、「陪審員は電力線が女性の腫瘍の原因になるという論理をはねつけた」となっていた。事実はその陪審員はそのような結論を出したわけではなかった。ただサンディエゴ・ガス・電力は一九八六年にさかのぼって電力線の磁場による健康障害はあるかもしれないという警告を出さなかったのは、それを怠っていたからではないことが明かされただけだった）。『ワシントン・ポスト』も一回限りの記事だけで終わった。同紙の厚生関係の編集主任は、『ワシントン・ジャーナリズム・レビュー』誌の一九九一年一・二月号で、電磁場問題は「大げさに騒がれ過ぎた」もので「まったく報道するに値しない」というコメントが引用されている。一方『ウォールストリート・ジャーナル』には一九九三年二月五日に初めてスウェーデンの調査結果の記事が掲載されたが、それは二五〇〇語の一面記事中のわずかに二二語を使用しただけのもので、その見出しは次のようになっていた。「危険性は曖昧のままがん訴訟に向かう電力会社」。『ウォールストリート』誌はエール大学のロバート・アデアの言葉を引用して、スウェーデンの調査と送電線の害に対する不安は単に「エレクトロフォビア（電子恐怖症）」にすぎないと批判めいた記事を書いている。

スウェーデン調査のニュース価値を認めたがらない、主要全国三紙にもかかわらず、『USAウイークエンド』――発行部数三三五〇万部の日曜専用紙――一九九三年一月三日号の、電磁場の害に関する記事を読んだ四五六七人の読者が、記事に併記した「アル・ゴアへ一言」と題したアンケートに答えて、その重要性を認めた。アンケートは国の環境と厚生政策では何を再優先すべきと思うか選んでもらうものだった。記事にはEPAの役人が一九九一年にゴア上院議員の上院事務室の電磁場を測定し、自然状況下でも九ミリガウスあることがわかったので、ゴアはガウスメーターを借りて、彼の家でも測ってみたそうだ。USAウイークエンドは、質問票に対する四五六七人の応答を大統領就任ウイーク中にゴアに届けることを約束した。質問状の結果は二月十九―二一日の日曜専用紙上で発表された。アンケート形式に答えた三五パーセントの読者は電磁場を国の環境と健康の最優先問題とすべきであると答え、一七パーセントが食品中の化学物質、一二パーセントが屋内の空気汚染、そして三六パーセントがその他の環境に関する問題点を挙げていた。

全米あちこちで電力線近くにある学校の教師や保護者が、スウェーデンとデンマークの調査結果に反応して警告を表明し始めた。一九九二年十一月一六日、モンテシト・ユニオンスクール校の（ニュートラと保健福祉局のグループが、同校に通学する生徒間に見られた白血病とリンパ腫の通常を越えた群発についての調査を完了して以来二年間はかなり消極的だったが）電磁場問題対策委員会が開かれ、スウェーデンとデンマークでの調査結果について検討し、また同校の教師や生徒を守るためには何らかの新しい防護策を採るべきかどうかを討議した（一九九〇年の時点で対策委員会の委員は、二ミリガウスは子どもにとって安全なレベルであると理解していた。しかし彼らは今では、たった一ミリガウスないしそれ以上の電磁場に被曝した子どもは、スウェーデン調査によると白血病にかかる危険率が二倍、またデンマーク調査ではリンパ種の危険率が五倍ということに、はっきり不安を感じていた）。委員会当日の『サンタ・バーバラ・ニュース・プレス』に掲載された記事で、その数日前に、合衆国エネルギー省の電磁調査班のリーダーであるイムレ・ギュークが、モンテシト・ユニオンスクール校の地図とともに、それと隣り合う送電線とそこから放射される電磁場の測定値を見せられて、「私が親なら、悪魔を追い出すね」と発言したとメリンダ・バーンズは報告していた。その記事によるとギュークは翌日このコメントを撤回して、「非常に心配なのでＰＴＡで積極的に活動していく」とバーンズに言ったという。

一九九三年一月十二日、モンテシト対策委員会の委員たちは全員一致で、同校の教師、補助教員、職員の健康調査を、一九五〇年まで立ち戻って実施すること、及び学校の敷地内での電磁場追加測定の実施を求めた。また南カリフォルニア・エジソン社が同校近くの変電所で行なっている切換と電圧変圧業務を、近くに学校や住宅のないサマーランド付近の変電所に移行するよう申し入れた。

その翌日のメリンダ・バーンズとのインタビューで、ジャック・サールはスウェーデン調査の意味するところに判断を下すことは時期尚早であり、国や州の保健衛生担当者は、電磁場ががんを引き起こし得ることなど思いもしなかったと発言した。「業界は国民の健康を守る厚生行政と対立しているのではありません。我々は答を見つけるための調査を資金援助しているのです。科学とは時間のかかる気の遠くなるほど長いプロセスを踏むもので、槍玉に挙げるべきなのはどのような被曝なのかもまだわからないというのが現状なのです」とサールは言った。

モンテシト・ユニオンスクールの父母の中には上記のような反応に苛だちを示した人もいて、二月四日に行なわれたモンテシト・ユニオンスクールの評議会で、八人ほどの父母が作る特別グループの代表をしていたサム・タイラーが、同校の威信と精神風土を守るために電力線及び変電所は撤去されるべきであると発言したのだった。二月五日付の『ニュース・プレス』紙の記事では、バーンズは以下のようにタイラーの発言を引用している。「変電所などここには要らないんだ。そのうちこのコミュニティーのシンボルになってしまうぞ。この論争ではっきりしてきたことは、変電所があるためにみんなモンテシトにある家を買わなくなるってことだ。撤去されない限り、何をどうしようと、この問題はいつまでたっても終わらない」。

モンテシト・ユニオンスクールの父母と学校関係者が電力線問題に取り組んでいる間、フレズノのスレーター小学校で起きたのと同様の状況がサンタ・クララのモンターギュ小学校で展開されようとしていた。サンタ・クララはサン・フランシスコの南東約五六キロにあるサウス・ベイ地区に位置し、人口約九万の都市である。一九九二年秋、モンターギュ校の五年児童の保護者であるマリリン・ポープは、同校での電磁場測定を求めた。学校の南側にはほんの二〇メートル先に一一万五〇〇〇ボルトの送電線が走っていたからだ。サンタ・クララ地区学校連合会委員の要求を受けて、送電線の所有者であるパシフィック・ガス・電力（PG&E）の技術者が、十二月二日に来校し、磁場を測定したところ、送電線から最も近い四教室の中央部分で三・七から五・三ミリガウスだった。それらに隣接する四教室中央部の磁場は二から三・一ミリガウス。送電線から最も離れた八教室中央部の磁場は〇・九から二・二ミリガウスであった。八・七ミリガウスという高レベルの磁場が測定されたのは校庭だった。

一九九三年一月七日に開かれたサンタ・クララ教育委員会で、ポープは送電線に最も接近している教室の生徒を移動させるか、PG&Eは送電線を地中化すべきであると語った。ポープの話では、委員会に出席したPG&Eの社員が、送電線の地中化はさらに学校に送電線を近づけるものだと主張し、エンパイヤ・ステート電気エネルギー調査会社が一九八九年にまとめた調査で、高圧送電線が適切に埋められれば、そこから放射される電磁場は極端に減少するという現象については知らないと告白した。

ポープが抱いた電力線災害の不安に対して、サンタ・クララのバレー・メディカル・センター腫瘍学部長のワレス・サンプソン博士が異議を唱えた。その翌日の『サンホセ・マーキュリー・ニュース』に掲載された記事によると、サンプソンは電磁場とがんを結ぶ確かな証拠は知る限り何一つないと語った。「健康問題一般として、アルコールやたばこやその他の自己破滅的な行動に比べると、電磁場問題は危機感が薄れる」と述べ、モンターギュ校の教師と生徒は知らぬ間に電力線からの磁場に被曝したという事実に対しては理解を示さなかった。

一月二十一日、送電線に最も近い教室で十年間教えた後、がんで三年前に死んだロバート・デュランの未亡人パトリシア・デュランは、サンタ・クララ地区学校連合会の会合で地区の理事に向かって「学校で何かがおかしいのなら、ただちに取り除き、生徒たちを避難させなければ」と訴えた。同じ会合で学校区担当者は、送電線に最も近い四教室の教師と生徒たちを学校の図書館に移動させることを決定したと発表した。学校区担当者が決定を早めたのは、同校の教師たちの強い要望も一因である。教師たちは過去十年間に同僚の身に高い確率のがんの発病がおきていることとと、少なくとも三件のがん関連の死亡例があったと主張している（モンターギュ小学校には一五人余の教師と三五〇人の生徒がいる）。カリフォルニア教師同盟が発行している月間ニュースレター、『CTAアクション』の一九九三年四月号にはモンターギュ小学校の一五人中一三人の教師が、他校への転任を希望しているという記事が見られる。転任の要求は三月一日に提出され、五カ月以内に然るべき対処が取られなかった時は、勤務先の学校を替わるという教師側の権利を認めている。「PG&Eは私たちの学校の安全対策を講ずるべきです」と、ニュースレターは一人の教師の言葉を紹介している。モンターギュ校の教師たちの訴えはサンタ・クララ教師同盟の絶大な支援を受けた。また同盟はカリフォルニアの学校で起きた電力線と健康問題に関する情報交換のための情報センターとしての役割を申し出た。これはもちろん、ニュートラと州の保健福祉局がカリフォルニア教育庁と協力すれば、数年前から、その時すでにモンテシト・ユニオンスクールの白血病とリンパ腫の群発と、電力線被曝との関連性を認めるだけの理由が充分あったのだから先行して行なえたことではあったのだが。

第23章　壁の中の見えない亀裂

電力線の磁場被曝はとくに子どものがんを誘発、あるいは促進することが次々に証明されつつあるというのに、電力線の磁場に被曝している生徒の健康を守る防御策がいまだに実施されないのは愚かだと言って済むうちはまだよいが、そのうち最悪の場合は犯罪に匹敵する愚行となる。サン・フランシスコの北、マリン半島にある人口約一万三〇〇〇人の町、ミル・バレーのタマルパイアス・バレー小学校では、学校区担当官らが賢明にも高圧送電線近くの複数の教室を閉鎖することにした。彼らはまた送電線所有者であるPG&Eと交渉し、同校の教師と生徒の電磁場被曝を減らすために、送電線の高さの引き上げ、移動、あるいは電力線の張り直しを要求した。ミル・バレーの他地域では、イースト・ブリスデール通りのパーク小学校に隣接して走る幹線配電線が、線に最も近い棟にある教室内で四ミリガウスにもなる磁場を放射している。ＩＭＡＧＥ（『サン・フランシスコ・エグザミナー・クロニクル』が発行している日曜誌）三月十四日号に載ったピーター・ホワイトの記事を見ると、ＰＧ＆Ｅ職員は、配電線の配線直しはパーク小学校の電磁場を弱める一方策かもしれないが、もし地中化が必要になった時は、その費用は学校と隣合う一ブロックだけで、一五万ドルに達するだろうと述べている。一月十四日に開かれた父母と学校職員との集会の席上、ＰＧ＆Ｅの電磁場問題管理責任者のマーサ・マクニールが述べた話として、同社は新しい電力線及び電力施設からの磁場を減らすために費用を捻出するのは惜しまないが、既存の電力線からの磁場削減に大金を投入するつもりはなく、従ってパーク小学校の磁場削減のための対策を講じる用意はない、と記事は伝えている。同校に子ども二人を通わせている母親のソーニャ・ショーがマクニールに、これまで同校で測定された電磁場には問題があると思うかと尋ねると、「当方の見解としては、あなたたちが問題があると考えていると理解しているまでです」が、マクニールの返答であった。

この会合以後ＰＧ＆Ｅは、その立場を修正したように見受けられ、タマルパイアス・バレーとパーク小学校で起きている電磁場問題の解決方法を探るため、父母や学校関係者と協調する姿勢が見られるようになった。しかしこの動きは同社が一九九一年九月に公約したこと、つまり「電磁場と健康への障害に確かな因果関係が科学的調査で裏づけられた時には、当社は、従業員及び一般市民の皆さんの健康を保証する有効な方策を、行政機関と共に計って行きます」と何十万人もの顧客にパンフレットを送付して約束したことを果たす時が来たと決断を下したわけではなく、ＰＧ＆Ｅの明らかな心変わりはむしろ一九九三年の冬、フレズノのスレーター小学校でのできごとが影響したようである。

二月二日、ニュートラはスレーター小学校電磁場調査小委員会のパット・ベリーマンと委員に書簡を送った。米連邦の厚生省は「電磁場と発がんを結びつける証拠の重要性は、電力線に隣接するカリフォルニア中の一〇〇〇を数える学校を閉鎖するまでには至らない」という主旨だった（彼は全カリフォルニアで高電圧、高電流電力線に近接している一〇〇〇校の閉鎖要請に対して、何らかの具体策を再度取らなかったばかりか、スレーター、モンターギュ、タマルパイアス・バレーの各小学校関係者が学校全体を閉鎖したのではなく、強度の電磁場を放出する電力線に隣接するいくつかの教室を閉鎖したに留めたという事実に知らん顔を決めこんだ）。後でニュートラは手紙の中で調査小委員会のメンバーに次のように語っている。「莫大な経費がかさみそうな規制を敷くだけの証拠の重みを厚生省が感じるようになるまでは、あるいはそうならない限りは、地元の行政としてはこのような状況下では、でき得る限りの最善の解決方法を見つけ出すしかありません」。さらに続いて「一九九一年当時の、そして現在の政策として、健康に配慮した学校への推薦策、つまり教師たちをA棟またはB棟に戻す対策にしても、あるいは該当する校舎のみ閉鎖したままにする対策にしても、いずれも正当化できません」ということを明らかにした。

ニュートラが二月二十四日に開かれるスレーター電磁場調査小委員会で、最終報告書を自ら発表することは、何週間も前から決まっていたことだった。ところが会議の冒頭、学校区担当官がベリーマンと調査小委員会メンバーに、ニュートラが出席しなくなったことを告げた。彼らの説明では、ニュートラの見解は結論ではないと判断し、A棟B棟の永久閉鎖とそこにある教室を倉庫として使用することに決定したというものだった。学校区担当官はこれを実行すれば、すべての新設校は高圧送電線から少なくとも四五メートル離れるものとするというカリフォルニア州教育省の規定が、スレーター小学校にも適用されたことになるだろうと話した。それに関連して興味深いのは、彼らが調査小委員会のメンバーに敢えて伝えなかった以下の事がらである。

それより約一カ月前の『フレズノ・ビー』紙は、ケイティー・アレキサンダー（十五年間A棟で教えた後、一九九一年四月脳腫瘍で亡くなった一年生担任の教師）の息子が、学校に隣接する送電線が母親の死の原因となったとして、PG&Eを相手に不当な死亡に対する訴訟をフレズノ上位裁判所に起こしたことを報じていた。同紙はまたスレーター小学校の別の教師の家族も、同様の法的手段を考えていると伝えていた。その二日後、カーティス・ハード（一九九二年二月、大腸がんで亡くなった副校長）の未亡人エベリン・ハードが、PG&Eを相手に不当な死亡に対する訴訟を起こした。学校区担当官が調査小委員会メンバーに伝え損ねた事がらは、一月十五日にエベリン・ハードが、学校区を相手に労働者の補償を求める訴訟を起こしていたことだ。つまり彼女の夫の死はエマーソン通りの高圧送電線から生じた電磁場の中で勤務させられていたためで、同学校区は彼に安全な職場を与えなかったという申し立てをしたのだった。さらに調査小委員会に伏せていたことは、エベリン・ハードの起こした訴訟で、学校区内の労働者を補償する立場の保険会社がPG&Eに対して、きわめて異例の告訴に踏み切ったことだ。賠償金の支払請求が出る段階に達していないにもかかわらず、ハード未亡人が起こした労働者にたいする補償の請求が認められてどのくらいの費用を負担することになるにせよ、電力会社からの賠償額を削減できる立場を確保するためだった。そういう事情で学校区担当官はニュートラの最終報告書の歯切れの悪さに目をつむったまま、A棟、B棟の永久閉鎖を発表するだけの十二分な法的意味あいがあったのだ。実際はそのように弁護人が忠告したというところなのだろうが。

スレーター小学校の教師たちが同僚の不自然ながんの多発が電力線によるものかもしれないと疑い始

めた一九九一年冬、校長だったジョージ・マーシュが、前立腺がん――マタノスキーが調査した電話会社の電話線工事従事者の間で増加していることがわかった悪性腫瘍――に罹っているとの知らせがベリーマンと委員仲間の耳に入ってきた。マーシュの執務室は学校管理部内にありハードの執務室の真後ろだった。こうしてマーシュはスレーター小学校内でエマーソン通りの送電線に最も近い側で勤務していた後で、がんに罹った一五番目の患者となったのである。

四月十日になって『フレズノ・ビー』紙は、一九九二年十月十五日付の保健福祉局の報告書草稿を記事にする機会をようやく得た。それは見出しも以下のような賑々しいものだった。「スレーター小学校のがん、電力線は無関係と州の見解」。新聞記事では学校職員や生徒の発がんが二本の電力線から放射された電磁場に起因するものかどうかについて尋ねられたニュートラと彼の同僚が、「現在のところは明確にそうとも違うとも言えない」と答えたと伝えている。またベリーマンは、州の担当官がスレーター小学校で磁場の測定もしなかったし、以前同校に在職していた教師や生徒の追跡調査もしなかったと語った。ただ教師たちが独自に行なった測定や、昔の同僚や生徒の聞き取り調査に依存しただけだったと報じた。「本来ならわれわれの手で行なうべき調査ではありません」。ベリーマンは『フレズノ・ビー』紙に語った。「それはカリフォルニア州が行なうべきことだったのですから」。

『フレズノ・ビー』紙の記事には、幼稚園時から六年生までスレーター小学校に通っていた二十六歳になるフレズノの男性が脳腫瘍に罹ったことと、一年、二年次を通った九歳の少女が滅多に発病しない骨がんと診断されたことが報じられている。もし新聞記者が、ある特定地域に住んでいた人の間で不自然ながんの群発があるかどうか確かめるために、かつての生徒たちがどこに住んでいたか、あるいはエマーソン通り沿いの家を徹底的に調査していたら、以下のような事実が明らかにされただろう。脳腫瘍になったその二十六歳の男性は、生まれてこのかたほぼ例外時なくスレーター小学校に極めて近いエマーソン通り沿いの、一一万五〇〇〇ボルトの高圧送電線から約三〇メートルの所で暮らしていた。また良性脳腫瘍と診断された若い女性は、二三万ボルトの高圧送電線からわずか一二メートルの所に寝室があり、家からスレーター小学校が見える、エマーソン通りの反対側に住んでいた。さらに二三万ボルトの高圧送電線から二一メートル、スレーター小学校から四〇〇メートルほど離れた、同じくエマーソン通り沿いの家に住んでいた女性は、一年ほど前に脳腫瘍で亡くなっていた。もし『フレズノ・ビー』紙がそのような調査を行なっていたら結果的には二年以上にわたってスレーター小学校の群発がんの実態を調査していたことになり、なぜニュートラと保健福祉局の役人が、それを行なわなかったのか問いただすことができたかもしれないし、三年前にモンテシト・ユニオンスクールで同様の状況にあった時も、彼らの反応が同じようにあいまいであったことを指摘できたかもしれないのだが。

『フレズノ・ビー』紙の記事は、ニュートラが十月の報告書草稿に追記した内容、つまりカリフォルニア中の八〇〇〇校のうちの一〇〇〇校は電力線の近くにあり、一〇〇〇校のうち五六校で「偶然というだけで」一一件ないしそれ以上のがんが発病し得たという見解をその通りに報じている。追記はもちろん完全ではなく情報も古いため、州の調査に参加することを拒んだ職員のがん二例と、B棟の教師で一九九二年秋に診断が下りた大腸がんの事例と、つい最近になって発覚したジョージ・マーシュの前立腺がんの事例が含まれていない。しかしニュートラの報告書を無意味にしたのは、そのような調査漏れのせいではなく、むしろスレーター小学校の教師、補助教員、職員間に発病したすべてのがんは、例外なくスレーター小学校内で送電線に最接近している側で勤務していた人々に起こった、という事実の持つ真の意味を無視し通したところにある。そうすることでニュートラは最重要課題である同校の健康問題を故意に閉ざしてしまったのだ。それはちょうど二月にスレーター小学校の電磁場調査小委員会のメンバーに宛てた手紙で、カリフォルニア全学校の現状に関わる重要課題に無視を決めこんだのと同じであった。その時彼はカリフォルニア中の一〇〇〇校を閉鎖するという唐突な仮定を持ち出したものの、実は電力線に囲まれている学校のどれ一つとっても、実情はまったく掛け離れていて、これまでに実施されたものといえば学校全体の閉鎖ではなく、電力線と隣り合わせの教室だけ閉鎖したという現実には一切触れなかった。本質を見抜く力に欠けていた点と、スレーター小学校のがん発生の実態を把握しきれなかったニュートラ調査の欠陥は、このように容易に指摘できる。がんの発病は学校のどちら側に勤務していようと、誰にでも等しく起こり得るという無意味な仮定を立てながら、一五件のがん事例が電力線に最も近い側で勤務していた人に発症し、反対側で勤務していた人には一件も発生していないという確率をテストするのだから。

簡単なプラスマイナスのテストでもそれが起きる確率は、一〇〇〇件中五六件どころか、かなり低いものとなる。実際の数字は、一五人も片方でがんが発生しているのだから、二の一五乗中の一件、すなわち三万二七六八件の中の一件となるのだ。

電力線の磁場ががんを誘引するあるいは促進するという証拠が徐々に増えて行ったにもかかわらず、相変わらず電力会社はほぼ例外なく、関連づける証拠が不十分であると主張し、防御策を実施する前に調査続行が必要という態度を取り続けている。たとえ高度の磁場レベルが測定された学校であっても同様である。しかしそうは言っても、電力業界の頑強な石の壁にも、ひび割れがいくつか現われるようになった。サンタモニカ郊外の高級住宅地域ブレントウッドにあるケンターキャニオン小学校は、西ロサンゼルス地域全体に電力を送る二三万ボルトの高圧送電線と二本の一三万八〇〇〇ボルトの送電線の用地に隣接していた。一九九二年春に校庭で約一二ミリガウスの電磁場が測定されて、学校当局と父母は送電線の所有者であるロサンゼルス水道・電力局に、この問題をどうにかするよう圧力をかけた。それ以来送電線は点検され直し、電磁場の放射を五〇パーセントカットさせた。またさらに電磁場を低くするような方策を考慮していることが発表された。

さらに亀裂を広げたのは、二月下旬にニューヨーク州の検事総長ロバート・アブラムスが同州の七電力会社（ロチェスター・ガス・電気／ロングアイランド電灯会社／ニューヨーク州電気・ガス／セントラル・ハドソン・ガス・電気／コンソリデイティッド・エジソン／オレンジ・ロックランド電力／ニューヨークパワー・オーソリティー）の各最高経営責任者（ＣＥＯ）に手紙を送り、「送電線（六九キロボルトかそれ以上で計画中、あるいは稼働している場合）が学校の敷地上ないし隣り合わせにあるすべての小、中、高等学校に対して州規模の調査と電磁場測定計画を実施する」ように要請したことである。アブラムスは各電力会社の経営者らに、ニューヨーク州第二の電力会社ナイアガラ・モーホークが、彼の要請を受けて、すでに調査を行なったことを伝えた。報道向け発表で彼は「現実を認めず問題に知らん振りしないで、電力会社はただちに本件のデータ収集に取りかかるべきです」と述べた。

一九九三年三月二十三日、アブラムスは『ニューヨーク・タイムズ』はじめ主要新聞各社に、ニューヨークの電力会社八社それぞれから学校近くの電力線に関する総合調査と、電力線から放射される電磁場測定を行なうという自主的合意を得たことを公表する速報を送った。彼はさらにナイアガラ・モーホーク社がアルバニー郡のボーアヒースビル校の電磁場を削減するため、すでに画期的な対策を打ち出していることを発表した。アブラムスの話では、ナイアガラ・モーホーク社は電力線の負荷電流を減らして、同学校から三メートル以内にある電力線から放射される磁場を大幅に削減した上、九月一日までにその電力線を運用停止にすることを約束したという。同じく学校から二一メートル以内のところにある二つ目の電力線を、磁場削減のために配線し直すことを発表した。ナイアガラ・モーホーク社の速やかな対応で目を引くのは、カラー版パンフレットを顧客に配布してからわずか数カ月後の決断だったことだ。電磁場被曝による子どものがんの危険性を軽く扱い、車の運転など日常的な行動の方が「電磁場被曝より高い危険性を孕んでいます。」という趣旨をパンフレットで訴えていたばかりだったからである。

ところがアブラムスの手紙はもちろんのこと、ニューヨークの電力会社八社の反応も『ニューヨーク・タイムズ』には掲載されなかった。『ニューヨーク・タイムズ』紙は、四月にニュージャージー管理委員会の委員が州内の電力会社に、六万九〇〇〇ボルト以上が流れているすべての送電線から三〇メートル以内にある学校の電磁場のレベルを測定するよう要請した事実も報道しようとしなかった。ニューヨークの調査が完了した一九九三年夏、州内の六〇〇〇以上ある学校の中で一一五校が、近くに高架高圧送電線があることがわかり、同じく二四校で二ミリガウスを越える電磁場があるものと思われた。その頃『ニューヨーク・オブザーバー』誌が伝えるところによると、一九九〇年から一九九二年の間に、タウン・スクール（マンハッタン東七六丁目にある私立の小学校で、コンソリデイティッド・エジソン社の変電所と隣合っている）の生徒二人が白血病に罹った（うち一人はすでに亡くなり、もう一人は、三年生で目下療養中である）。一九九一年一月、タウン・スクール付属幼稚園で約一〇ミリガウスの磁場が測定され、同年春に学校側は幼稚園を建物内の他の場所へ移動させた。そして近所のアパートのビルと接近している壁の中を通っている高電圧ケーブルを覆う工事を行なった。『オブザーバー』誌の記事では、コンソリデイティッド・エジソン社の広報部のコメントを載せ、電磁場が人体に影響を及ぼすかどうか、生物学的なメカニズムについて科学者はいまだに結論を出せずにいる、としている。

ニュージャージー管理委員会の委員が、一九九四年二月に調査結果を公表した時、測定された四九校のうち数校で異常に強い磁場が確認されたことが明らかになった。それらの学校のなかには、パブリックサービス電気・ガス会社（ＰＳＥ＆Ｇ）所有の二本の一三万八〇〇〇ボルトと、二本の二三万ボルトの送電線のある用地に隣り合う、クリフトンの第一四小学校が含まれていた。一九九三年八月に同社が測定した磁場の数値は、学校のグランドで二三・七〜四一・六ミリガウス、それに続く屋内の測定で五・五〜一〇・八ミリガウスが明らかになった時、クリフトンの教育長は電力線に最も接近していた複数の教室を他の棟へ移動させた。なぜ学校当局は磁場の調査結果を保護者や教師に公表するまでに数カ月も要したかの説明に副教育長は、ＰＳＥ＆Ｇの代理人が「危険を示す科学的な証拠は何もないのだからと我々を説得したのです」と『バーガン郡レコード』紙に語っている。

クリフトンの現状が明るみに出たのと時を同じくして、深刻な問題がロング・アイランド州ヒューレットのヘンリエッタ通りに建つ、フランクリン幼児センターで見つかった。関心を持ったある保護者が幼稚園の教室の磁場を測定したところ、九〇ミリガウスを越える測定値が出た。その値はロング・アイランド電気会社（ＬＩＬＣＯ）の技術者も確認し、教室の床を通る高電流ケーブルから磁場が放射されたものとして、ただちに学校区担当の行政官によって撤去されることになった。一方、アブラムス検事総長が始めた調査のおかげで、父母も学校区の役人も、ヒューレットのペニンスラ通りにあるヒューレット・ウッドメアー中学校の前を通る六万九〇〇〇ボルトの送電線が起こす健康への被害について関心を抱くようになった。その送電線は、向かい合わせになっているいくつかの教室で二ミリガウスを越える磁場を放射していた（学校区担当官はヒューレット・ウッドメアーの音楽室で高い磁場を生じさせた変圧器をすでに撤去していた。その教室では二人の教師が乳がんにかかっていた。また電力線と隣り合っていた側にある教室で勤務していた教師二人が脳腫瘍にかかり、死亡したと報告されている）。ＬＩＬＣＯは、学校内の電磁場を〇・五ミリガウスに減らすように送電線を配線し直し、初めに予測されていた数値の三分の一まで削減することで合意した。それとほぼ同じころ行なわれた学校区管轄の調査でわかったことは、学校区内にある六つの学校の、合計三八五教室のうち五九教室で二ミリガウス以上が測定され、一四教室で五ミリガウス以上が測定されたことだ。これらの磁場の主な原因は、配線工事のミスにより水道管上に沿って学校の建物中に送られている電流がバランスの悪い流れ方をしているのが原因のようだ。

一方西部地域の動きを見ると、ロサンゼルス近郊のシャーマン・オークスにある、デキシー・キャニオン・アベニュー小学校で、バンガロー型教室の外にある電気変圧器が強い電磁場を出し、三三人の子どもとその教師が強い磁場で被曝しているという水道・電力局の報告を、ロサンゼルス連合学校区の役人が三カ月以上も知らせないでいたことを知った付属幼稚園の父母が怒りの声を上げた。怒った父母らは、教師の椅子の周りで一〇七ミリガウスが測定された教室を撤去し、変圧器を移動するように学校当局に迫った。ヒューレットやシャーマン・オークスの学校の実状を見ると、アメリカ国内の学校で電力周波数の磁場を測定しようという時になって、なぜ急場しのぎのやり方で済まそうとするのか、相変わらず進歩のなさが伺える。

予想通りとはいえ、建物の中にある変圧器と高電流ケーブルが引き起こす健康への障害は、何も学校に限ったものではない。過去数年間、一〇〇から二〇〇〇ミリガウスまでの電磁場が六以上のニューヨークの主要なオフィスビルの配電線及び変圧器から放射されていることがわかっている。その中にはクライスラー・ビルや世界財務センター内のアメリカン・エクスプレス・タワーも含まれている。事務所で働く人が使っているコンピュータ・スクリーンに、画面歪みを起こすほど強い磁場が流れて初めて察知できた場合もあった。同じような状況は、一九九〇年にコル・センター・ニューポート（カリフォルニアのニューポート・ビーチにあるオフィスビルで、コル株式会社とエトナ保険会社が所有している。）でも起きた。一九八二年以来、ビルの一階に入っていた取引斡旋会社グラブ・エリスの従業員が、事務所改装のため室内を空にした間に備えつけた新しいコンピュータ・システムが、甚だしい機能不全を起こしていることに気づいた。コル・センターが雇用した技師がそれを受けて電磁場の測定をしたところ、最高一四六ミリガウスが、グラブ・エリス事務所内で確認された。その場所は電力会社所有の変圧器三台、蓄電器配電盤、及び高電流ケーブルが装備してある地下ドームの上部にあたることがわかった。そのことがきっかけで調べたところ、一九八二年以来その事務所で働いていた三〇人中、少なくとも一四人が神経星状細胞腫、リンパ腫、乳がん、黒色腫などさまざまながんに罹っていることがわかり、すべては科学的な調査で電磁場被曝と関係があることがわかってきている。一九九四年三月、これらがん患者の何人かが、南カリフォルニア・エジソン、コル・センター・ニューポート、コル株式会社、エトナ、グラブ・エリスに対して訴訟を起こした。このうち電力会社に対しては厳しく製造物責任を訴え、すべての被告会社に対して、怠慢と言葉による侮辱と不正な隠蔽工作のあったことを訴えた。

ところが、電力会社に対しての法的な勝利を得ることが、当初考えられていたよりずっと困難になりつつあった。四月、ワシントン州の労働災害控訴判決では、白血病で亡くなったシアトルシティーライトの変電所職員の未亡人が起こした訴えを、「現在の科学では、電磁場被曝は白血病を誘引する可能性のあるものの一つである、と言うのが精一杯の段階」なので、「因果関係をさらに明確に裏づけられる証拠」が必要であるとした（その裁判は上訴され、最終的には陪審員裁判にかけられるであろう）。その後すぐ、ジョージア州アトランタで、非ホジキン型リンパ腫に罹った女性が、病気は高圧送電線から放射された電磁場被曝のせいだと訴えていたケースで、陪審員は原告に不利な評決を下した。そのような敗北にもかかわらず、強気の姿勢を見せる個人損害訴訟が、一九九五年には続々と裁判にかけられることになっている。たとえばコネティカット州ギルフォードのメドー通りに十年間暮らして神経星状細胞腫にかかった若い女性の起こした、ビューロック対ノース・イースト電力の訴訟、また一九九四年一月に、デード郡の高校の校長である五十六歳のレオナルド・A・グレーザーが起こした、フロリダ電力会社に対する告訴は、夫人が一九八八年に慢性骨髄性白血病で亡くなり、彼自身もそれから三年半後に同じ病気と診断されたものである。グレーザー対フロリダ電気・電力は、いくつかの理由で異色な訴訟だった。第一に、慢性骨髄性白血病はアメリカで毎年一〇万人に一人の割で発病する病気なので、夫と妻の二人が共に罹る確率はほとんどゼロに等しい。第二に、慢性骨髄性白血病は『英国がんジャーナル』と『ランセット』に掲載された論文で、電磁場被曝との関連性が指摘されている。第三に、グレーザーと彼の妻は、コーラル・ゲーブルズに住んでいて、少なくとも八ミリガウスの電磁場を彼らに放射したとされている五つの高電流配電線から、七ないし一〇メートル以内にある寝室を十五年間使用していた。

グレーザーのフロリダ電力に対する告訴は以下のようなものであった。一九八〇年代初期までは、フロリダ電力は「信頼性の高い科学的研究でがんや白血病と電磁場との関連性が明らかになったことを認知していた」。一九八四年のロバーツ対フロリダ電力との裁判で（電力線用地のための土地収用を宣言したことに対する訴訟）、ナンシー・ワルトハイマーは、彼女が行なった疫学調査について証言し、「長時間の電磁場被曝による悪影響、たとえば人間が罹る白血病など、について被告人に十分警告してきた」と述べた。原告の申し立てでは、一九八六年にも第五連邦地方裁判所の上告でロバーツの訴訟を再審した時、電磁場放射の深刻な危険性についてフロリダ電力は再び警告を受けていることに触れた。活字になった意見の中では、上訴裁判所のメンバーが「送電線の人体への影響についての知識はすでに推論の域を脱した」と述べているものもある。「送電線の被曝が過ぎると、生命を脅かすような悪影響が出ることを示す調査結果がここ五年間に続出」と実際に彼らは述べている。

一九九三年末までに、増加する一方の電力線訴訟は連邦の法曹界からも真剣な注目を集めるようになった。『ＡＢＡ（アメリカ法曹協会）ジャーナル』の一九九四年一月号の特集は、サブタイトルに、電磁場訴訟は「過去十年間のアスベスト問題も矮小にするほど重大」と掲げた記事を組んだ。電力産業が最大の窮地に追い込まれる法的脅威は、高圧、高電流電力線に接近しているために不動産価値が下がったと告訴される訴訟だと記載している。『ジャーナル』の記事では一二州と、第六巡回裁判で採択された規則からわかるように、原告が被った損害を取り戻そうとするなら、「たとえ非現実的であっても、電磁場に対する世間一般の恐怖心が不動産価値の下落を呼ぶのだと、訴えさえすればよい」と報じている。それより六カ月前、『ニューヨーク・タイムズ』日曜版の不動産欄の記事は、電磁場の人体への悪影響の恐れが「都市部の不動産市場に、いや全国どこでも電力線に接近する家の不動産市場に影響を与え出した」と伝えている。また一九九二年に『サイエンス』誌の記事はアメリカ中の一〇〇万軒以上の家が、高圧送電線から標準レベル以上の磁場を受ける距離内にあると予測している。

第24章　決めダマになるもの

一九九三年から一九九四年にかけて電力業界は、電力周波数の磁場被曝ががんを誘発したり、促進するという決定的な証拠がない以上、磁場についても推定無罪が適用されるべきだというキャンペーンを一般のアメリカ人に向けて大々的に繰り広げた。これはまさに電力業界に都合の良い理屈である。そもそも決定的な証拠というものなど絶対あり得ないからである。業界のおおよその立場は、疫学調査では発がん性を明確に裏づけられず、ただ電磁場被曝と悪性腫瘍の発生には関連性がありそうだと類推する統計があるぐらいだという論拠に基づいている。しかしこの論拠は、たとえば喫煙、アスベスト吸入、農薬その他有毒化学物質の摂取による発病を国が認識するようになったのは、疫学調査の功績が大きいという事実を手前勝手な論理で見逃している。また世界的に有名なアスベスト疫学者の、故アービング・J・セリコフ博士が言い得た、人間ゆえの一面も見落としている。博士が折にふれて同僚に語っていたのは、疫学的な統計というのは「涙を拭い去った」人間のようなものだという言葉であった。

この他に電力産業の姿勢を色濃く反映させている論拠に、どのように電磁場が細胞に作用してがんを発生あるいは促進させるものなのか、一般に理解できるように説明する仕組みがないというものがある。産業界の広報担当者が都合よく忘れていることは、セリコフ博士の疫学研究でアスベストが発がん物質であることがわかってから三十年たっても、科学者たちはどのようにして吸入されたアスベスト繊維が肺の組織に作用してがんを起こすか、メカニズムが未だにわからないままという実態である。同様に喫煙がどのように肺組織に作用してがんを起こすのか、あるいは農薬DDTが胸部の組織にどう作用して、乳がんを起こすのかも解明されていない。ここまで言えば十分過ぎるが、もし公衆衛生官がこれらの媒体のがん発生メカニズムが十分に解明されるまで待つことを義務づけられていたら、アスベストの規制は施行されなかっただろうし、喫煙への警告も出されなかっただろう。また二十三年間に及んで使用されていたDDTの使用禁止措置も実施されなかったことは確かである。

折よく、ドイツのハノーバーにある獣医学部の薬理学・毒物学部長のウオルフガング・レシャー博士の行なった調査が、どのように電磁場ががんを引き起こすかの解明にむけて大きなステップをもたらすことになった。一九九三年七月三十日付の、『キャンサーレターズ』で、レシャー博士と研究チームは、ラットを一ガウスの磁場に三カ月照射すると、発がん物質として有名なDMBAのエサを投与されているラットは乳がん発生率が高まったり、がんが促進されたりするという報告書を発表した。レシャーと共同研究者はそれ以前にも、わずか三〜一〇ミリガウスの電磁場を照射したラットに乳がんの増加が認められ、ラットの血液中にあるメラトニンというホルモンの夜間の濃度が驚くほど低くなることを発見していた。これはサン・アントニオのテキサス大学保健科学センターのラッセル・ライター博士のグループの行なった研究結果に新しい光をあてるものだった。ライター博士は、フリー・ラジカルによってDNAが壊されるのを防ぐ強力な酸化防止剤がメラトニンであると発表していたのである。同様に脚光を浴びたのは、カリフォルニア州バークレーにあるローレンス・バークレー研究所のロバート・リバディー博士と共同研究者の発見で、メラトニンの介在で増殖が抑制されていた乳がん細胞が、電磁場に照射されると再び肥大し始めるというものであった。

電磁場と乳がんを関連づける証拠がさらに登場したのは一九九三年十一月ジョージア州サバンナで開かれたエネルギー省の年次総会であった。発表したのはノース・カロライナ大学チャペルヒル校の疫学者ダナ・ルーミス博士で、一九八五年から八九年までに、乳がんで亡くなった二万七八八二人の女性を調べたところ、電磁場被曝を受ける職業についていた女性は被曝を受けない職業の女性より、乳がん死亡率が四〇パーセントも高いことがわかったということだった。それより十一年前、先駆者ナンシー・ワルトハイマーは、高電流電力線近くに住んでいたことのある五十五歳以下の女性の乳がん発生率は、ほぼ三倍になることを発表していた。そして一九八八年と一九九三年の間に公表された四件の疫学研究の結果では、職業上、電磁場被曝を受ける男性は、通常より四~六倍も乳がん発生率が高いことが報告されている。驚くに及ばないが、米国がん研究所と米国環境衛生科学研究所では、乳がん発生率が極めて高いロング・アイランド州サフォーク郡及びナッソー郡に住む女性の乳がん発病に関して、電力線の磁場を含む環境上の要因を究明するために、一〇〇〇万ドルを計上して五カ年調査計画を行なうことが、所員から明らかにされた。

言うまでもなく、磁場被曝と乳がん発生との関連性を示す証拠が次々に現われれば、電力線からの放射は人体に有害か否かの渦中の論争に対して間もなく「決めダマ」となる証拠も出るだろう。この問題の深刻さをまたしても象徴する理論がサバンナ会議でライター博士によって発表された。彼は「磁場でメラトニンが抑制されるといずれの組織にもがん発生率が高まる」と理論づけた。この仮説が正しいと証明されたら、メドー通りや、スレーター小学校で働いていた人のように、電力線の磁場被曝を受けた人に発生した群発がんが、しばしば多種類の腫瘍であることの説明がつく上、一方では磁場被曝に起因するがんであるなら同一、あるいは生物学的に同種のタイプのがんであるはずで、そうでない限り磁場は発がん性があるとは考えない、との見解を取っていた電力業界関係者や反対論者にとって都合のよい論拠が崩れることになるだろう。

奇妙なことに、レシャーの動物実験や、ライターやリバディーのメラトニン研究や、ルーミスの調査が明かした電気関連業務就労女性の過剰の乳がん死などは、『ニューヨーク・タイムズ』はじめその他全米の主要新聞に掲載されることはなかった。その結果アメリカの女性は、乳がんが流行性の病気のような勢いで増加している中で（国立がん研究所が最近発表したところでは、全米女性の八人に一人の割合で、八十五歳までに乳がんにかかることが予測されている）、電力周波数の磁場被曝によって人間、動物が発病し、そして実験調査でも関連性が裏付けられていることをほとんど、あるいはまったく認識していないままの状況に置かれている。

急増する乳がんのデータを無視することを良しとしなかった『ニューヨーク・タイムズ』紙の編集者たちは、一九九三年六月に三五〇〇語にも及ぶ記事を「統計学上は弱い、電力線とがんとの関連性」という小見出しをつけて掲載した。その記事はゲーリー・タウベズというフリーランサーが書いたものだが、過去十年間に行なわれた電気関連就労者についての五〇を数える職業別調査はおろか、それら調査のうち大半が電気関連就労者の白血病、脳腫瘍、リンパ種、その他悪性腫瘍の発病率が、他の業種の労働者と比べて著しく高いことを認めていることなどには一言も触れていない。タウベズは記事の大部分を、磁場被曝と発がんとの関連性は確定していないとする立場の科学者たちの引用に費やしている。たとえばサー・リチャード・ドール卿というオックスフォード大学の有名な疫学者を、タウベズは以下のように紹介している。幼児期の住まいの調査は一貫性がなく、結論が出るものではないので重要視するに値しない。またハーバード大学公衆衛生学部のトリコポーラス博士を引き合いにだし、幼児期を対象にした発がん危険率の調査結果がほとんどの場合二倍程度に留まったので、子どもの調査は説得力にかけるとして、調査をやめてしまったことを記載している。

タウベズはトリコポーラスがどのような経歴を持つ人なのかも書き落としていた。彼は電力業界のコンサルタントでありながら、電磁波による人体への影響など調査したことがなかったという人だ。またナンシー・ワルトハイマーやサミュエル・ミルハムなど、第一線の疫学者が主張するように、統計学上では弱いと指摘されている電力線の被曝とがんの関連性が、実は甚だしく過小評価されているかもしれないという理論にも触れなかった。過小評価の根拠は幼児期対象の調査がどれひとつとして、電力線の磁場に被曝していない子どもと、被曝した子どもとの危険率の比較ではなかったからだ。もっとも現代社会にあって電磁場に被曝していない子どもを捜すことは、不可能でないとしても至難の技であろうが。代わりに調査はどれも高電流が流れる電流線の近くの家に住んでいる子どもと、低電流の配電線近くの家に住む子どもとの危険率を比較したものであったが、いずれにしても、低いとはいってもかなりの強さの電磁場に曝されることが多い昨今なのだ。したがってトリコポーラスやニュートラが軽視してしまった、二倍という発がん危険率は、間違いなくもっと高いと留意されてしかるべきで、何十万人もの子どもたちが確実に日常的に二ミリガウス以上の電磁場に被曝していることを考えれば、それは何をさておいても真剣になって関心を寄せるべきはずのものだった。

タウベズはアールボムとフェイチングの行なった、スウェーデンの幼児期のがんに関する調査結果を、「一握りの事例」から導いた結論だという理由で、『ニューヨーク・タイムズ』の記事に組み込まなかった。その五カ月後、アールボムとフェイチングはその年すでに発表されていたデンマークの幼児期のがんの研究とフィンランドの研究をてがけた研究者等とともに『ランセット』誌に論文を発表した。彼らの行なった調査から得たデータを総合したところ、いずれの三カ国の子どもたちも、長期に渡って住居内で二ミリガウス以上の送電線による電磁場に被曝していた場合、白血病にかかる危険性が二倍にも達していたことを明確にしたものだった。この北欧三国の合同データは、英国のリチャード・ドール卿の電力線の人体への影響に関する考えを変えるのに十分だった。英BBC放送の「パノラマ」に一九九四年一月三十一日に出演したドールは従来の彼の評価にはもはや自信はなく、電力線の電磁場被曝とがんとの関連性について「大至急」調査されるべきだと発言した。その数カ月後、英国放射線防護委員会の非電離放射線諮問グループは、ちなみにドールが委員長で、以前から電力周波数の障害を否定していたのだが、磁場被曝と、幼児期の白血病との明らかな関連性が次々に上がってきていることを認め、さらに調査を進めることが「必須」であると明言した。一方、北欧三国の合同調査結果も、ドールの考え方の変化も、諮問グループの磁場の害に関する再評価も、何一つとして『ニューヨーク・タイムズ』紙は取り上げていない。

一九九四年早春になっても、『ニューヨーク・タイムズ』の編集者たちは電力線の健康被害に関する重要な科学的、医学的研究結果を記事にしない姿勢を変えず、カナダとフランスの電力会社従業員二二万三〇〇〇人以上を対象にした、大々的な職業調査を一切報じることもなく終わってしまった。その調査のスポンサー及び経費負担はエレクトリシテ・ド・フランス社、ハイドロ・ケベック社、オンタリオ・ハイドロ社の各社で、『アメリカ疫学ジャーナル』誌が発表した。さらにその詳細は『ウォール・ストリート・ジャーナル』『ワシントン・ポスト』をはじめ世界中の主要紙が報じ、電力周波数の磁場被曝の累計量が平均を越えている労働者は、平均以下の人より急性骨髄性白血病罹患率が三倍であり、最多量の磁場に被曝した労働者の神経星状細胞腫罹患率は一二倍も高かったことに注目している。これら電力会社三社の広報担当者は調査結果に対して、できるだけ平静を装い、なおもこの調査は電力線の磁場が白血病や脳腫瘍の原因となる「決定的証拠」ではないと断言した。この調査結果は調査対象の三分の二以上を占める一七万人のフランス人労働者の、退職時あるいは退職後の状況を把握しておらず、実際のがん危険率がどのくらいであるのか決定するにしては、かなり希釈されたものの可能性があると、研究者自身が断わりを入れていることには、三社の広報担当者は触れなかった。さらに、退職時の追跡調査は三万一五四三人のオンタリオハイドロ社の労働者を対象に行なわれたものだが、電磁場被曝累計総量の平均値を越えていた労働者は、平均以下の同僚と比べて急性骨髄性白血病の罹患率がほぼ三八倍もの高さになったことも明らかにしなかった。

一九九四年夏、『ニューヨーク・タイムズ』の編集者は電力周波数の障害に関しての無責任な政策を改めようとはせず、ミネアポリスで七月二十九日から八月三日まで開かれた、アルツハイマー病及び関連疾患についての第四回国際会議で提出されたいくつかの際立った調査結果すら一言も報じなかった。会議で、南カリフォルニア大学ロサンゼルス校の疫学者ユージン・ソベール博士とスタッフ(ロマ・リンダ大学、ヘルシンキ大学、フィンランドのクオーピョー大学の研究者等からなる)は、三件の疫学調査結果を発表し、内二件はフィンランドで、ひとつはロサンゼルスで行なわれたもので、電磁場被曝の高い職業人は、被曝量の高くない人に比べて三倍以上もアルツハイマー病に罹っていたことを明らかにした。ソベールと協力グループは服仕立人と裁縫師がアルツハイマーの事例で突出していることを発見し、工業用及び家庭用ミシンから異常に高い水準の電磁場を出していることをも測定した。アルツハイマー病はおよそ四〇〇万人のアメリカ人を苦しめ、心臓病とがんに続いて、年間医療費ほぼ八三〇億ドルを要する、アメリカで第三位の高額疾患であることからしても、『ニューヨーク・タイムズ』がその記事を載せなかった失態は、ジャーナリズムの精神に鑑みても弁解の余地がない。幸い『ロサンゼルス・タイムズ』は、同紙の医学専門記者、トーマス・H・モーによる優れた記事を掲載し、同じ記事が全国の多くの新聞に再掲載されている。

モーの記事を読むと、三つの疫学調査はロマ・リンダ大学のゾーレ・ダヴァニプールとそのグループが行なった実験をさらに発展させたもので、電磁場被曝は実験室で生成された神経細胞内のカルシウムイオンの数を増大させることを発見したという。カルシウムは神経細胞間にたえず運ばれ、伝達運動と直接関係が深いことが知られているが、ソベールと彼のグループはカルシウム・イオンがあるレベルに増加すると細胞を破壊、あるいは傷つけると推測した。予想どおり、アルツハイマー病と電磁場被曝との関連性を新たに指摘したことは、科学界に広く波紋を呼んだ。ソベールの発見は「非常に驚くべきことだ」、そして「アルツハイマーが電磁場と関係があるなど誰も思いもしなかった」と、ある研究者はモーに語ったが、実はニューヨーク州シラキュースの退役軍人記念病院整形外科医で研究者のロバート・O・ベッカー博士は、すでに何年も前からそれを唱えていた。アメリカの科学者では最初に電力周波数の磁場被曝による健康被害を警告していたベッカーは、一九六〇年代、七〇年代にオオサンショウウオの脳に与える磁場の影響を研究してパイオニア的な役割を果たした人である。その当時から電磁場は中枢神経システムの神経に悪影響を与え、多発性硬化症、筋萎縮性側索硬化症（ルー・ゲーリック病）、アルツハイマー病などの退行性神経疾病を引き起こすことを予測していたのだった。

第25章　災いの前兆

電力線からの電磁場放射によってがんが引き起こされるという医学的、科学的証拠が増え続ける中、その対抗策として電力業界は、それが決定的なものでなく矛盾点を抱えているということを公聴会や訴訟で証言できる権威ある研究所の研究者を全国から首尾良く確保する動きをみせていた。一九八八年、クロウエル・モリング法律事務所は、その顧客であったニューヨーク電気事業連の要請で、高圧送電線によるがん発病の脅威で所有地の不動産価値が下がったと訴えていた地主グループが起こした訴訟で証言をするために、国立がん研究所からトップクラスの科学者二人を招聘した。そのうちの一人の科学者、ルシアス・Ｆ・シンクス博士は、小児科の腫瘍学者だったが、電力周波数の電磁場被曝とがんとの因果関係を否定する証言をした。ところが国立衛生研究所（ＮＩＨ）の管理部門調査分析責任者の調査で、シンクスと二人のスタッフは職外所得の件で、ＮＩＨの規則を破っていたことが判明した。管理部門調査分析責任者の報告書では、シンクスは四〇〇〇ドルまでの職外報酬の許可を得ていたにもかかわらず、四万ドルの報酬を受け取ったために「国立衛生研究所の職員の職外就労を規制する規約を明らかに侵した」ことが記載されている。シンクスは結局、国立がん研究所を去り、コネティカット州ミドルタウンのミドルセックス病院がんセンターの所長となって、電磁場についての証言を続けた。一例は一九九一年、ミズーリ公衆福祉委員会の前で、セント・ルイスのユニオン電気会社の依頼を受けて、親が子どもたちの送電線の電磁場被曝を恐れるほどの科学的根拠はないと証言している。

一九九一年上半期には、クロウエル・モリング法律事務所はハーバードの公衆衛生学部のトリコポーラス博士、スタンフォード大学医学部学長のデビッド・コーン博士、及びジョージタウン大学医学部ビンセント・ロンバーディ・がん研究センターの腫瘍学部長のエドワード・ジェルマン博士に要請し、電力会社の社内健康科学グループのために、EPAレポートに関する科学諮問委員会の公聴会への出席を取りつけていた。三人の外科医は電力線からの放射が人体に悪影響を与えるという確定的証拠が何もないという趣旨の証言をした。一九九三年、ジェルマン博士はペンシルバニアの全長四二九キロの五〇万ボルトの送電線建設を提案する（後に同プロジェクトは撤回されている）公聴会では、電力会社側の証人だった。また一九九四年、トリコポーラス博士は白血病で死んだ変電所の労働者関連の訴訟で、シアトル・シティ電力側の証言をした。この他にも電力会社のためにたびたび証言に立ったのは、バーミンガムにあるアラバマ大学公衆衛生学部の疫学部長フィリップ・コール博士で、非ホジキン性リンパ腫に罹った在ジョージア女性関連の裁判で証言している。一方、電力研究所はコンサルタントとしてカリフォルニア大学ロサンゼルス校公衆衛生学部長Ａ・Ａ・アフィフィ、カリフォルニア大学バークレー校公衆衛生学部長パトリシア・バフラー、そしてシアトルのワシントン大学公衆衛生学部長のギルバート・オーメン博士を任用していた。アフィフィとバフラーは、一九九四年春、オレンジ郡上訴裁判所で審議されていた地価下落裁判でサンディエゴ・ガス・電力会社の証人として名前が上がっていた。

予想通りに電力会社の代理人が高名な研究機関から専門家の証人を常時首尾よく引き入れている現実に、財力の点で電力会社に及びもつかない原告側の代理人は苦しい立場に追いやられている。彼らは電力線の磁場によって健康被害を受けた、あるいは電力線に接近していたために自分の土地価格が下落したなどと訴える人のために証言してくれる証人を、同じように広範囲に捜し出さなければならないのだ。その上、電力会社の代理人はこの不均衡な状態に付け入って、原告側で確保した限られた証人を「雇われガンマン」の「巡回興業」と揶揄し、反対尋問では彼らの信用性を攻撃した。電力会社側代理人が自分たちのために行き過ぎた証人あさりを行なったことを考えると、ガラス張りの家に住む人が自ら石を投げるような攻撃といえよう。この点で参考にしたいのは、一九九三年六月にサンディエゴ市長スーザン・ゴールディングに宛てたカリフォルニア大学サンディエゴ校の疫学教授で内科医のマイケル・H・クリキー博士の手紙である。クリキーはゴールディングに「全米の電力会社を代表するワシントンDCの法律事務所の訪問を何度も受け、電力線の人体への害についてのデータを自分なりに検討し、危険性がほとんどないと判断したらたっぷり報酬を弾むから、そのような電力線はなんら危険性がないことを証言するつもりはないか」と打診されたことを明かした。クリキーが医学的、科学的証拠を検討し、「危険の可能性」があると結論を出したところ、「電力会社はその類の証言には一切興味を示さず、それでは失礼と言って去った」という。

電力業界が学界に足がかりを得ようとする試みは、ユニオン電気会社が五五万ドルを寄付して創設された、電力研究所（ＥＰＲＩ）の社会環境センター本部となることにセントルイスのワシントン大学が、一九九三年夏に合意した時にも現われている。大学関係者の説明では、センターは全国の研究プロジェクトを統括したり、地域社会の環境問題に協力して取り組むことなどを目的に設立された。当時セントルイスの主要な環境問題は、ユニオン電気会社が市の北西部にある郊外九地区に渡る送電線用地に敷設しようとしていた、全長一九・二キロの高圧送電線がもたらす人体への被害に関するものだった。

ジュヌビエーブ・マタノスキーとジョンズ・ホプキンス大学のスタッフが電力研究所の資金提供を受けて、一九八九年にニューヨーク電話会社の社員を対象に調査した時、電力研究所が発表した調査結果の見解は、電話線工事従事者の白血病死亡率の高さと電線からの磁場被曝とは何の関連も認められない、というものであったが、一九九三年の夏になってマタノスキーチームはこの見解に反論し、電力研究所が主張した科学的客観性が論議を呼ぶことになった。『アメリカ疫学ジャーナル』の中で、マタノスキーとスタッフが明らかにしたのは、電話会社従業員が電磁場に被曝すればするほど、白血病にかかる危険率も高くなることが調査でわかったということだった。『マイクロウェーブ・ニュース』のインタビューに答えてマタノスキーは、電話線工事従事者は通常より六倍も高く白血病に罹っているにもかかわらず、電力研究所はその調査結果を「過小評価した」と述べた。

一九九四年夏の時点で、一般に裁判所は原告の弁護人が研究資金調達との関係で電力研究所の政策決定について調べを進めるのに否定的だった。そうすることで電力研究所が、ほぼ間違いなく関連性に否定的な結果の出る調査に資金援助して、顧客である電力会社に肩入れしていることを原告側が暴こうとするのを阻むのだった。電力線によるがんの危険性を示す科学的データを理解しようと電力研究所は研究を続けてきたが、マタノスキーのような科学者の追加発言や今後の起訴証言によって、電力研究所の研究内容がこれからも提供されることになるのかどうかはまだわからない。またこれから先いつまで全国の多数の有名医科大学や公衆衛生学部の研究者が、電力線の磁場は有害という証拠が続出するのも物ともせずに、電力産業界のお抱えコンサルタントとして関わり続けるのかも定かでない。その一方で、電力産業界が電力線問題に関する研究や一般政策にどの程度影響しているか、一般市民はほとんど知らないために、国民の健康は蔑ろにされている。実際に、全米の医学・科学界や専門家協会、学術機関などに属する数多くの会員たちは、電力業界寄りの姿勢を取っていることによって起きている被害を認めようとはしていないのだ。そして、そのような偏向を阻止するため、それに拮抗する圧力を行使する気もないことなどが、被害を生じさせている張本人である電力産業に頬被りをし続けさせ、電力線からの磁場被曝がもたらす広範囲の健康被害への警告を曖昧にしている。

全国の物理学者組織もまた、国民の健康を軽んじている。物理学者たちは電磁場の人体への有害論に怯えながらも、理論上は害はあり得ないとし、信憑性のある疫学調査の証拠や電磁場の害を裏づける動物実験結果については、なんらかの欠陥があると主張し続けている。一九九四年夏、エール大学物理学部のアデア教授とブロムリー教授（前者は何年間も電力周波数の健康被害説を声高に否定し、後者はブッシュ大統領〔元〕の科学アドバイザーだった時に、電力周波数の磁場が人体にがんを引き起こす可能性を示すEPA報告書草稿をつぶすなどして力を振るっていた人である）、及びエール大学物理学部教授のウイリアム・R・ベネット・ジュニアも仲間入りして、電磁場有害説を否定するエール大三人組を形成している。ベネットはエール大学出版から電磁場の害を否定することをもくろむ本を出版していたが、謝辞として、ベネットの研究は（ブロムリーの息のかかった）放射線調査および政策調査のための合同委員会から資金協力を得たと言う記述と、オークリッジ連合大学からは監修協力を得たという記述が見える。そもそも本の中身はほとんどオークリッジの報告書に掲載されたものの焼きなおしであるし、当然のことだがベネットはアデアとトリコポーラスから寄せられた協力にも感謝を表わしている。また彼の本には以下のようなブロムリーの自画自賛的な言葉が添えられている。「マスメディアに広がっていた根拠のない恐怖におびえていた人々の不安を鎮めるために投ぜられた本である」と。

八月十日の『ウォール・ストリート・ジャーナル』は、「送電線は見苦しいが有害ではない」という見出しで、ベネットの意見記事を掲載した。ベネットは世界各国で行なわれている疫学調査では「有害と決めつける確かな証拠はひとつも出ていない」と述べ、この本の著者（訳注・ブローダーのこと）が『ニューヨーカー』誌に書いた一連の記事が一般大衆をヒステリー状態に導いてしまったと述べている。しかしながらベネットが読者諸氏に無視するように忠告したという調査結果の記述など、記事のどこを探しても見当たらないのだ。たとえば過去十五年間に医学誌に発表された幼年期の居住に関する調査一〇件のうちの七件までが、高圧、高電流電力線近くの家に住んでいる子どもは統計的に、とくに脳腫瘍や白血病などのがんに罹る危険率が高いとしているが、ベネットはそれを読者に明らかにしていない。それどころか同じ期間中に行なわれた七十有余の職業調査のうちの六〇パーセントが認めている事実、つまり電磁場に被曝する職業に就いている人は統計上、脳腫瘍及び白血病に罹る危険率が極めて高いことにも一言もふれていない。さらにベネットが確定的ではないと決めつけたのとまったく同じ調査結果を検討したスウェーデンの政府関係者が、今後は電力周波数の磁場被曝とがんは関連性があるという仮定の下に政策を取ることを発表していることも読者に明らかにしていないのだ。

ベネットは記事の中で、電力線からの電磁場の放射は、地球の磁力のような自然界のものより「矮小」だと指摘している。彼が手前勝手に見落とした点は、静止した状態の地球の磁場と違って、電力線からの変動する電流の磁場は、一秒間に六〇回間隔で前後に流れる（一方に行なったかと思うと次は他方へと行く）もので、人間の脳の微分子、血液生成システム、臓器、組織など、電磁場によって貫通されて磁気を帯びたどんなものにおいても、同様の前後運動を起こす。この現象は同調効果（エントレインメント）と呼ばれ、これまでに非常に多くの実験結果が医学誌、科学誌に発表され、それががんの促進を伴って酵素や、ホルモン、細胞の免疫反応の正常な働きを妨げてしまうことが指摘されている。慢性的、かつ長期間そのような状況に身を晒していればどうなるか理解するのに、物理学者や内科医である必要はない。これまでの人間の歴史上例のなかった現象が、人間の健康、とくに脳細胞や血液生成システムが急速に発達している段階の幼い子どもに害を与えることは誰にも十分考えられるからだ。

「電磁気のでっち上げ」と評して、電力周波数の人体への害をあざ笑うように否定したベネットだったが、彼の科学者としてのステータスは一向に高まりもせず、エール大学物理学部の格が上がったわけでもなく、『ウォール・ストリート・ジャーナル』のような産業界志向の新聞の読者すら、なぜ物理学者たちが一般の健康に関わるディベートにこんなにもむやみやたらと首を突っ込んで来るのか不思議がらせている。がんの問題はいずれにせよ医療問題で、まずは腫瘍学者、内科医、疫学者、生物学者たちが手がけるものであり、物理学者の扱う問題ではない。単に自分の価値基準で捉えて、過去十五年間に医学誌に現われた何百もの論文は欠陥があると判断を下せるベネットの不遜な主張は、一般人の耳にはタイタニック号は不沈だと豪語していた造船主の言葉のようにむなしく響くだけだろう。それはまた全米の物理学者たちが、こぞって健康問題のディベートに明け暮れした時のことを思い起こさせる。つまりネバダ砂漠の核実験による死の灰は人体に悪影響を及ぼさないと、アメリカ市民に信じ込ませようとした、あの先例である。

＊＊＊

はっきり言えることは、息のかかった物理学者数名の協力を得て、全米の電力会社は電力線の磁場とがんの関連性の論争で、ほぼ例外なしに「陪審員はいまだ評決の時でない」という主張を通し続けるであろう——、疫学証拠及び実験で得た証拠の判定を任された正真正銘の陪審員が、提示された案件、つまり磁場が確実にがんを誘発、促進させることを示す確実な証拠を前に賛成か反対かを決定する日が来るまでは。同時に、医学的、科学的証拠は不十分であると主張する被告電力業界側の態度は、ちょうど二十年前の初期のアスベスト訴訟の被告とダブって見えるのだが、いくつかの訴訟での主張には一貫性があるようだ。しかし電力会社は、アスベスト吸入が非常に危険だという証拠が潮のように押し寄せて、一転クロになったことを思い起こせば、不確実性を拠り所とする弁護は、砂上の楼閣になりかねないことを心しておいた方が良い。電力線の磁場被曝が人体に害をもたらすという証拠が過去同様、これから先も積み重ねられれば、それが脆くも崩れ去るのは目に見えている。

事実、電力会社の現実は、住宅地域付近の高電圧、高電流電力線建設反対ばかりでなく、電磁場被曝規制のために既存の送電線の再敷設、敷設変更、あるいは地中化を要求する市民運動がやがてうねりとなって国の端から端まで押し寄せてくる、いってみれば嵐の前兆の真っ只中にいるのだ。たとえばコネティカットの電磁場規制連盟（ＡＬＥＲＴ）の活動を例に取ると、電力会社が新しい送電線建設を市民に通告する時、活字の小さな新聞記事で通告するのでなく、消費者に送付される月々の請求書に書いて知らせること、また高圧送電線地中化の経費は、地上に敷設した場合の経費と終生基準（ライフサイクルベース）で比較することを電力会社に義務づける法案に賛成するように、上院議員と、州の下院議院に働きかけたことなどである（識者の多くは長期的に見れば、電力線地中化の方が経済的だと考えている）。ＡＬＥＲＴはコネティカットの父母教師協会（ＰＴＡ）に対して、高圧送電線と変電所の新設阻止、及び既存の学校、保育施設、球技場の近くに設置しないことを求めて提案されている法案を支持するよう説得した。やがて全国電磁場同盟（ＥＭＲ）——何百人もの市民運動家、及び何十もの市民活動グループからなる団体——は、電磁場の害を受けない学校区域の設定を求める全国的なキャンペーンを繰り広げた。

電力線の健康問題は政治的にも影響を与えており、クリントン大統領は政府としてもこの問題に取り組むことを約束している。一九九四年三月にクリントン大統領はＡＢＣ報道特別番組「子どもたちからの質問に答える」に出演したおり、スウェーデン政府が送電線の磁場被曝は発がん率を高めるという結論を出したことについて「多少衝撃を覚えた」と答え、環境保護局（ＥＰＡ）の局長に電力線の磁場問題の総括報告書を提出するよう大統領令を出したことを明らかにした（皮肉にも、ＥＰＡはクリントンの予算削減計画の一環として、始めから十分とは言えない電磁場関係予算をさらに削減するように提言していた）。クリントン大統領はスウェーデンの理論を裏づける証拠が出れば、「行動を起こす」ことを約束した。

大統領にせよ環境保護局（EPA）にせよ、電力線の健康被害について、真剣に検討する意志があるのかもしれないが、今のところそれは顕在化していない。たとえばニューヨーク州ブルックリンの小学校建設予定地近くにある変電所に対する不安を訴えて、かつてゴア副大統領宛に手紙を送った女性へ出した、環境保護局大気・廃棄物管理部長の一九九四年七月二十五日付の書簡を見るとそれがうかがえる（ちなみに敷地の磁場レベルは四～一六八ミリガウスだった）。書簡の中で環境保護局の役人はそれまでの局の立場を覆し、「環境保護局は電磁場の人体への影響の可能性について検討を重ねたところ、その研究結果は一貫性に欠け、本質的に矛盾するところさえあることがわかった」としている。彼はさらに「電力線、変電所、及び家庭や事業所の電気製品からの電磁場が人体に害を与えると結論を出すことはできなかった」と述べ、EPAの見解を支持するものとして、一九九二年にリチャード・ドール卿と英国の国立放射線防護委員会が表明した見解を引き合いに出しているが、最近になってドールも委員会委員も電磁場被曝と小児の白血病との関連を証明するものが続出していることを認め、さらに詳しい調査を早急に施行すべきだと主張していることを、このEPA部長は未だ明らかに知らないようである。

大統領や環境保護局が結局最後にどんな行動をとるにしても、電力会社も政府も電磁場被害についての研究を一方ではさらに続けながら、もう一方では電力線の磁場にまで推定無罪を適応させることを、アメリカ市民に説得できると信じたのは無謀で誤った判断であった。電力産業界も政府や州の公衆衛生担当官も、電力線の害をめぐる状況では統制力を急速に失いつつあるのは確かである。現状ではこの問題は市民不在のまま進められ、市民はすでに七〇件以上の疫学論文で発がん性が指摘されている電力線の磁場に自ら、そして子どもたちが被曝し続けることに耐えられない気持ちを、時が過ぎ行くままに募らせている。

もし物事がこの調子でこの先まだ続くなら、いつの日にかアメリカ人は、磁場被曝削減対策を実施させるのに、電力線の磁場有害説の決定的な証拠は必ずしも必要ではないと思うようになる、と考えた方が無難だろう。喫煙の害を広く一般に警告するのに、喫煙が肺がんを起こすという決定的な証拠がないままに実施された先例があるではないか。同様にスウェーデン政府の認可に倣って、市民が自国の政府にも電力線の害の認可を求めることも今後あり得ると考えても、あながち間違いはないだろう。それがいつになるかは、ある意味では始まったばかりの裁判上の戦いの結果如何と言えよう。また電力線の害は健康上の問題ではなく、政治・経済上の問題と考えている政府や州の公衆衛生担当官に国民がどれだけ圧力をかけられるかに依るだろう。今言えることは、大勢の市民の行動と反対運動、急増する訴訟、早晩の原告勝利の陪審員評決、法定外和解、青天井の訴訟費用、そしてとどのつまりは（すべてのツケを回されるのは一般市民であるから）市民の怒りが政治的な反動となり、電力会社の今後の事業展開に規制を懸けるような結末を迎える筋書きが、長期のシナリオにはきっと現われて来るだろうということだ。

残念なことに電力線問題に関する隠蔽には、おまけの結果がついてくることだろう。つまりそれは何千人もの子ども、大人ががんに罹るということだ。しかもそのうち大勢が無用の早死にをする。電力線の磁場に被曝した結果として。

［解説］電磁波の何が問題か？

荻野晃也

ブローダーさんのこと

各地で送電線反対運動などを闘っている住民団体とガウス・ネットとが、この本『電力線電磁場被曝——隠蔽する電力会社と政府』（原題 The Great Power-Line Cover-Up）の著者であるポール・ブローダーさんを招待し、日本各地で講演をして頂いたのが一九九五年のことでした。重いバッグを持って連日のような強行軍をこなしておられるブローダーさんを少しでも慰労しようと思った私は、講演会の僅かな合間を利用して宇治・平等院にご案内したのです。観光案内らしい息抜きのまったくなかったブローダーさんは大変喜ばれて、私に一冊の著書をプレゼントして下さった。見開きの空白には、「大変美しい平等院へ案内して下さって有り難う」と書かれていたのだが、その本がこの『電力線電磁場被曝——隠蔽する電力会社と政府』だったのです。

ブローダーさんの名前は、本当は「ブロドール」と呼ぶのですが、いつの間にかこの日本では「ブローダーさん」になってしまっています。その責任は多分「最初にブローダーさんを紹介した私」にあるのだろうと思う。その点を謝って「これからはブロドールさんと言い直しましょうか」と言った私に、「間違える人も多いので、どちらでもよいですよ」と笑いながらおっしゃったブローダーさんの笑顔をつい昨日のように思い出す。

米国の人気雑誌『ニューヨーカー』の専属記者であったブローダーさんは、アスベストやフロンガス問題などを、世界でも最初に雑誌に紹介されたといってもよい人なのですが、そのブローダーさんが七〇年代末から取り組み始めておられるのが、この電磁波（場）問題なのです。『米国の殺戮』や『死の電流』（「緑風出版」から邦訳あり）、そしてこの『電力線電磁場被曝――隠蔽する電力会社と政府』がブローダーさんの電磁波三部作であり、いずれの本も電磁波の危険性を隠蔽している産・軍・官・学そして大メディアを強く批判しておられる本なのです。

電磁場

電線に電流が流れると、その廻りに電磁波が漏洩し電磁場ができます（電磁場と電磁界はまったく同じことです）。電磁場というのは、電場と磁場のことを意味しており、電線に電流が流れていますとその廻りには電場と磁場が発生します。つまり、電磁波とは電場と磁場とが交互に作られながら伝播している電波のことだといってもよいでしょう。電流が直流であれば静電場や静磁場ができ、交流であれば交流電場や交流磁場ができることになります。高周波では電場と磁場とが相互に関連し合いながら伝播していきますが、低周波では別々に広がることもあります。強度の単位は、電場ではV／m（一m当たりの電圧：ボルト）、磁場ではmG（磁気のことでミリガウス）が使われます。この地球上には五〇〇mGの磁場がありますが、その磁場は静磁場と言って変動しないのですが、いま問題になっているのは交流の電磁場、とくに変動する交流の磁場のことなのです。

それにつけても、発明王エジソンと弟子のテスラとの論争を思い出します。約百年前のことです。エジソンの発電は直流でしたが、テスラは交流電気の方が優れているとしてエジソンと争います。当時の電線に使われていた銅線の純度が悪く抵抗が大きかったこともあって、直流送電方式では電線末端の電圧が低下してしまったのですが、交流であればそのような現象は少なかったのです。エジソンは「直流に比べると、交流電気は人間に悪い影響を与える」という安全論争を展開したのですが、効率重視の交流派に負けてしまい、晩年のエジソンは破産状態になって惨めでした。交流の危険性を証明する研究がエジソン最大の汚点と言われる電気イス（死刑用）の発明につながったのです。電磁波論争の走りだったといってよいでしょう。その時に、エジソンの主張にもっと関心をもっていれば、交流電気を使うことを止めていたかもしれません。今になって考えると、直流の方が送電効率も高く、電磁波問題にも対処しやすいのですが、残念ながら今から直流送電するには遅すぎます。エジソンが生きていたとすれば、どう発言したことでしょうか？

この本には学校や子ども達のことがよく登場します。とくに学校は多くの子ども達が集まる所なのですから電磁場が強いということは大問題なのです。ましてや、電力線の近くで小児白血病や脳腫瘍が多発しているとの研究が増えてきているのですから、教師のみならず父兄の間にも不安感が広がるのは当然のことだったのです。その先駆けがメドー街であり、スレーター小学校だったといってよいでしょう。ブローダーさんは綿密な取材でこれらの事件を、まるで一つのドラマを見るかのように生き生きと描いておられます。電磁場被曝による悪影響として、この本には「ガンや腫瘍」などが中心的に取り上げられているのですが、悪影響の可能性はそれだけではないのです。

地球は電磁場の海

生物が微弱な電磁波に影響を受けているのではないかということは以前から考えられていました。細胞の内と外には微弱な電圧差がありますし、神経伝達も弱い電気パルスで行なわれていることから考えても、外部の電磁波などで何らかの影響を受けることは当然予想されたからです。磁気嵐があると人間の体の電気に乱れが生じ、それによってノイローゼ患者が増加しているのではないかという研究もあります。旧ソ連では以前から「磁気嵐情報」が新聞に掲載されているのですが、自然磁場の変動が身体に悪影響を及ぼすと考えられているからです。人間の脳波は脳の活動によって放射される電磁波のことですし、心電図や肺磁図などで診断することも行なわれています。生物に関係の深いのは、高周波よりも低周波だろうと言われてはいるのですが、最近使用されてきた携帯電話などの高周波も「変調」といって低周波を混ぜて使用されることが多いのです。

生物が誕生したのは、いまから三十七億年前のことだといわれています。核酸（RNAやDNA）が海で合成されたようです。それも浅い海ではなく、深い海で合成された可能性の高いことが最近では指摘されています。浅い海ならば太陽光線も届くでしょうが、深い海では無理です。しかし、変調電磁波であれば深海でも届くのです。DNA合成をするための、エネルギーをどこから得たのでしょうか。「電磁波によって生命が生まれた」という説があるのは、こんな背景があるからです。

地球の静磁場と超低周波の電磁波が重なりますと、サイクロトロン共鳴という現象が起こります。その結果として、イオンが螺旋回転の力を受けることが予想されます。三十七億年前ですと、雷や火山活動も激しかったことでしょう。太陽などからも強烈な電磁波が降り注いでいたと思われます。これらの電磁波には色々な周波数のものがあるのですが、太陽光線周辺の周波数よりも低くなるにつれて、電磁波強度は激減しているのですが、一万サイクルあたりから急激に増加し始めます。そして更に低い周波数のところで、幾つものピークになっています。このような地上で観測される電磁波のことを「シューマン共振電磁波」と呼んでいます。シューマンという人が見い出したので、そのように呼ばれているのですが、地球表面にはこのような電磁波が安定に存在しているのです。

図Aに示したのが、一九七二年に測定された実測値です。ピークの周波数は、七・八、一四・一、二〇・三、二六・四、三二・五ヘルツ（サイクルともいう）に対応しています。最大ピークの一四・一ヘルツの電磁波の波長は約二万キロメートルです。この地球の廻りは約四万キロメートルですから、地球半周の波長に相当します。つまり、シューマン共振電磁波とは、この地球の大きさと共鳴・共振している電磁波のことなのです。このような超低周波・電磁波は水にも吸収されることが少なく、極めて透過力が強いのです。証明されているわけではありませんが、一つの仮説として、「ＤＮＡの二重螺旋構造はシューマン共振・電磁波のエネルギーにより形成された」可能性が大きいように私には思われます。

図Aの上部に示しているのが、人間の脳波の分類です。人間は寝始めるとθ（シータ）波（7～4ヘルツ）、熟睡するとδ（デルタ）波（四～〇・五ヘルツ）、起きるとα（アルファ）波（八～一四ヘルツ）、更に運動などをするとβ一（ベータ一）波（一四～二〇ヘルツ）という具合に分類される脳波を出しています。

図A　シューマン共振と脳波（人間）との関係

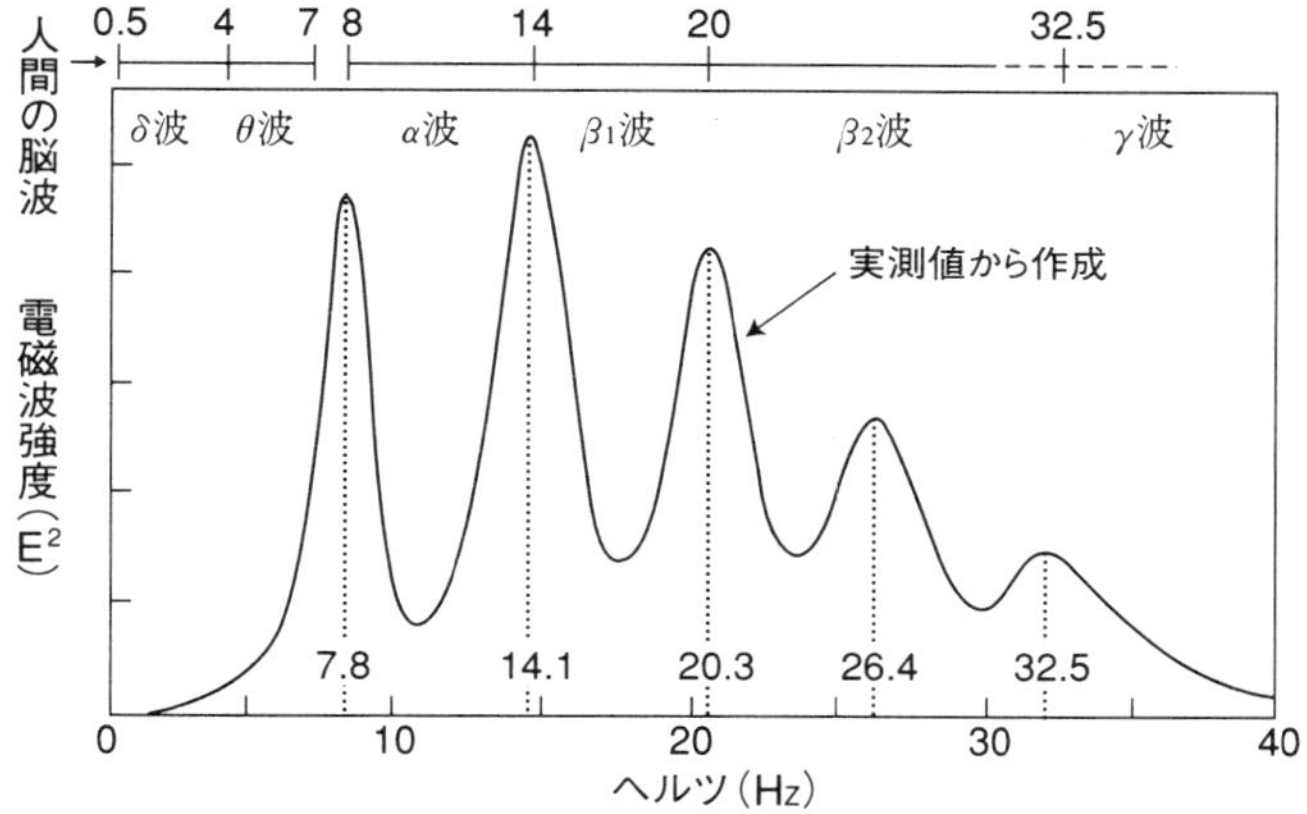

人間の出している電磁波である脳波とシューマン共振・電磁波との類似に驚くのは私だけでしょうか。二〇〇一年九月にフィンランドで開催された国際会議に興味ある報告がありました。電磁波被曝で脳波が弱くなると言う研究なのですが、七・一サイクルの被曝の時に最も弱くなるのです。その周波数はちょうど、寝ている時と起きている時の境目の周波数なのです。

「個体発生は系統発生を繰り返す」という言葉を御存じでしょうか。生物発生学でのテーゼといわれている言葉です。人間のＤＮＡはすべての生物とほぼ同じです。人の卵子は色々な動物とも大変よく似ています。細胞分裂してしばらくした胎児はヤモリなどの胎児と区別がつかないほどです。一人の人間の個体発生は、生命誕生以来の進化過程である系統発生を繰り返しているということをその言葉は意味しています。いま欧米で真剣に議論されていることなのですが、「シューマン共振・電磁波よりも周波数の高い、五〇／六〇ヘルツの電磁波を生物は経験していないのだから、どんな影響が現われるのかわからないのではないか」という心配なのです。そして電気利用の拡大によって、私たちの身の回りは「電波（電磁波）の海」になってきているのです。この本にも述べられている「電磁場とがん」の問題は、単なる一公害源の次元を越えた「人類の危機」をまねく危険技術の側面をも持ち始めている様に思います。

電磁波の生物影響

電磁波の生物影響に関しては色々な問題が指摘されているのですが、いまだ一〇〇パーセント確立しているわけではありません。その中で影響メカニズムとしてもっとも重視されている現象である、マグネタイト、カルシウム、メラトニンについて述べることにします。

マグネタイトというのは、磁石の性質をしめす酸化鉄のことですが、一九七五年にバクテリアの体内にあることが発見されました。単磁区という磁石としてもっとも小さなマグネタイトが鎖のように連なっていて、地球の静磁場を検知していたのです。その後も研究が進み、一九八〇年前後から、ハト、蜜蜂、イルカ、サケ、アユなどからも発見されました。人間の脳から発見されたのは一九九二年のことです。発見者のカーシュビンク博士（米）は、一九九三年に、リンパ腫瘍や白血病と関係の深い脳組織には、それ以外の組織よりも三倍もマグネタイトが存在していると報告し、このマグネタイトが脳内ホルモンなどの調整役を果たしているのではないかとの仮説を発表しています。脳に磁石があるということは、外部からの電磁波被曝によって、この磁石が影響を受ける可能性がありうるからです。またこのマグネタイトは大気中にも浮遊しているし、ビーカなどの実験器具にも付着している可能性があることから、磁場の影響研究には用心が必要だとも、一九九五年に指摘しています。電磁波の生物影響研究には再現性の悪いものが多いのは、このマグネタイトを除去していないからではないかというわけです。このマグネタイトの役割などはいまだ解明されているわけではありませんが、いずれにしろ人間の脳組織には、重さにして一億分の一程度のマグネタイトが存在しているのですから、電磁波によって何らかの影響を受ける可能性を否定することはできないのです。

カルシウムも電磁波問題を考えるときに重要なイオンです。一九七五年、カルフォルニア大学脳科学研究所長のロス・エイディ博士らは、ニワトリの脳細胞に変調・電磁波を照射していて大変面白い現象を発見しました。高周波に超低周波を混ぜて（変調といいます）調べていたのですが、脳細胞内から外へカルシウム・イオンが漏洩したのです。一六ヘルツという超低周波の被曝の時に漏洩が最大でした。カルシウム・イオンは生物にとって大変重要なイオンです。神経伝達や精子・卵子などの機能にも深くかかわっているイオンですから、世界中が驚きました。五〇や六〇ヘルツでも漏洩が起きるのですが、五五や六五ヘルツでは漏洩が少ないのです。一〇、五六Ｖ／ｍの電場の被曝では漏洩が起きるのに、一、五、一〇〇Ｖ／ｍでは起きないという報告もあります。ある特定の周波数や電磁波強度で漏洩が起きるというわけです。このようなある狭い条件下でのみ異常な現象が起きるらしいことから、電磁波影響には「窓効果」があるといわれ始めました。生物的・化学的・物理的な窓効果が沢山あるために、電磁波影響研究を大変複雑にしているのです。逆にいえば、それだけ生物の免疫機能などは大変複雑な仕組みになっているということではないでしょうか。このカルシウム・イオンの漏洩現象がなぜ起きるのかは、未だ明らかにはなっていませんが、地球磁場と超低周波電磁波とが重なることで、サイクロトロン共鳴という現象が起きるのではないかという説が有力なのです。

一六ヘルツで有名なのが一九九八年のポケモン事件でした。テレビの人気アニメである「ポケモン」を見た子ども達が相次いでてんかん症状で病院に運ばれた事件です。テレビ画面がパカパカと一五ヘルツで点滅したときにいちばん多くの子ども達が倒れたのです。

二〇〇一年になって、この一六ヘルツ問題が、今度は疫学研究で登場してきました。スイスの鉄道従業員の脳腫瘍死亡率が五・一倍にもなっており、その原因として鉄道の信号などに使用されている一六・七ヘルツの電磁波が原因ではないかと指摘されているのです。これからどんな研究が報告されてくるのかと思うと本当に心配になります。

カルシウムとも関係の深い脳内ホルモンにメラトニンというホルモンがあります。人間の脳の奥にあるトウモロコシの粒のような「松果体」という小さな組織から主に分泌されているのですが、長い間その役割がわかりませんでした。松果体は「第三の目」とも呼ばれていることからわかるように光と関連のある組織で、最近では光感知蛋白質も発見されています。脳の中でも最も初期の段階に形成された過去の遺産で、意味のない組織だろうと長い間思われてきました。メラトニンは、昼は少なく主に夜に作られるホルモンで、人間の生物時計に関連しているらしいということは以前からわかっていたのですが、その重要性が明らかになってきたのは、一九九〇年代になってからなのです。生まれてからメラトニンの分泌が始まり、十歳頃で最大となり五十歳頃ではその一〇分の一程度までに減衰します。そして、その松果体にはカルシウムが蓄積してくるのです。カルシウムもメラトニンも電磁波と関係の深い物質なのですから、面白い現象です。

一九九五年夏頃から米国ではメラトニン・ブームになっています。「奇跡のホルモン」という評価すら受けているようです。メラトニンの効果として、睡眠促進、時差ボケ修正、ストレス抑制、ノイローゼや自殺防止、フリー・ラジカル防止、がん抑制、エイズ進行防止、老化防止、コレステロール抑制などの効果があるようだということから、爆発的に売れています。電磁波被曝がメラトニンを減少させるという研究が多いことも人気の背景になっていることはいうまでもありません。一ミリガウス（mG）以下の電磁波（磁場）被曝でもメラトニンが減少するという報告があるのですから当然のことではないでしょうか？　電磁波被曝でメラトニンが減少すると、卵巣ホルモン（プロラクチンやエストロゲン）などが増加し、それで乳がんになるのではないかという説もあり、乳がんの多い米国の女性にメラトニン人気が高いという理由もよくわかります。

人間の胎児はお母さんのお腹の中にいるときは、自分の骨を溶かしてカルシウムを作ることはできません。羊水中のカルシウムを身体に取り入れているからですが、生まれたとたんに自分の骨を溶かし始めるのです。海の魚は骨を溶かす機能はなく、海の水からカルシウムを補給しているのだそうです。メラトニンというホルモンも胎児は作ることができません。生まれてから分泌し始めるのですが、最初はその分泌がまだ少ないために夜・昼の区別ができないのです。赤ちゃんの夜泣きに苦しい思いをされたお母さんも多いことでしょうがメラトニンが少ないからなのです。メラトニンが増えてきて始めて赤ちゃんは寝たり起きたりのリズムが備わってくるのです。最近の研究で、弱い電磁波でも睡眠障害が起きるのではないかとの指摘もあります。子どもが切れ易くなっているのも、注意散漫なのも電磁波被曝が原因ではないかとさえ欧米の専門家は心配しています。子どもの脳が異常になって来ているのではないかというわけです。

がん発生を裏づける疫学研究

ここで紹介したのは、マグネタイト、カルシウム、メラトニンの三つだけです。これ以外にもいろいろな報告がなされていますが、いずれもつい最近の研究成果なのです。電磁波の悪影響が完全に確立しているわけではありませんが、「用心したほうがよい」と言う研究者が増えているのです。「安全である」ことが確立していて、電気が使用されていたというわけではなかったのです。その危険性を示す研究の最先端が疫学研究なのです。

ところで「疫学」というのはどんな研究なのでしょうか。よく知られているのが、「煙草と肺がん」の研究です。肺がんは最近になって増加しているがんの一つですが、肺がんとタバコとの関係を明らかにしたのが英国のドール卿などによる疫学研究でした。煙草をよく吸う人に肺がんが多いようだということから、肺がんと煙草の関係が調べられたのです。例えばまったく煙草を吸わない人の集団を一万人選び、よく吸う人の集団一万人とで比較するわけです。前者には二人の肺がん患者が、後者には一〇人の肺がん患者が見つかったとしましょう。住宅、収入、教育、職場などが同じ条件の集団であったとすれば、煙草による肺がんの増加率は一〇÷二＝五倍ということになります。このような要因と患者数とを対比して研究する分野が疫学なのです。広島・長崎の被爆者と白血病、アスベストと肺がん、ＤＤＴと乳がんなどの関連も疫学研究で明らかになったのです。しかし、そのメカニズムはいずれの場合もまだ明らかにはなっていません。「明らかになる」とは、がんの原因などのメカニズムがすべて解明されたときのことなのですから。それだからこそ病気の原因を発見する疫学研究は意味があるのです。

電磁波が小児がんの要因になりうるなど、予想さえされていなかった一九七九年三月のこと、この本にも登場するワルトハイマー博士ら（米）が一つの論文を発表しました。「電線の形状と小児がん」という論文でした。ちょうどその時は、米国のスリーマイル島原発事故が発生していて、この論文は注目されることはありませんでした。それどころか無名の研究者によるインチキな論文だとさえ思われたのでした。八一年には「影響はない」というフルトン論文（米）が発表されました。その論文に対してすぐに「フルトン論文は統計手法を誤っている。正しく計算すると影響ありとなる」とワルトハイマー博士は反論しました。専門誌の編集長も反論を書くよう依頼したのですが、フルトン博士は反論を書こうとはしなかったのです。ところが、米国の電力会社などはフルトン論文を「影響なしの証拠」として大々的に利用したのでした。いわば「研究者と電力業界」との隠蔽の始まりだったと言ってよいでしょう。

一方、ワルトハイマー論文は思いがけない形で注目を集めることになりました。カナダからの電力をニューヨークまで輸入するための「ニューヨーク州送電線プロジェクト」に対する裁判が行なわれていたからでした。この裁判は結局、電力会社と反対派の住民などとの間で、「影響研究を行なう」という和解になりました。「送電線と自殺とに相関あり」というペリー論文（英）やこのワルトハイマー論文が大きな影響を与えたのです。八二年から五年間にわたって研究を行なうというもので、その費用五〇〇万ドルは電力会社八社が支払うという条件でした。

幾つも採択されたプロジェクト研究の中で、もっとも関心を集めたのがサビッツ博士（米）の研究計画でした。有名な疫学者でもあるサビッツ博士には、総額約七〇〇〇万円もの研究費が支払われることになったのです。ワルトハイマー論文の調査場所と同じコロラド州デンバー市周辺を最新のデータで再

全米研究評議会	1996	再評価研究	1.5	白血病	電力線近く
マーチン	1996	米国	4.3	脳腫瘍	地下配電線（1989年以前）
			1.2	脳腫瘍	地下配電線（1989年以降）
			1.0	脳腫瘍	大電流配電線（1989年以前）
			1.5	脳腫瘍	大電流配電線（1989年以降）
ガーネイ	1996	米国	1.3	脳腫瘍	極小電流配電線
（地下配電線の脳腫瘍を1.0として比較）			0.7	脳腫瘍	小電流配電線
			1.1	脳腫瘍	中電流配電線
			0.5	脳腫瘍	大電流配電線
コギール	1996	英国	4.69	白血病	20v/m以上の電場
			2.40	白血病	10～19v/mの電場
			1.49	白血病	5～9v/mの電場
コッコ	1996	英国	1.9	白血病	電力線の近く
アールボム	1997	再評価研究	1.8	白血病	電力線で2mG以上
ティネス	1997	ノルウェー	2.0	全がん	電力線で1.4mG以上
			0.8	白血病	同
			2.3	脳腫瘍	同（誕生後1年）
リネット	1997	米国	1.72	白血病	配電線で3mG以上
（米国立がん研究所報告）			6.41	白血病	4～4.99mG
ミカリエス	1997	ドイツ	3.2	白血病	送電線で2mG以上
			11.1	白血病	同（4歳児以下）
アールボム	1998	再評価研究	1.6	白血病	電力線で2mG以上
そうけ島	1998	日本	1.55	白血病	送電線で1～10mG
			3.91	白血病	送電線で10mG以上
リー	1998	台湾	2.69	白血病	送電線で100m以内
			5.06	白血病	同（5～9歳児）
米環境健康科学研	1998	再評価研究	1.56	白血病	電力線で2mG以上
マクブライド	1999	カナダ	0.93	白血病	電力線の周辺
グリーン	1999	カナダ	4.54	白血病	電力線で1.6mG以上
アンジェリロ	1999	再評価研究	1.46	白血病	電力線の周辺
			1.59	白血病	電力線で約2mG以上
ルーミス	1999	再評価研究	1.27	白血病	電力線の周辺
			1.66	白血病	24時間測定で2mG以上
			1.63	白血病	計算測定で2mG以上
英小児がん研究G	1999	英国	0.90	白血病	電力線で2mG以上
			1.68	白血病	電力線で4mG以上
			0.46	脳腫瘍	電力線で2mG以上
			2.44	脳腫瘍	電力線で1～2mGの範囲
ドッケルディ	1999	ニュージーランド	3.3	白血病	電力線で2mG以上
スキンナー	2000	英国	0.75	白血病	送電線で50m以内
			1.08	脳腫瘍	送電線で50m以内
			0.41	白血病	送電線で2mG以上
			0.48	脳腫瘍	送電線で2mG以上
クライナーマン	2000	米国	0.79	白血病	電力線で15m以内
オービネン	2000	米国	1.02～1.69	白血病	電力線の近く
ビアンチ	2000	イタリア	4.5	白血病	電力線で1mG以上
アールボム	2000	再評価研究	2.0	白血病	電力線で4mG以上
グリーンランド	2000	再評価研究	2.0	白血病	電力線で3mG以上
ドール	2001	再評価研究	2.0	白血病	電力線で4mG以上
マクブライド	2001	カナダ（再検討）	3.0	白血病	電力線周辺の高被曝
シューズ	2001	ドイツ	4.48	白血病	夜被曝で2mG以上
			14.9	白血病	夜被曝で4mG以上
国際がん研究機構	2001	再評価研究	2.0	白血病	電力線で4mG以上

注）増加率：論文ではオッズ比、相対危険度、発生割合、増加率などと表現。
（95％信頼区間は省略）。電力線＝送電線＋配電線。

表A　配電線・送電線・変電所などと小児がんとの疫学調査

2001年8月　荻野晃也・作成

報告者（代表）	報告年	調査国	増加率（倍）	種類	子どもの被曝条件
ワルトハイマー	1979	米国	2.25	全がん	配電線・変電所の近く
			2.98	白血病	同
			2.40	脳腫瘍	同
フルトン	1981	米国	1.09	白血病	配電線の近く
トメニウス	1986	スウェーデン	1.20	全がん	送電線から50m以内
			1.09	白血病	同（3mG）
			3.96	脳腫瘍	同
サビッツ	1987	米国	1.42	全がん	配電線で3mG以上
			1.93	白血病	同
			1.04	脳腫瘍	同
			1.52	全がん	配電線の近く
			1.54	白血病	同
			2.04	脳腫瘍	同
セバーソン	1988	米国	1.03	白血病	電力線の低電圧領域
			1.25	白血病	電力線の高電圧領域
リン	1989	台湾	1.30	全がん	配電線の近く
			1.31	白血病	同
			1.09	脳腫瘍	同
コールマン	1989	英国	1.68	白血病	送電線から50m以内
マイヤー	1990	英国	0.98	全がん	電力線から50m以内
			1.14	白血病	同（0.1mG）
リン	1991	台湾	6.0	白血病	送電線で1.2mG以上
			2.1	白血病	0.6～0.69mGの範囲
ロンドン	1991	米国	1.70	全がん	配電線で2.68mG以上
			1.69	白血病	配電線の近く
ローウェンタル	1991	オーストラリア	2.00	白血病	電力線の近く
フェイチング	1992	スウェーデン	1.1	全がん	送電線で2mG以上
(カロリンスカ報告)			2.7	白血病	同
			0.7	脳腫瘍	同
			1.3	全がん	送電線で3mG以上
			3.8	白血病	同
			1.0	脳腫瘍	同
			2.9	白血病	送電線から50m以内
オルセン	1993	デンマーク	5.6	全がん	送電線で4mG以上
			6.0	白血病	同
			6.0	脳腫瘍	同
ヴェルカサロ	1993	フィンランド	1.5	全がん	送電線で2mG以上
			1.6	白血病	同
			2.3	脳腫瘍	同
ペトリドウ	1993	ギリシャ	1.19	白血病	配電線から5m以内
			1.06	白血病	配電線から5～49m範囲
ファジャルド	1993	メキシコ	2.63	白血病	電力線近く
アールボム	1993	北欧3カ国	1.3	全がん	送電線で2mG以上
(ノルディック報告)			2.1	白血病	同
			1.5	脳腫瘍	同
ワシュバーン	1994	再評価論文	1.49	白血病	論文数：13
			1.58	リンパ腫瘍	論文数：5
			1.89	脳腫瘍	論文数：7
松井	1994	日本	2.12	白血病	送電線近く
			0.49	固形腫瘍	送電線近く
ボウマン	1995	米国	9.2	白血病	配電線と地球磁場
ワルトハイマー	1995	米国	～4.0	白血病	配電線、磁場の傾斜角
フェイチング	1995	北欧2カ国	2.0	白血病	送電線で2mG以上
			5.1	白血病	送電線で5mG以上

調査するというものだったからです。ところが八七年にまとめられたサビッツ報告は、驚くことにワルトハイマー論文を支持したのでした。電磁波が小児がんを増加させる可能性があるという相次ぐ報告に世界中はびっくりしたのです。

小児がんと電磁波被曝の研究はそれ以降も現在までに多数発表されています。私の調べたのが前ページの表Aなのですが、全部で五三件あります。疫学研究は、統計的処理を行なう研究ですから、九五％確率で考えての信頼できる数値範囲、つまり「九五％信頼区間」がどれだけかということも重要なのですが、表には増加率に相当する値のみを載せています。一九九七年七月に発表された米国立がん研究所のリネット報告とドイツのミカリエス報告、一九九八年一月の「そうけ島」報告、米国立環境健康科学研の報告などが続いています。

リネット報告は朝日新聞や週刊文春で、「推定無罪」や「影響なし」と報道されたのですが、これは完全な誤りなのです。表にも示しましたが、この報告には「三ミリガウス以上の被曝で小児白血病の増加率が一・七二倍、四〜四・九九ミリガウスでは六・四一倍」となっていて、危険性を示唆した研究なのです。その証拠として、一九九八年四月に東京で発表された国際非電離放射線防護委員会（ICNIRP）作成のガイドライン報告書には「……〇・三マイクロテスラ（注：三ミリガウスのこと）の……相対リスクは一・七であった。したがって測定値を用いた場合は、磁界（注：磁場と同じ）と白血病リスクの間のポジティブな関連性に示唆的な結果である」とこの疫学研究のことが紹介されていることでも明らかです。日本の大週刊誌や大新聞が、多分、電力業界のお先棒となって「隠蔽」どころか「捏造」にすら荷担した一例ではないかと私は推定しています。それだけでなく、同じ月に発表されたドイツ最初の疫学研究であるミカリエス報告のことはまったく報道すらしないのです。本当に不思議なメディアだと思います。

一九九九年になりカナダから二件の相反するような論文が発表されていますし、二〇〇〇年には四件、二〇〇一年になってからもすでに四件の論文が発表されています。とくに最近になるほど「再評価研究」が増えていることがわかります。これは「電磁場被曝が小児白血病の原因と考えてよいのではないか」「少なくとも可能性がある」との動きに対応しているのです。一番新しい再評価研究が「国際がん研究機構（IRAC）」の発表なのですが、この機関は世界保健機関（WHO）の下部研究機関なのです。またドール報告も、英国放射線防護委員会の報告なのですから、世界中が「四ミリガウス以上の被曝で小児白血病が二倍に増加」という結果になりつつあることを示していると言ってよいでしょう。それだからこそ、現在日本で行なわれている疫学研究に世界中の関心が注がれているのです。日本ほど電磁波被曝している子どもたちの多い国はないからですが、いずれにしろ世界中から信用されるような研究をして欲しいと願わずにはおれません。

職業被曝

子どもを対象とした疫学研究に比べると、職業人を対象とした研究の方が数が多いことはいうまでもありません。レーダー操作員、ハム愛好家、鉄道員、電話技師、アルミニウム工場員、電気技師など幅広く研究が行なわれています。子どもよりも影響が少ないような傾向が得られていますが、「影響あり」の報告が全体の七〇パーセント近くあります。職業人を対象として行なわれた研究の最初は一九六六年のアサノバ報告（ソ連）で、電力配電所従業員に「精力減退症状や神経・心臓障害が多い」というもので、一九七二年の大電力システム国際会議（パリ）で初めて欧米に知らされたのです。ソ連では電磁波被曝による非熱効果に関する研究が進んでいて、当時の高周波電磁波の規制値が米国に比べて一〇〇〇分の一もの厳しいものであることなども明らかにされたのです（現在でも一〇〇倍程度の差があります）。それ以来米国では、「影響あり」派の研究者に対しては「ソ連派」の烙印が押されることになってしまったそうです。電磁波利用は、冷戦下での重要な軍事技術であったからでしょうが、この分野の技術力の劣るソ連が電磁波影響を過大に宣伝していると米国側は考えたようです。しかし研究が進むにつれて、影響問題が浮上してきたのでした。職業人を対象とした疫学研究の件数は一〇〇件以上はあると思われますが、関連がありそうだとされている病気には、白内障、流産、ノイローゼ、白血病、脳腫瘍、乳がん、リンパ腫瘍、女子出産、生理効果などが上げられています。ここ数年では新たに肺がん、睾丸がん、腎臓がん、アルツハイマー病、自殺、頭痛なども心配されてきています。アルツハイマー病に関しては、一九九四年から四つの論文が発表されていますが、その内の三件が約四倍の増加率を示しています。

調査結果のすべてを紹介することはできませんので、ここでは職業被曝している親から生まれた子どもには「女子が多い」という研究結果を紹介しましょう（表B参照）。最近の環境ホルモン問題などとよく似ているのですが、女子出産や精子減などの研究は電磁波の方が多く、以前から問題になっていたのです。

カナダのハイドロ・ケベック電力会社の従業員を対象とした研究（九四年）では肺がんが一六・六倍に増加しているそうですし、「自殺の増加が二・七六倍」とのことです。今年になってからも「送電線の

表B　親の電磁波被曝と出産児の男女比（疫学研究）

論文（代表者）	発表年	国　名	親の被曝状態	出産男児（人）	出産女児（人）	統計的明確さ
〔極低周波被曝；50/60Hz〕						（P-値）
ネイブ	1979	スウェーデン	電力施設（男親）	12	22	0.2
ノルドストルム	1983	スウェーデン	電力施設（男親）	67	73	0.2
ミルハム	1993	米国	アルミ工場（男親）	53	86	0.0026
ムバラク	1996	イェーメン	電力施設（男親）	8	54	0.0001
インゲルス	1997	ノルエェー	磁場被曝（両親）	女児が少し多い		—
トルグヴィスト	1998	スウェーデン	電力施設（男親）	86	92	—
〔高周波被曝〕						
ラルセン	1991	米国	物理治療士（女親）	15	36	0.0002
グベラン	1994	スイス	物理治療士（女親）	262 男児多い	246	—
グベラン	1994	スイス	マイクロ波使用（女親）	67	79	—
コロディスキー	1996	ラトビア	ラジオ塔周辺（両親）	254	355	0.08

（注）－：論文に「Ｐ-値」が書かれていない場合

風下には肺がんの原因となるエアロゾル微粒子が多く肺がんも多い」とか、「自殺が多い」との研究が発表されています。「睾丸がんが約四倍に増加（九六年）」との研究もありますし、磁場の影響だけでなく、電場の方も悪影響があるようだという研究も発表されるようになっています。欧米では労働者側からの調査要求が強いことや、経営者側も従業員の健康問題に関心が高いこともあって、このような研究がなされているのですが、残念なことに日本では計画さえ立てられていません。労働組合が、企業経営者側の言いなりになってきているからではないでしょうか。労働者が自らの職場を安全にすることなしには、一般の人々、とくに子ども達の健康環境を守ることはできないのです。「環境基準は乳幼児の立場で」考えるということが欧州では常識になってきているのに、この日本ではなかなか広がらないのが残念です。

家電製品の電磁波問題

関心の高い電磁波問題に家庭の電化製品のことがありますので、そのことにも触れておくことにします。家庭内にある電磁波発生源の多くは、低周波電磁波であって、高周波のものは、電子レンジと携帯電話ぐらいです。もちろん電子レンジからも低周波の電磁波が強く漏洩しています。家電製品から漏洩している電磁波には大変強いものもあります。電気製品からの漏洩磁場強度の変化を、図Bに示しました。近くでは磁場の強いものでも、距離と共に急減するのが家庭・電気製品の特徴です。「漏洩の強い製品を避け」「距離を離すように」し、「使用時間を短くする」ように心がければ、電磁波の被曝量は急減します。ところが変電所・送電線・携帯電話タワー近くの家では被曝時間が長く永続的であることか

図B　家庭電気器具からの漏洩電磁波強度

（W.R.Bennett（1994）の本の図に一部追加）

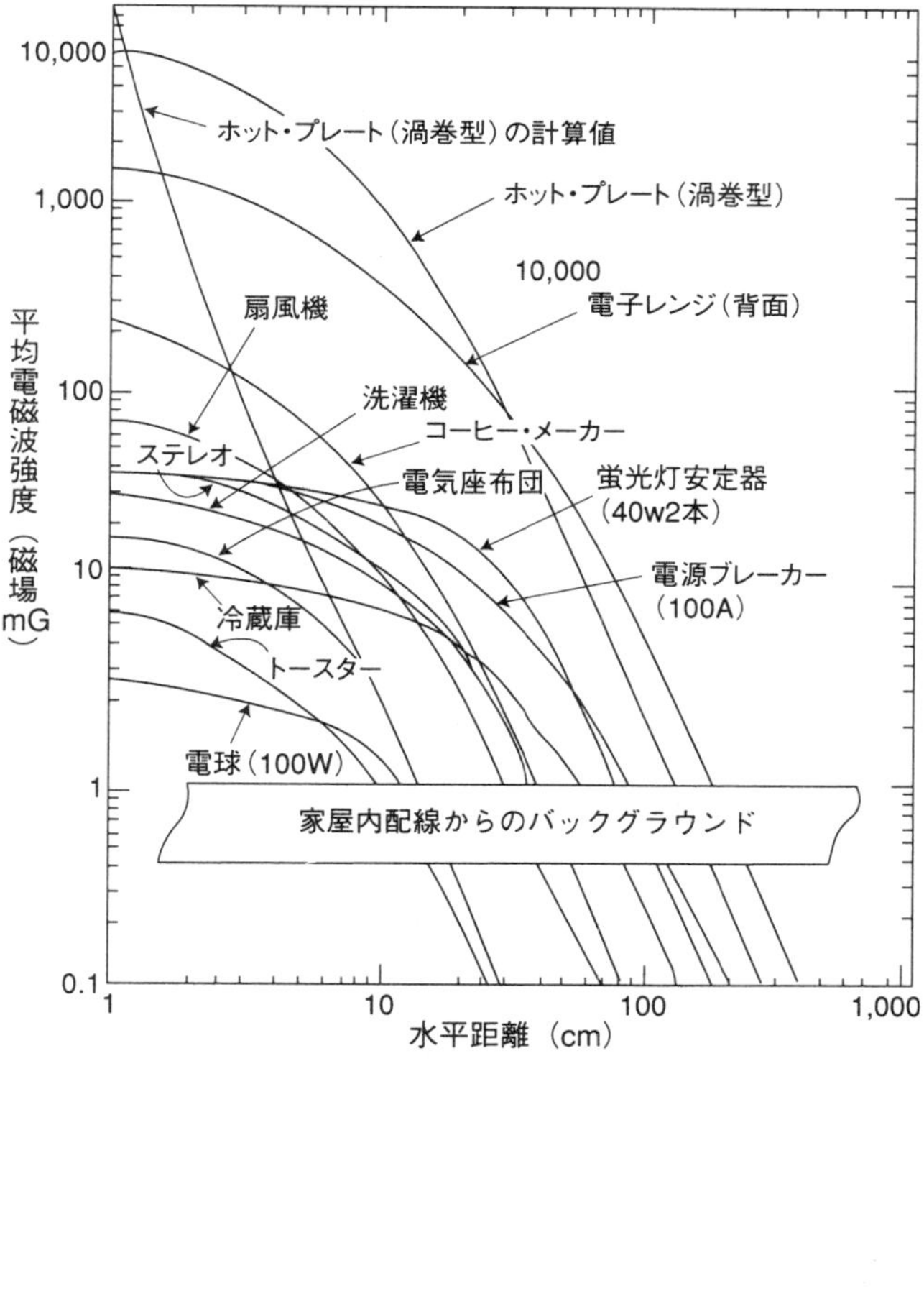

ら、大問題になっているわけです。

家庭電気製品の使用による電磁波被曝とがんとの関係を調べた疫学調査はあまりありません。もっとも有名なのが、九一年のロンドン報告です。これは米国・電力研究所の委託研究なのですが、電気毛布で「小児白血病が七倍に増加」しているというショッキングな内容が含まれていたためです。統計的に有意な数値ではなかったのですが、米国で大変話題になり、電気毛布の漏洩低減対策が進展することに貢献することになったのです。九二年十二月に出版された米国・環境保護庁の市民向け啓蒙パンフレットに、電磁波低減・電気毛布のことが紹介されているのを読んで驚きました。今までのものに比べて、実に数十分の一以下に低減している電気毛布のことが紹介されていたからです。つまり、電磁波被曝が心配な人は「このような低減電気毛布を購入しなさい」というわけです。米国の電気毛布メーカーすべてが低減電気毛布を発売しているというのに、この日本ではほどんと入手すらできないのです。日本の電気製品で欧米なみになっているのは、現在のところVDT（コンピュータ用端末装置）だけといってよいでしょう。

一九九八年五月、米国立がん研究所から「家電製品と小児白血病」に関する疫学研究（ハッチ論文）が発表されました（表C参照）。一九九七年七月に発表された「配電線と小児白血病」を調べた米国立がん研究報告（リネット論文）と同じグループの大がかりな研究なのですが、テレビやビデオゲームでの小児白血病の増加率に驚かされます。九五％信頼区間の下限が、一・〇以上となる「統計的に有意」なもののみを表に示しています。テレビなどでは、近くで見るよりも長時間見る方が増加率が高いような傾向を示しています。日本ではこのような研究が全くなされていないばかりか、ハッチ論文の報道すらされ

表C　家電製品と小児白血病の増加率（疫学研究）

（米国立ガン研究所報告〔ハッチ論文〕：1998. 5）

家電製品名	症例数	対照数	増加率（OR）	コメント
電気毛布	45人	19人	2.75倍	全使用者
ヘアードライヤ	266	221	1.55	全使用者
カールアイロン	31	23	3.56	3年以上使用
ヘッドホンステレオ	37	19	3.04	3年以上使用
電子レンジ	152	108	1.59	1～2年使用
ビデオゲーム器	92	60	2.78	3年以上使用
TVゲーム	64	50	2.36	3年以上使用
TV	178	109	2.39	1日6時間以上

（注）統計的に有意なデータのみ掲載

ないのです。ブローダーさんが知ったら、「日本の隠蔽の方が米国よりよっぽどひどい」とキット驚かれることでしょう。

「慎重な回避」政策が進む欧米

一九九二年のカロリンスカ報告を受けて、スウェーデン政府は二ミリガウス程度を目安に直ちに行動を開始し、一九九三年からは、幼稚園・学校・団地などの近くの送電線の撤去、撤去困難な場合は幼稚園の廃止・移転や地下四〇メートルに埋設する工事などを行なっています。学校などの場合は、今後は約一〇〇〇メートルを目安に離すよう勧告しています。一九九五年十月からは、電磁波被曝に対処するための「慎重なる回避」政策を正式に発表しました。具体的な規制値を決定するにはいまだ研究が進展していないということから取られている政策です。

米国でも規制をする自治体が多くなってきています。アーバイン市（カリフォルニア州）やブレットラッド市（テネシー州）では、一九九一年から四ミリガウス規制を開始しています。一九九四年三月には、米国最大の公営電力公社であるテネシー渓谷電力（TVA）が「病院や学校などから一二〇〇フィート（約四

○○メートル）以上は高圧送電線を離す」と決めていますし、地下化条例を決めた自治体もあります。

私は「安全なのは一キロメートル、せめて子どものために五〇〇メートルは離して欲しい」と話しています。とくに幼稚園・学校は子どもたちが長い時間集まっているところなのですから、できる限り被曝させないようにするのが親の義務ではないでしょうか？　送電線以外にも携帯電話やＰＨＳの基地局（アンテナ・タワー）も問題です。法制化された一九九九年末から学校周辺の民家の少ない場所に基地局が建ち始めました。横浜や京都ではＰＴＡ父兄の反対で撤去した例がありますが、それもほんの一部でしかありません。ましてや、子どもに携帯電話を持たせる親の方が多いのですから驚いてしまいます。便利さよりもまず健康・安全を優先させて欲しいものです。

学校内での電磁波問題は、この本にも書かれているように、電力線、とくに送電線が近くにないことが重要です。大電流の配電線があれば電磁場が強くなります。日本では送電線敷地として公共施設が狙われることが多いですから、私は大変心配しています。学校の教室内であればＶＤＴと蛍光灯が問題でしょう。ＶＤＴから放射される電磁波は低周波が中心ですが、高調波や変形波など影響研究のなされていない電磁波が多いのです。「目の疲れ」「頭痛」などの症状が多く、電磁波以外に姿勢や照明なども問題であると指摘されています。蛍光灯は紫外線という電磁波が問題になります。蛍光灯下で働く労働者には皮膚がんが四・四倍にも増加しているという研究もあるのですが、日本ではまったく知られてはいません。学校内で電磁波の強い所は、給食室ではないでしょうか？　ガスの使用から電気使用に変わりつつあるからでもありますが、電子レンジ・電磁調理器などの電磁波漏洩の大きな製品が多いからです。漏洩の少ない製品が開発されることを望みたいものです。

握りつぶされた報告書

いまだ電磁波の健康影響が一〇〇パーセント完全に明らかになったわけではありませんし、どのような規制を行なうべきかの基準をも作成できない状況が続いています。米国は一九九二年にエネルギー法を改訂し六五〇〇万ドルの研究支出を認め、RAPIDプログラムを実施していました。米国・環境健康科学研究所（HIEHS）・作業班の報告（一九九八年七月）は、そのプログラムの責任研究所の報告でしたから、世界中に衝撃を与えました。「電磁波被曝でがんの可能性があり得る」「小児白血病の証拠あり」との内容だったからです。HIEHS最終報告結果は大変な迷走の上で一九九九年六月に米国議会へ提出されたのですが、「危険性は低いが、安全だとは言えない」というものでした。かつてないほどの激しいロビー活動を産業界はしたそうですが、結果は「危険性を認めた」といってよい内容だったのです。

RAPIDプログラム全体としてのわずか四ページの最終報告書は、一年以上経過した二〇〇〇年十一月になって提出され、「危険な可能性あり」との内容なのだそうですが、今なお公表されていません。業界よりのブッシュ政権が握りつぶしているのではないでしょうか。一九九四年の米・議会機関の会計検査院（GAO）の試算によれば、すべての家庭の被曝量を二ミリガウス以下にするには、送電線・配電線対策費として二五〇〇億ドルが必要となるとのことですから、政府・産業界にとっても大問題なのです。

しかし、米国以上に大変なのはこの日本です。以前に、米国の本に掲載されていた「世界各国の送電線規制表」を読んで笑ったことを思い出します。日本の三kV／mという電場・規制値が紹介されていたのですが、コメント欄には「送電線直下に家の新築を認めている」と紹介されていたからです。調べた研究者も、日本の現状にビックリして記載したのではないでしょうか。二ミリガウス規制が行なわれるとすると、この日本では多分一〇〇兆円を越える巨費が必要となる可能性があると私は予測しています。社会的基盤を重視せず、国民の健康を犠牲にして、企業利益を優先させてきた日本の政・産・学の癒着の結果なのではないでしょうか。勿論、それを許してきた国民の責任でもありますが。

ブローダーさんの著作に対して、米国では物理学者を中心に大反論が続いています。その典型例がこの本にも登場する米国物理学会のワシントン事務所長（対外広報担当）のパーク博士（メリーランド大学教授）による『ブードウ科学』（邦訳：『わたしたちはなぜ科学にだまされるのか』）ではないでしょうか。「UFO」「常温核融合」「宇宙ステーション」「磁気療法」などとともに、「電磁波の影響」をもブードウ科学（ブードウ教という言葉は、インチキ宗教という意味でもあります）の一つとして取り上げているからです。電磁波以外は私も賛成するのですが、パーク博士は電磁波の研究状況を何も知らないで書いているとしか思えないようなひどい内容なのにビックリしました。とくに博士が非難の矛先を向けているのが、ブローダーさんの本なのです。ところが「強固な電磁波安全論者の砦」だといってよい米国の物理学者内からも電磁波の危険性を主張するような研究論文が増え始めているのです。そのことでパーク博士はますます悪あがきをして、『ブードウ科学』という本の中でブローダーさん批判を展開したのではないでしょうか。「真実は執拗なり」というレーニンの言葉がありますが、欧州のみならず米国でも、電磁波研究の流れはブローダーさんの主張していたような方向に向かっているのです。

日本も早急に対策を

一九九五年六月、米国・放射線計測防護委員会（NCRP）の小委員会で、「六〇ヘルツの電磁波規制に関する素案」が作成されました。段階的に規制を厳しくして、十年後には二ミリガウスを目標とすべきだという内容なのです。家を新築する場合は「一日二時間以上にわたって二ミリガウスを越えてはいけない」とも書かれています。

世界保健機関（WHO）も、一九九六年から九年計画で電磁波影響の見直し作業を行なうことを一九九六年六月に発表しました。二〇〇五年頃にはこの問題に対しての何らかの規制が行なわれ始めるのではないでしょうか。放射能や放射線被曝に対する「アララ思想と同じように、一九九九年末に二・五ミリガウス（五〇ヘルツ）にするよう」とのEU委員会への勧告も発表されています。「アララ思想」「予防原則」「慎重なる回避」といった思想で環境問題に対処するという動きは、世界中に広がっているのです。スイスは二〇〇〇年二月から一〇ミリガウス規制を開始しました。

イタリアも幼稚園・小学校では二ミリガウス以下にしようとしています。ところがこの日本では住民の反対が強いという理由で、かえって学校などの公共施設周辺に送電線を建設しようとしているようにすら思えます。

また高周波についても、各国で見直しが始まっています。携帯電話の予想以上の広がりに対して、不安感が広がっているためです。とくに若者の間で大流行ですが、安全であるという保証はまったくないのです。携帯電話の使用者は、危険性があったとしても便利さとのバランスを考えることができますが、問題なのは電話タワー周辺の人々なのです。携帯電話を使用しない赤ちゃんにまで電磁波が降り注ぐからです。世界保健機関（WHO）は、一九九八年九月から「携帯電話と脳腫瘍」の疫学研究を欧州六カ国で実施し始めました。その後、参加国が一四カ国に増え、脳腫瘍患者七〇〇〇人を対照とした研究を行なっています。二〇〇五年には「送電線などの低周波と携帯電話などの高周波」に関する報告書が発表されることになるでしょう。米国のアーバイン市は九二年より四ミリガウス規制をしていますから、WHOの方向もその様な数値に向かう可能性が大きくなっているのです。高周波に対しても、オーストリアの環境都市として有名なザルツブルグ州は二〇〇〇年から「一平方センチ当たり〇・一マイクロワット」という日本の規制値の実に六〇〇〇分の一に設定しているのです。

いずれにしろ、先進国で対策の一番遅れているのがこの日本なのです。送電線周辺の住宅密度も米国・ペンシルバニア州に比べると、五〇～一〇〇倍にもなるというこの日本なのですから、日本こそ率先して研究を進めるべきですし、影響を明らかにするにも最適な国なのです。大阪・門真市の送電線密集地では実に白血病が一四〇倍にも増加しているとの報告がなされています。町内会長さんの調査なのですが、なぜ厚生労働省などが調査しないのでしょうか。エイズ問題と同じようにならないためにも、「慎重なる回避」政策が必要なのではないでしょうか。それに答えるような対応を電力会社、メーカー、官庁にも求めたいものです。そして一番大切なことは、「安全性が確立していない」以上は人の住む場所からはできる限り送電線・変電所・携帯電話タワーなどは離して建設すべきだということなのです。とくに子どもや乳児の未来を護るためにもそのような思いやりを私達大人が率先して行なうべきではないでしょうか。危険性が確立してからでは遅いのです。

二〇〇一年九月、千葉県で狂牛病の発生が確認されました。日本の官庁や学者連中がいかに国民の健康を大切にしないで、隠蔽に励んでいたかが垣間みられるような事件でした。この本を読めば読むほど、米国よりこの日本の方が「もっと隠蔽されているよ」と暗い気持ちにさせられます。日本にもブローダーさんのような権力側の隠蔽に果然と闘うようなジャーナリストが現われて欲しいと願わざるを得ません。

訳者あとがき

ガウスネット　懸樋哲夫

ポール・ブローダー氏を日本に招いたのが一九九五年の十一月のことだった。電車に乗って全国を一緒に回ったのが昨日のことのようであるが、その際、氏の著作の日本語に翻訳したものを出そうとの話しがあったのである。

当時日本では国レベルでの電磁波（場）問題の調査など一つもなく、問題認識は先進国中で最低であり、米国での調査などがそれ自身完璧とまではいかないまでも、かなり進んでいることが感じられた。米国の現状を知ることが電磁波問題の少ない情報の中で貴重なものだと思えたのだ。

それから事情があって、翻訳・編集の作業は手間取り六年が過ぎてしまった。その間にも米国の六五億円をかけたというラピッドプログラムの報告が九八年に一応出され、発がん性で「可能性あり」と結論、その後もＩＡＲＣ（国際がん研究機関）が同様の報告をして、一歩一歩、高圧線による電磁波の影響は認知が固まりつつあると思われる状況に来ている。

初めて、ブローダー氏が『ニューヨーカー』誌に電磁波問題の記事を書いてセンセーショナルを起こしはしたものの、当時はアメリカでも事実を押しつぶそうとする力は相当に強かったし、きちんとした調査も少なかった中では半信半疑で受け取られていたということもあっただろう。しかし時代は確実に電磁場の健康影響が単なる見当違いの思い込みなどではないことを明らかにしてきたのである。とはいえ、いまだに電磁波安全を主張してはばからない全米物理学会などによる反論（というより住民運動への妨害）によって、論争は終わることがなく、国レベルでの規制も各国ともさほど進んではいない。ただこ論争が三十年以上続けられたよう、これからも電磁波（電磁場）論争は続けられていく様相である。

そのような意味で、九〇年代前半のアメリカにおける高圧線の電磁波問題はその基本的な部分で論争の中身が濃く、そこにおける事実隠しの動きは象徴的で、公害・環境問題で事実がいかにして歪められ、消されていくのかという歴史的な過程を知る上で貴重なものと思われる。

翻訳は三人が分担したが結局、吉井ちづ子さんにほとんどを担っていただいた。訳文のチェックや校正では村上茂樹氏にもご助力いただいた。編集に際しては緑風出版の高須次郎氏にお世話になった。改めて御礼申し上げたい。また、まとめる作業が遅れたことで大変ご迷惑をおかけしたことを皆さんにお詫びしたい。

監訳いただいた京都大学の荻野晃也先生にも最後までご迷惑をかけてしまうことになった。遅れたとはいえ、それ以降に明らかになった電磁波に関する諸問題を解説として荻野先生に埋めていただいたので、高圧送電線や配電線などの電力線に関してはこの一冊で十分アメリカの電磁波問題の歴史を知ることができるものになったと思う。電磁波問題に限らずこれからも起きるであろう住民のリスクに関する事実隠しの本質については学ぶことはたっぷりとあると確信する。

二〇〇一年十月十日

[著者紹介]
ポール・ブローダー（Paul Brodeur）
　科学ジャーナリスト。1931年生まれ。1953年ハーバード大学卒業。『ザ・ニューヨーカー』元専属記者。アスベスト、オゾンホール、電磁波（場）問題などを、世界に先駆けて報道した。著書『死の電流』（緑風出版,1999）、『Resitution』（Northeastern University Press,1985 ）、『Outrageous Misconduct』（Pantheom Books,1985 ）、『The Zapping of America』(Norton & Company,1977.) ほか多数。

[監訳者紹介]
荻野晃也（おぎの　こうや）
　1940年富山県生まれ。京都大学工学部講師。理学博士。原子核物理、原子核工学、放射線計測学などを専門とする一方で、原子力、核問題、環境問題などにも物理学者としてかかわっている。また、伊方原発訴訟では住民の特別弁護人となり、1977年には地震活断層原因説による中央構造線の危険性を証言し、断層結果説の国側と対立するなど、住民・市民側に立つ科学者であることを心がけている。主な著書（共著を含む）『狭山事件と科学』（社会思想社)、『原子力と安全性論争』（技術と人間)、『原発の安全上の欠陥』（第三書館)、『放射能の流れた町』（阿吽社)、『昭和天皇新聞記事集成』（第三書館)、『ガンと電磁波』（技術と人間)、『あなたを脅かす電磁波』（法政出版)、『ケイタイ天国・電磁波地獄』（週刊金曜日)、『携帯電話は安全か？』（日本消費者連盟)、訳書に『死の電流』（緑風出版）など。

[訳者紹介]
ガウスネット・電磁波問題全国ネットワーク
　1993年甲府にて結成。『がうす通信』を発行し、毎年全国大会を開催、小冊子を発行するなど電磁波問題に取り組んでいる。
【ホームページ】http://village.infoweb.ne.jp/~gaussnet［事務局］〒207-0016東京都東大和市仲原3-10-1 C-201、電話：042-565-7478、FAX：042-564-8664、電子メール：fwnp7112@mb.infoweb.ne.jp

吉井ちづ子（よしい　ちづこ）
　東京女子大学短大部英語科卒業。米国カンサス大学・コロラド大学（異文化間コミュニケーション）留学。PR会社勤務（英文ニューズレター編集）を経て現在英語学校講師を勤めながら環境問題、映画シナリオ等の翻訳に従事。最近の翻訳共書『L.A.コンフィデンシャル』、『マトリックス』（スクリーンプレイ出版)。青い空の会（山梨）会員。

電力線電磁場被曝
——隠蔽する電力会社と政府　定価2400円＋税

2001年11月10日　初版第1刷発行　ISBN4-8461-0115-0　C0054

著　者　ポール・ブローダー
監訳者　荻野晃也
訳　者　ガウスネット・電磁波問題全国ネットワーク
　　　　吉井ちづ子、竹沢夏実、住谷由貴子
発行者　高須次郎
発行所　株式会社 緑風出版©
〒113-0033　東京都文京区本郷2-17-5　ツイン壱岐坂
☎03-3812-9420　Fax 03-3812-7262　振替 00100-9-30776
E-mail：info@rykufu.com
http://www.ryokufu.com/
装　幀　堀内朝彦
組　版　M企画
印　刷　長野印刷商工／巣鴨美術印刷
用　紙　大宝紙業
製　本　トキワ製本所　E2000

◎緑風出版の本

■全国どの書店でもご購入いただけます。
■店頭にない場合は、なるべく最寄りの書店を通じてご注文下さい。
■表示価格には消費税が転嫁されます。

反原発運動マップ

反原発運動全国連絡会編

A5判並製　三三〇頁　2800円

チェルノブイリ原発事故から十数年、先進各国の脱原発の歩みが加速する中、日本は高速増殖炉・核燃料再処理工場の建設など原発大国への道を突き進んでいる。本書は全国の原発と闘う反原発運動家による日本の最新反原発マップ！

高速増殖炉もんじゅ事故

緑風出版編集部編

四六判並製　二九六頁　2500円

地球上最悪の猛毒プルトニウムを燃料とする高速増殖炉もんじゅで、予想されていた重大事故が発生した。本書ではこのナトリウム漏洩事故の全貌を、動燃や原発行政も含むあらゆる角度から分析し、もんじゅ廃炉を訴える。

高速増殖炉の恐怖〔増補版〕

「もんじゅ」差止訴訟

原子力発電に反対する福井県民会議著

四六判上製　五〇二頁　4200円

高速増殖炉「もんじゅ」の建設差止訴訟が85年、福井地裁に提訴された。本書は想像を絶する同炉の危険性を国民的議論に付すべく、平易かつ体系的に書かれた訴状の単行本化。ナトリウム漏洩事故の分析と訴訟経過を増補。

クリティカル・サイエンス2

核燃料サイクルの黄昏

緑風出版編集部編

A5判並製　二四四頁　2000円

もんじゅ事故などに見られるように日本の原子力エネルギー政策、核燃料サイクル政策は破綻を迎えている。本書はフランスの高速増殖炉解体、ラ・アーグ再処理工場の汚染など、国際的視野を入れ、現状を批判的に総括したもの。

チェルノブイリの惨事

ベラ&ロジェ・ベルベオーク著／桜井醇児訳

四六判上製　二二二頁　２４００円

現在も子供たちを中心に白血病、甲状腺癌が激増し、死亡者が増大している。当局の無責任と国際的な被害隠しがこうした深刻な事態を増幅しているのだ。事故から93年までの恐るべき事態の進行を克明に分析した告発の書。

ドキュメント　チェルノブイリ

松岡信夫著

四六判並製　三六六頁（グラビア一六頁）　２５００円

チェルノブイリ原発事故は、語られ論じられるほどには情報が少なく、その全体像がわかりにくい。本書はソ連国内の各紙誌を原資料として事故の全過程とその影響が深刻化する2年間の動きを忠実に追ったドキュメント。

高圧線と電磁波公害［増補改訂版］

高圧線問題全国ネットワーク編

四六判並製　二八〇頁　２２００円

パソコンや携帯電話・PHSの電磁波の身体への影響が問題となっている。また超高圧送電線下では子供に大きな影響がでるという。がん発生率増加を明らかにしたカロリンスカ研究所報告全文掲載の旧版に最新情報を増補・改訂。

プロブレムQ&Aシリーズ

電磁波はなぜ恐いか［増補改訂版］

［暮らしの中のハイテク公害］

天笠啓祐著

A５判変並製　一八一頁　１７００円

電磁波でガンになる!?　家庭や職場、大気中に飛びかう電磁波がトラブルを起こしている。電子レンジ、携帯電話・PHS、OA機器の人体への影響は？　医用機器、AT車などの誤作動との関係は？　最新情報を増補・改訂。

死の電流

ポール・ブローダー著／荻野晃也監訳、半谷尚子訳

四六判上製　四四〇頁　２８００円

高圧線やVDTから発する電磁波はガン発生等健康への脅威だ――告発する科学者と隠蔽する米国政府・産業界との闘い。科学ジャーナリストである著者が電磁波の危険性を世界に先駆けて提起した衝撃のノンフィクション。